Die große GU Nährwert Kalorien Tabelle

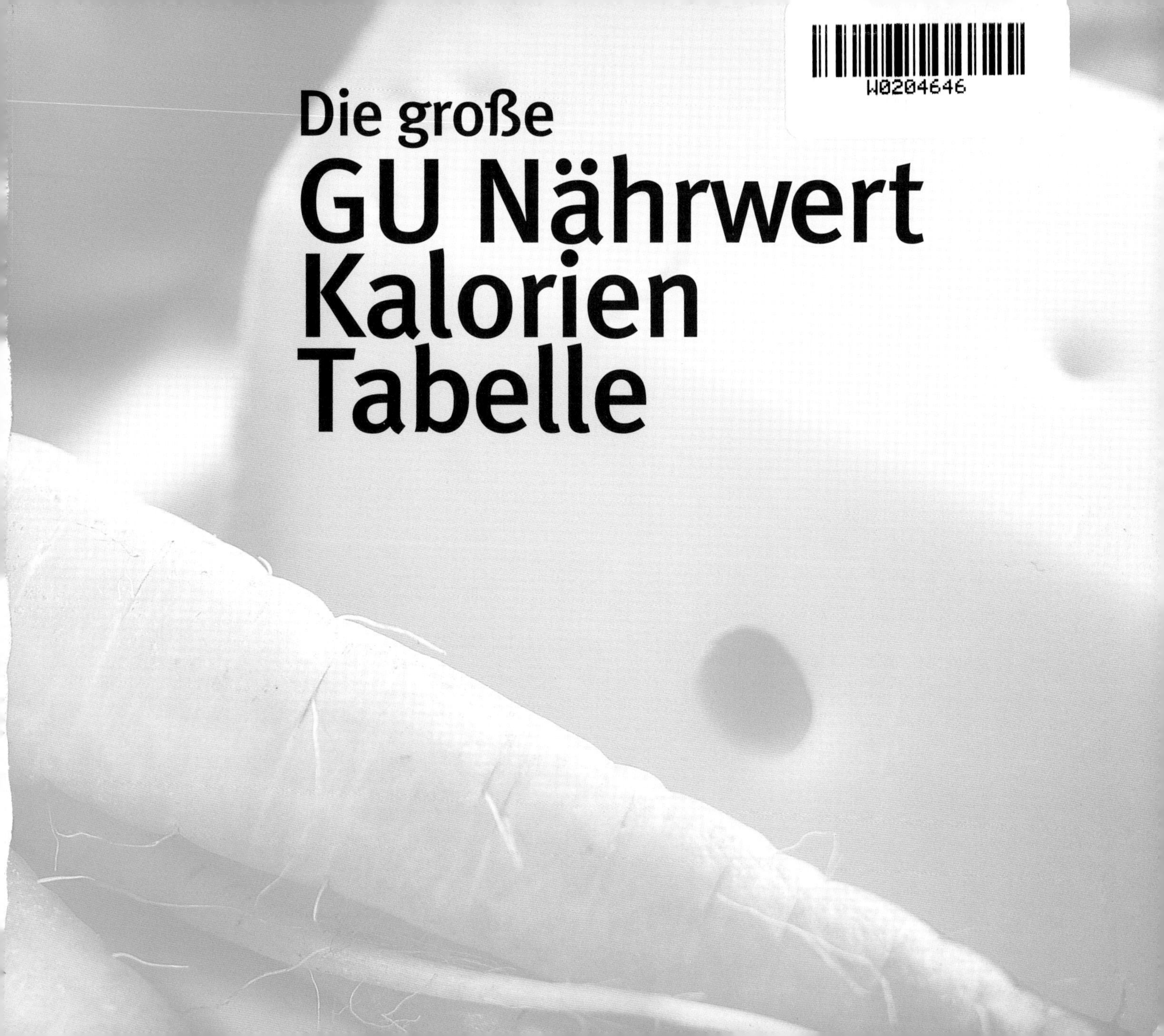

Univ.-Prof. Dr. Ibrahim Elmadfa
Studium der Lebensmitteltechnologie und Ernährungswissenschaft. Promotion und Habilitation im Fach »Ernährung des Menschen«; für dieses Fach Professur an der Universität Gießen bis 1990. Seit Mai 1990 Lehr- und Forschungstätigkeit an der Universität Wien.

Waltraute Aign
Staatlich anerkannte Diätassistentin und Ernährungsberaterin, DGE; im Auftrag der Deutschen Gesellschaft für Ernährung in der Ernährungsberatung tätig. Mehr als 25 Jahre am Institut für Ernährungswissenschaft der Justus Liebig Universität Gießen, Lehrauftrag für Praktika und Seminare in Nahrungszubereitung, Krankenkost sowie Methodik und Didaktik der Ernährungsberatung, als Autorin und Referentin in der praktisch angewandten Ernährungswissenschaft tätig.

Prof. Dr. rer. nat. Erich Muskat
Studium der Pharmazie und Lebensmittelchemie in Marburg und Gießen. 1974 Habilitation im Fachbereich Ernährungswissenschaften. Lehrbeauftragter und Honorarprofessor an der Universität Gießen. Chemiedirektor am Staatlichen Untersuchungsamt Mittelhessen, Gießen.

Dipl. oec. troph. Doris Fritzsche
Studium der Ernährungswissenschaften an der Universität Gießen. Mitautorin zahlreicher GU-Ratgeber. Seit 1983 wissenschaftliche Mitarbeiterin von Prof. I. Elmadfa. 5 Jahre Diabetikerberaterin in einer Diabetologischen Schwerpunktpraxis. Arbeitet selbständig in der Ernährungsberatung und Weiterbildung.

Einleitung

Erfahrene Ernährungswissenschaftler und Ernährungsfachkräfte der Universitäten Wien und Gießen haben mit diesem **Nährwert-Tabellenbuch** eine unentbehrliche Hilfe für alle geschaffen, die mit Ernährungsfragen zu tun haben: ob beruflich – wie Diätassistentinnen, Ernährungsberaterinnen, Ernährungswissenschaftler, Ärzte und Küchenleiter –, ob als Patienten, die eine Diät einhalten müssen, oder ob einfach als ernährungsbewusste Menschen unserer Zeit. Die GROSSE GU-NÄHRWERT-KALORIEN-TABELLE bietet wertvolle Informationen über alle wichtigen Inhaltsstoffe unserer Nahrung und enthält eine Vielzahl von Sondertabellen sowie eine Einführung in eine moderne Ernährung für Gesunde und Stoffwechselkranke.

»Richtige Ernährung« – wichtiger denn je
Wie wichtig eine ausgewogene Ernährung für Gesundheit und Leistungsfähigkeit ist, weiß jeder, der sich Gedanken über eine gesunde Lebensweise macht. Warum fällt es aber vielen Menschen so schwer, sich richtig zu ernähren? Einen naturgegebenen Instinkt dafür, wann man zu essen aufhören sollte oder welche Nährstoffe gerade fehlen, haben die Menschen nicht. Deshalb brauchen sie Angaben darüber, wie eine gesund erhaltende Kost beschaffen sein sollte, welche Nährstoffe sie enthalten muss und in welchen Lebensmitteln diese Nährstoffe vorkommen.

Fehlernährung ist eines der am schwierigsten zu lösenden Probleme für die Menschen in aller Welt, wenn sie auch in den verschiedensten Formen auftritt: als Mangel- und Unterernährung vor allem in den Entwicklungsländern, als Überernährung und partielle Mangelernährung in Industrieländern – verursacht durch eine Kost, der wichtige Nährstoffe vorübergehend oder auf Dauer fehlen.

Aus der Lebensmittelvielfalt das Richtige auswählen
Für den Verbraucher in den Industrieländern stellt sich nicht die Frage nach der ausreichenden Versorgung mit Nahrungsmitteln, sondern die Forderung, eine richtige und sinnvolle Auswahl zu treffen.

Viele Krankheiten sind heute ernährungsbedingt
Dass der Konsument mit seinem Ernährungsverhalten dieser Forderung nicht nachkommt, geht deutlich aus den »Ernährungsberichten« der Deutschen Gesellschaft für Ernährung für das Jahr 2000, sowie aus dem »Gesundheitsbericht« des Bundesministeriums für Jugend, Familie und Gesundheit hervor: »**Richtige Ernährung ist eine wichtige Voraussetzung für Gesundheit und Leistungsfähigkeit.** Viele Zivilisationskrankheiten sind durch falsche Ernährung verursacht oder mitbedingt. Nach Schätzungen der Wissenschaftler ist jeder dritte Todesfall in der Bundesrepublik auf eine ernährungsabhängige Krankheit zurückzuführen. Fehlernährung muss heute als Ursache beziehungsweise als Mitursache für eine deutliche Zunahme von Krankheiten des Stoffwechsels, des Herz-Kreislauf-Systems, des Magen-Darm-Bereichs sowie der Zahnkaries angesehen werden.« Durch ausgewogene Ernährung ist es möglich, vielen Erkrankungen vorzubeugen oder den Krankheitsverlauf günstig zu beeinflussen.

Was ist nun aber eine ausgewogene Ernährung?
Die Antwort auf diese Frage nennt bewusst nicht einzelne Kostformen, sie fordert bewusst nicht »naturbelassene« oder »wenig behandelte« Nahrung, sondern ist ernährungswissenschaftlich formuliert:

> Eine Ernährung ist ausgewogen, wenn sie den Energiebedarf des Menschen deckt – nicht zu reichlich, aber auch nicht mangelhaft ist, wenn sie alle wichtigen Nährstoffe in optimaler Menge und ausgewogenem Verhältnis enthält und so weit wie möglich frei ist von schädlichen Stoffen.

Ob die Nahrungszufuhr, also die Aufnahme von Kalorien, dem Energiebedarf entspricht, lässt sich leicht aus der Gewichtskurve ablesen: Bei Übergewicht ist die Energiezufuhr zu groß. Über den Bedarf an Nährstoffen – Eiweiß, Fett, Kohlenhydrate sowie die meisten Vitamine und Mineralstoffe – haben wir auf Grund der ernährungswissenschaftlichen Forschungsarbeit der letzten 100 Jahre mehr oder weniger klare Vorstellungen. Empfehlungen für die Deckung des Energie- und Nährstoffbedarfs hat die Deutsche Gesellschaft für Ernährung zusammen mit den entsprechenden Fachgesellschaften in Österreich und der Schweiz zuletzt 2000 publiziert. Eine Zusammenfassung enthält die Tabelle »D-A-CH-Referenzwerte für die Nährstoffzufuhr« (vgl. Seite 78 bis 80).

Die Inhaltsstoffe der Nahrung kennen
Langfristig kann ein Mensch sich nur dann ausgewogen ernähren, wenn er weiß, welche Nährstoffe die Lebensmittel enthalten, und wenn er deren Bedeutung für den »Betrieb« des Organismus kennt. **Richtige Auswahl** sich ergänzender Lebensmittel, **kurze Lagerung** sowie **schonende Zubereitung** garantieren eine ausreichende und bedarfsdeckende Aufnahme lebenswichtiger Nahrungsbestandteile; eine zusätzliche Einnahme konzentrierter und hochdosierter Nährstoffe ist dann nicht erforderlich.
Die Aufnahme unerwünschter Lebensmittelinhaltsstoffe wie Cholesterin und Purine kann minimiert werden, wenn der Schwerpunkt der Ernährung auf pflanzlichen Lebensmitteln liegt. Die Zufuhr von Lebensmittel-Zusatzstoffen lässt sich beschränken, wenn Fertigprodukte nur einen geringen Anteil der täglichen Nahrung ausmachen.

> Empfehlenswert ist eine Ernährung mit hohem Anteil pflanzlicher Lebensmittel: Obst und Gemüse, häufig als Frischkost, sowie Getreideprodukte, überwiegend in Form von Vollkornerzeugnissen.

In die Ernährung der westlichen Industrieländer werden – bedingt durch die Zunahme des Außer-Haus-Verzehrs und die zunehmende Berufstätigkeit von Männern und Frauen – immer mehr Fertigprodukte eingebaut. Deshalb enthält die vorliegende Neuauflage der GROSSEN GU NÄHRWERT-KALORIEN-TABELLE ausführliche Nährwertgehalte ausgewählter Fertiggerichte und -produkte.

Woher stammen die Nährwertdaten?
Grundlage für die in der GROSSEN GU NÄHRWERT-KALORIEN-TABELLE aufgeführten Nährwerte sind verschiedene Tabellen und Nachschlagewerke, die auf Seite 120 zusammengestellt sind. Einer Reihe von Werten wurden eigene Analysendaten sowie unveröffentlichte Analysenergebnisse von Fachinstituten zu Grunde gelegt.

Die angegebenen Daten sind Durchschnittswerte. Diese erlauben die orientierende Einschätzung von Lebensmitteln als Quellen verschiedener Inhaltsstoffe, obgleich Schwankungsbreiten auf Grund biologischer Unterschiede der untersuchten Lebensmittel sowie durch die Verschiedenheit von Bodenbeschaffenheit, Abbau bzw. Fütterungsbedingungen durchaus üblich sind.

Werte für den Gehalt an Eiweiß und Fetten sowie für den Wassergehalt liegen bei praktisch allen Lebensmitteln vor. Die Werte für verwertbare Kohlenhydrate und Ballaststoffe sind neueren Quellen entnommen, sie basieren auf Analysendaten. Mineralstoffe und Vitamine sind nur teilweise aufgeführt.

Informationen zum Gebrauch der Tabellen
Der Begriff »verzehrbarer Anteil« bedeutet, dass der Küchenabfall, der bei der Zubereitung entsteht, bereits abgezogen ist. Die Reihenfolge der Lebensmittelgruppen orientiert sich an der Lebensmittelpyramide auf Seite 70. Für die Berechnung des Energiegehaltes der Lebensmittel werden je Gramm Fett 9 kcal (entsprechend 37 kJ), für Kohlenhydrate und Eiweiß je Gramm 4 kcal (beziehungsweise 17 kJ) angesetzt. Ballaststoffe werden dabei vernachlässigt. Organische Säuren, wie Milchsäure, Essigsäure und Fruchtsäuren, sowie Zuckeraustauschstoffe wie Sorbit oder Xylit sind nicht aufgeführt. Sie werden aber bei der Ermittlung des Gesamtenergiegehaltes berücksichtigt, da sie im Körper je Gramm 3 kcal (= 13 kJ) beziehungsweise 2,4 kcal (= 10,4 kJ) liefern. Deshalb liegen die Brennwerte der entsprechenden Lebensmittel über der Summe des aus den Hauptnährstoffen errechneten Energiegehaltes.

Bei den Nährwertangaben je 100 g Lebensmittel ergibt sich durch die Zubereitung bei getrockneten und einem Teil der zubereiteten Lebensmittel im Vergleich zum Rohgewicht eine scheinbare Erhöhung der Inhaltsstoffe. Diese erklärt sich bei der einheitlichen Angabe je 100 g aus dem Wasserverlust bei Trocknung sowie verschiedenen Zubereitungsarten wie Fritieren. Zum Beispiel rohe Kartoffeln und Pommes: Bedenkt man, dass mehr als 250 g rohe Kartoffeln benötigt werden, um 100 g Pommes frites herzustellen, wird erkennbar, dass real nicht eine Konzentrierung der Inhaltsstoffe, sondern vielmehr Nährstoffverluste zu verzeichnen sind.

Vitaminverluste durch die Zubereitung
Die in den Tabellen auf Seite 6 bis 57 und 82 bis 87 aufgeführten Vitamingehalte beziehen sich, wenn nichts anderes angegeben ist, auf den verzehrbaren Anteil des rohen Lebensmittels. Durch die Verarbeitung in der Küche wie Waschen, Zerkleinern, Garen und Warmhalten der Lebensmittel treten, bedingt durch den Einfluss von Wasser, Sauerstoff, Licht und Hitze, Vitaminverluste auf. Die Höhe dieser Verluste variiert je nach Lebensmittel und Zubereitungsart sehr stark, sollte aber beim Aufstellen von Kostplänen berücksichtigt werden.
Bei den »D-A-CH-Referenzwerten für die Nährstoffzufuhr« (vgl. Seite 78 bis 80) wurden Mittelwerte für einen Zuschlag zum Ausgleich der Zubereitungsverluste errechnet. Diese Mittelwerte beruhen auf allen verbrauchten Lebensmitteln bei landesüblicher Ernährung und schonender Zubereitung. Sie stellen den Faktor dar, um den die empfohlene Vitamin-Zufuhr bei der Benutzung von Tabellen korrigiert werden muss.

Zuschlag für die Empfehlungen zur Vitaminzufuhr zum Ausgleich von Vitaminverlusten:

Vitamin A	+ 20%	Vitamin B_6	+ 20%
Vitamin E	+ 10%	Folsäure	+ 35%
Vitamin B_1	+ 30%	Vitamin B_{12}	+ 12%
Vitamin B_2	+ 20%	Vitamin C	+ 30%

Symbole und Abkürzungen

+	=	Inhaltsstoff ist nur in Spuren vorhanden
(0)	=	analytisch und ernährungsphysiologisch unbedeutende Mengen
*	=	es liegen keine Daten vor
kcal	=	Kilokalorie (1 kcal = 4,184 kJ)
kJ	=	Kilojoule
MJ	=	Megajoule (1 MJ = 1000 kJ)
mg	=	Milligramm (1 mg = 0,001 g)
µg	=	Mikrogramm (1 µg = 0,001 mg)
MUF	=	mehrfach ungesättigte Fettsäuren, auch Polyensäuren
Ret.-Ä. µg	=	Retinol-Äquivalent, wirkungsgleich mit 1 µg Vitamin A oder 6 µg Beta-Carotin
Toc.-Ä. mg	=	Tocopherol-Äquivalent, wirkungsgleich mit 1 mg Vitamin E
i. D.	=	im Durchschnitt
i. Tr.	=	in der Trockenmasse (z. B. bei der Fettangabe von Käse)
X°	=	Alkoholgehalt in Volumenprozent
Tr.-Pr.	=	Trockenprodukt
D-A-CH	=	Anlehnung an die Länderkennzeichen Deutschland (D), Österreich (A), Schweiz (CH)

Lebensmittel (je 100 g verzehrbarer Anteil)	ENERGIE kcal	ENERGIE kJ	HAUPTNÄHRSTOFFE Eiweiß (Protein) g	Fett Gesamt g	Fett MUF g	Kohlenhydrate verwert-bar g	Kohlenhydrate nicht ver-wertbar (Ballast-stoffe) g	Wasser g	Chole-sterin mg	MINERALSTOFFE Natrium mg	Kalium mg
Getreide, Mehle, Mahlprodukte											
Amaranth	370	1546	15,8	8,8	4,1	56,8	*	11,1	(0)	25	484
Buchweizen, Korn, geschält	341	1425	10,0	1,7	0,6	71,3	3,7	12,8	(0)	2	392
Grütze	337	1411	8,1	1,6	0,6	72,6	3,2	13,2	(0)	1	218
Vollmehl	354	1481	11,7	2,7	1,1	70,7	3,7	14,1	(0)	1	380
Gerste, Korn[a]	315	1316	10,6	2,1	1,3	63,3	9,8	12,7	(0)	18	444
Graupen	338	1415	10,4	1,4	0,2	71,0	4,6	12,2	(0)	5	250
Mehl, Vollkorn	348	1454	10,6	1,9	0,2	72,0	*	12,8	(0)	5	458
Getreide, Sprossen, frisch, im Durchschnitt	68	286	3,2	0,4	*	13,0	2,5	*	*	1	100
Grünkern (Dinkel), Korn	324	1354	11,6	2,7	*	63,2	8,8	12,5	(0)	3	447
Dinkel, Mehl	336	1406	14,4	2,5	1,2	64,0	8,4	10,0	(0)	3	381
Hafer, Korn[a]	337	1410	12,6	7,1	2,9	55,7	9,7	13,0	(0)	8	355
Flocken (Vollkorn)	352	1472	13,5	7,0	2,6	58,7	9,0	13,0	(0)	7	335
Haferflocken, Instant	355	1499	13,3	7,7	3,1	57,2	8,7	13,4	(0)	5	373
Kleieflocken	321	1352	19,0	8,5	3,0	40,5	18,0	9,5	(0)	6	700
Hirse, Korn[a]	354	1479	10,6	3,9	1,9	69,0	3,8	12,5	(0)	3	173
Mais, Korn	331	1385	9,2	3,8	1,7	65,0	9,7	12,5	(0)	6	294
Popcorn	368	1539	12,7	5,0	2,0	68,0	10,0	4,0	(0)	3	240
Grieß	339	1419	8,8	1,1	+	73,5	*	11,0	(0)	1	80
Vollmehl	326	1366	9,0	2,8	1,4	66,3	9,4	12,0	(0)	1	120
Quinoa	338	1415	14,8	5,0	2,6	58,5	6,6	12,6	(0)	10	804
Reis, Korn, Naturreis[a]	347	1454	7,8	2,2	0,8	74,1	2,2	13,1	(0)	10	238
poliert, roh	349	1459	7,4	0,6	0,2	78,4	1,4	12,9	(0)	4	109
poliert, parboiled, roh	344	1440	6,5	0,5	0,1	78,4	1,4	12,0	(0)	6	92
poliert, parboiled, gekocht	106	443	2,0	0,2	0,1	24,0	0,3	73,0	(0)	2	28
Mehl	352	1471	7,2	0,7	0,1	79,1	*	12,3	(0)	4	104
Wildreis	338	1434	7,0	2,0	0,7	73,0	3,0	13,0	0	10	150
Roggen, Korn	296	1239	9,5	1,7	0,8	60,7	13,2	13,7	(0)	4	510
Roggenflocken	307	1286	12,0	1,7	0,8	61,0	10,0	15,3	(0)	2	450
Mehl, Type 815	321	1341	6,9	1,0	0,3	71,0	6,5	14,3	(0)	1	170
Mehl, Type 997	312	1303	7,4	1,1	0,3	68,0	8,6	14,6	(0)	1	285
Mehl, Type 1150	319	1333	8,9	1,3	0,4	67,8	8,0	13,6	(0)	1	297
Vollkornmehl/Backschrot, Type 1800	293	1225	10,8	1,5	0,4	59,0	13,9	14,3	(0)	2	490
Keime, getrocknet	400	1672	42,0	11,2	5,3	32,7	*	12,0	(0)	10	400
Speisekleie	176	736	18,0	4,3	*	16,3	47,5	14,0	(0)	*	*

+ = in Spuren (0) = praktisch nicht vorhanden * = keine Daten a = entspelzt

Calcium mg	Phosphor mg	Magnesium mg	Eisen mg	VITAMINE A (Ret.-Ä.) µg	E (Toc.-Ä.) mg	B1 (Thiamin) mg	B2 (Riboflavin) mg	Niacin mg	B6 (Pyridoxin) mg	C (Asc.-Säure) mg	Lebensmittel (je 100 g verzehrbarer Anteil)
											Getreide, Mehle, Mahlprodukte
214	582	308	9,0	*	*	0,80	0,19	1,1	*	*	Amaranth
21	254	142	3,5	0	0,8	0,24	0,15	2,9	0,58	0	Buchweizen, Korn, geschält
12	150	48	2,0	0	1,2	0,28	0,02	2,9	0,40	0	Grütze
33	189	50	2,0	0	2,1	0,58	0,15	2,9	0,58	0	Vollmehl
38	342	114	2,8	+	0,6	0,43	0,18	4,8	0,56	0	Gerste, Korn[a]
18	205	65	2,8	0	0,2	0,10	0,08	3,1	0,22	0	Graupen
39	390	155	3,0	0	0,2	0,16	0,08	5,5	0,33	0	Mehl, Vollkorn
11	100	50	0,8	0	*	0,12	0,04	*	0,11	0	Getreide, Sprossen, frisch, im Durchschnitt
22	411	130	4,2	0	0,3	0,30	0,10	1,5	0,30	0	Grünkern (Dinkel), Korn
24	384	114	3,0	0	1,4	0,42	0,10	1,5	0,30	0	Dinkel, Mehl
80	342	129	5,8	*	0,8	0,67	0,17	2,4	0,96	+	Hafer, Korn[a]
57	440	135	4,5	*	1,2	0,65	0,15	1,0	0,94	0	Flocken (Vollkorn)
51	415	120	4,5	*	1,2	0,65	0,15	1,0	0,94	*	Haferflocken, Instant
100	811	260	7,3	*	*	1,20	0,25	+	0,15	0	Kleieflocken
10	275	123	6,9	0	0,4	0,43	0,11	1,8	0,52	0	Hirse, Korn[a]
8	213	91	1,5	185	2,0	0,36	0,20	1,5	0,40	0	Mais, Korn
11	281	*	1,7	*	2,9	0,30	0,12	1,2	*	0	Popcorn
4	73	20	1,0	120	0,7	0,15	0,05	0,5	*	0	Grieß
18	*	47	2,3	50	*	0,44	0,13	2,0	*	0	Vollmehl
80	328	276	8,0	*	*	0,17	*	0,5	*	*	Quinoa
16	282	119	3,2	*	0,7	0,41	0,09	5,2	0,28	0	Reis, Korn, Naturreis
6	114	32	0,8	*	0,2	0,06	0,03	1,3	0,15	0	poliert, roh
24	94	28	2,9	*	0,3	0,44	0,03	3,5	*	0	poliert, parboiled, roh
10	28	10	0,9	*	0,1	0,11	0,01	1,0	0,20	0	poliert, parboiled, gekocht
7	90	23	0,4	*	1,0	0,06	0,03	1,4	0,20	0	Mehl
25	325	120	2,0	0	1,0	0,4	0,09	*	0,65	0	Wildreis
37	336	91	2,8	*	2,0	0,35	0,17	1,8	0,23	0	Roggen, Korn
30	350	120	4,0	2	1,8	0,35	0,20	1,8	0,30	*	Roggenflocken
22	126	26	2,1	*	0,5	0,18	0,09	0,6	0,11	0	Mehl, Type 815
25	200	46	1,9	*	1,3	0,19	0,11	0,8	*	0	Mehl, Type 997
28	196	50	2,1	41	0,9	0,22	0,11	1,1	*	0	Mehl, Type 1150
32	354	93	3,7	1	1,6	0,30	0,14	1,9	0,30	0	Vollkornmehl/Backschrot, Type 1800
40	1000	110	9,0	340	12,6	1,00	0,84	2,3	1,80	0	Keime, getrocknet
*	*	*	*	*	*	*	*	*	*	0	Speisekleie

Lebensmittel (je 100 g verzehrbarer Anteil)	ENERGIE kcal	ENERGIE kJ	HAUPTNÄHRSTOFFE Eiweiß (Protein) g	Fett Gesamt g	Fett MUF g	Kohlenhydrate verwertbar g	Kohlenhydrate nicht verwertbar (Ballaststoffe) g	Wasser g	Cholesterin mg	MINERALSTOFFE Natrium mg	Kalium mg
Weizen, Korn	306	1279	11,4	1,8	0,8	61,0	13,3	12,8	(0)	8	381
Grieß	328	1373	10,8	1,0	0,4	69,0	7,1	13,1	(0)	1	112
Mehl, Type 405	335	1403	10,6	1,0	0,4	71,0	4,0	14,1	(0)	2	108
Mehl, Type 550	337	1409	10,9	1,1	0,4	70,8	4,1	13,7	(0)	2	146
Mehl, Type 1050	331	1383	11,6	1,8	0,7	67,0	5,2	13,7	(0)	2	203
Vollkornmehl/Backschrot, Type 1700	302	1262	12,1	2,0	0,8	59,7	11,7	12,6	(0)	2	378
Keime, getrocknet	320	1338	28,7	9,2	4,0	30,6	17,7	11,7	(0)	5	993
Weizenkleie	178	746	16,0	4,7	2,3	18,0	45,4	11,5	(0)	2	1352
Stärkemehle											
Kartoffel-Stärke	336	1405	0,6	0,1	+	83,1	+	15,5	(0)	7	15
Mais-Stärke	346	1448	0,4	0,1	+	85,9	+	12,6	(0)	3	7
Reis-Stärke	343	1436	0,8	0,0	+	85,0	+	13,8	(0)	61	8
Weizen-Stärke	347	1451	0,4	0,1	+	86,1	+	12,3	(0)	2	16
Backmehle und -teige											
1. BACKMISCHUNGEN, nach Anweisung verzehrfertig zubereitet											
Biskuit	320	1339	7,0	4,0	0,4	64,0	*	25,0	*	*	*
Hefeteig	303	1268	8,0	7,0	0,7	52,0	*	33,0	*	*	*
Gewürzkuchen	390	1640	5,0	15,0	1,5	58,0	*	22,0	*	*	*
Marmorkuchen	381	1593	5,2	15,9	1,6	52,0	*	27,0	*	*	*
Nusskuchen	417	1745	7,5	23,8	2,3	43,2	2,1	22,6	122,4	*	*
Rührteig	430	1805	7,0	19,0	1,9	58,0	*	16,0	*	*	*
Sachertorte	365	1535	6,6	17,5	2,0	42,4	1,5	32,4	161,7	*	*
Zitronenkuchen	360	1510	5,0	12,0	1,2	58,0	*	25,0	*	*	*
2. BACKTEIGE, BACKWAREN tiefgefroren, backfertig											
Apfelstrudel	230	970	3,0	12,0	1,2	28,0	*	57,0	*	*	*
Apfeltaschen	268	1121	4,0	8,0	0,8	45,0	*	47,0	*	1	*
Blätterteig	375	1575	5,0	25,0	2,5	33,0	*	37,0	*	*	*
Hefeteig	270	1135	7,0	6,0	0,6	47,0	*	40,0	*	*	*
Käsekuchen	230	965	9,0	8,0	0,8	30,0	*	53,0	*	*	*
Mohnkuchen	355	1490	9,0	17,0	1,7	42,0	*	32,0	*	*	*
Pizzateig	258	1078	7,1	6,4	*	43,0	*	43,5	*	1	*

+ = in Spuren (0) = praktisch nicht vorhanden * = keine Daten

Calcium mg	Phosphor mg	Magnesium mg	Eisen mg	VITAMINE A (Ret.-Ä.) µg	E (Toc.-Ä.) mg	B1 (Thiamin) mg	B2 (Riboflavin) mg	Niacin mg	B6 (Pyridoxin) mg	C (Asc.-Säure) mg	Lebensmittel (je 100 g verzehrbarer Anteil)
33	341	97	3,3	3,0	1,4	0,46	0,11	5,1	0,27	0	Weizen, Korn
17	87	30	1,0	+	0,8	0,12	0,04	1,3	0,09	0	Grieß
15	74	*	1,5	+	0,3	0,06	0,03	0,7	0,18	0	Mehl, Type 405
16	108	10	1,1	+	0,3	0,11	0,08	0,5	0,10	0	Mehl, Type 550
24	208	53	2,2	+	1,4	0,43	0,07	1,4	0,24	0	Mehl, Type 1050
28	350	130	4,7	+	2,1	0,47	0,17	4,8	0,46	0	Vollkornmehl/Backschrot, Type 1700
49	1100	285	8,5	10	24,7	2,00	0,72	4,5	4,00	0	Keime, getrocknet
67	1143	490	16,0	+	2,7	0,65	0,51	17,7	0,73	0	Weizenkleie
											Stärkemehle
35	7	6	1,8	0	(0)	+	+	0,1	0,01	0	Kartoffel-Stärke
*	30	2	0,5	0	(0)	+	0,01	+	+	0	Mais-Stärke
20	10	20	+	0	(0)	*	*	+	*	0	Reis-Stärke
0	*	+	*	0	(0)	0	0	+	*	0	Weizen-Stärke
											Backmehle und -teige
											1. BACKMISCHUNGEN, nach Anweisung verzehrfertig zubereitet
*	*	*	*	*	*	*	*	*	*	*	Biskuit
*	*	*	*	*	*	*	*	*	*	*	Hefeteig
*	*	*	*	*	*	*	*	*	*	*	Gewürzkuchen
*	*	*	*	*	*	*	*	*	*	*	Marmorkuchen
*	*	*	*	*	*	*	*	*	*	*	Nusskuchen
*	*	*	*	*	*	*	*	*	*	*	Rührteig
*	*	*	*	*	*	*	*	*	*	*	Sachertorte
*	*	*	*	*	*	*	*	*	*	*	Zitronenkuchen
											2. BACKTEIGE, BACKWAREN tiefgefroren, backfertig
*	*	*	*	*	*	*	*	*	*	*	Apfelstrudel
*	*	*	*	*	*	*	*	*	*	*	Apfeltaschen
*	*	*	*	*	*	*	*	*	*	*	Blätterteig
*	*	*	*	*	*	*	*	*	*	*	Hefeteig
*	*	*	*	*	*	*	*	*	*	*	Käsekuchen
*	*	*	*	*	*	*	*	*	*	*	Mohnkuchen
*	*	*	*	*	*	*	*	*	*	*	Pizzateig

Lebensmittel (je 100 g verzehrbarer Anteil)	ENERGIE kcal	ENERGIE kJ	HAUPTNÄHRSTOFFE Eiweiß (Protein) g	Fett Gesamt g	Fett MUF g	Kohlenhydrate verwertbar g	Kohlenhydrate nicht verwertbar (Ballaststoffe) g	Wasser g	Cholesterin mg	MINERALSTOFFE Natrium mg	Kalium mg
Backwaren											
BROTE											
Roggenbrot	219	915	6,7	1,0	0,5	45,7	6,5	40,0	(0)	523	244
Roggenmischbrot	212	888	6,9	1,1	0,6	43,7	6,2	41,0	(0)	537	185
Roggenmischbrot mit Kleie	207	866	6,3	1,5	*	42,1	7,4	40,7	(0)	511	223
Roggenschrot- und Vollkornbrot	195	817	7,3	1,2	0,6	38,8	8,1	43,0	(0)	527	291
Weißbrot	236	986	8,2	1,2	0,7	48,0	3,0	39,0	(0)	540	130
Weizenmischbrot	224	937	6,7	1,1	0,7	47,7	4,6	40,0	(0)	553	177
Weizenschrot- und Vollkornbrot	204	854	7,8	1,0	0,4	41,0	8,4	43,0	(0)	448	220
Weizenbrötchen (Semmeln)	274	1146	8,7	1,9	0,3	55,5	3,0	29,5	(0)	553	130
Weizentoastbrot	262	1175	7,4	4,5	0,6	48,0	3,6	36,0	(0)	551	160
Grahambrot	201	843	8,4	1,0	0,6	39,7	8,4	41,5	(0)	430	209
Baguette	260	1086	7,9	0,7	0,4	55,4	3,0	30,0	*	418	130
Knäckebrot	318	1328	10,0	1,5	0,3	66,0	14,0	6,2	(0)	463	436
Laugenbrezel/-brötchen	226	945	7,1	1,8	0,5	45,3	1,9	42,0	+	500	100
Mehrkornbrot	216	904	7,6	1,6	0,8	42,8	9,0	37,0	+	523	290
Pumpernickel	185	772	7,4	1,0	0,5	36,5	9,3	45,0	(0)	370	338
Vollkornbrot mit Sonnenblumenkernen	231	965	9,0	3,9	2,1	39,9	5,0	40,0	0	590	250
FEIN- UND DAUERBACKWAREN											
Apfelkuchen, gedeckt	203	850	2,7	7,5	1,9	31,2	1,9	56,0	22,0	80	100
Berliner Pfannkuchen	317	1326	8,7	11,8	0,8	44,0	1,3	33,0	125,0	240	110
Biskuit (Löffel-)	407	1703	8,5	5,0	0,5	82,0	+	4,0	*	49	144
Butterkeks	422	1766	8,0	10,0	1,0	75,0	3,0	4,0	80,0	387	139
Butterkuchen	366	1531	6,1	16,8	0,9	47,6	1,3	28,0	44,0	10	110
Früchtebrot	289	1211	6,7	8,6	*	46,3	14,0	23,0	*	10	740
Gewürzkuchen	335	1403	6,5	12,5	2,7	49,2	1,0	30,0	93,0	130	130
Hefegebäck, einfach	249	1043	8,5	6,6	0,7	39,0	3,0	42,0	26,1	31	139
Kleingebäck, gemischt	515	2155	6,7	26,7	2,7	62,0	+	4,0	*	*	*
Kräcker	450	1883	11,0	14,0	1,4	70,0	+	4,0	*	*	*
Mandelmakronen	376	1573	5,0	24,0	4,0	35,0	6,0	30,0	1,0	59	430
Müslikeks	443	1854	8,0	19,0	1,9	60,0	8,0	5,0	*	*	*
Nusskuchen	436	1824	6,6	29,1	2,1	36,9	2,0	24,0	39,0	190	200
Obstkuchen, Hefeteig	176	736	3,9	3,5	0,4	32,2	2,6	57,0	26,0	10	10
Obsttortenboden, verzehrfertig	349	1460	8,0	5,0	0,5	68,0	3,0	15,0	*	*	*
Russisch Brot	388	1624	6,6	1,0	0,1	88,2	+	3,0	*	45	*

+ = in Spuren (0) = praktisch nicht vorhanden * = keine Daten

Calcium mg	Phosphor mg	Magnesium mg	Eisen mg	VITAMINE A (Ret.-Ä.) µg	E (Toc.-Ä.) mg	B1 (Thiamin) mg	B2 (Riboflavin) mg	Niacin mg	B6 (Pyridoxin) mg	C (Asc.-Säure) mg	Lebensmittel (je 100 g verzehrbarer Anteil)
											Backwaren
											BROTE
29	118	35	2,5	*	1,1	0,18	0,12	0,9	0,20	0	Roggenbrot
47	136	30	1,3	*	*	0,18	0,08	1,0	0,12	0	Roggenmischbrot
*	*	*	*	*	*	*	*	*	*	*	Roggenmischbrot mit Kleie
37	198	54	2,0	80	1,2	0,18	0,15	0,6	0,30	0	Roggenschrot- und Vollkornbrot
58	90	24	0,7	*	0,6	0,09	0,06	1,0	0,02	0	Weißbrot
36	127	40	1,7	*	*	0,14	0,07	1,2	0,09	0	Weizenmischbrot
31	196	60	2,0	*	0,8	0,23	0,15	3,3	0,08	0	Weizenschrot- und Vollkornbrot
27	102	30	1,2	*	*	0,10	0,03	1,0	0,04	0	Weizenbrötchen (Semmeln)
58	90	24	1,0	*	*	0,08	0,05	1,0	0,11	0	Weizentoastbrot
42	244	42	1,6	*	0,3	0,21	0,11	2,5	0,24	0	Grahambrot
18	105	19	1,2	*	0,3	0,06	0,05	*	0,09	0	Baguette
55	301	68	4,7	*	4,0	0,20	0,18	1,1	0,30	0	Knäckebrot
17	98	18	0,9	*	0,4	0,08	0,09	1,8	0,07	0	Laugenbrezel/-brötchen
27	270	70	2,2	*	1,0	0,13	0,12	*	0,19	0	Mehrkornbrot
55	147	80	2,4	*	*	0,05	0,08	1,2	0,10	0	Pumpernickel
35	298	106	2,8	*	0,7	0,21	0,10	4,9	0,25	0	Vollkornbrot mit Sonnenblumenkernen
											FEIN- UND DAUERBACKWAREN
55	66	9	0,6	50	1,6	0,03	0,04	0,7	0,04	5	Apfelkuchen, gedeckt
37	109	17	1,3	80	0,6	0,06	0,12	2,3	0,10	+	Berliner Pfannkuchen
31	184	9	1,3	87	*	0,04	0,14	0,2	0,06	*	Biskuit (Löffel-)
47	109	23	1,8	135	*	0,04	0,09	0,5	0,08	+	Butterkeks
41	80	18	0,9	80	1,0	0,05	0,09	1,7	0,07	+	Butterkuchen
98	220	96	3,3	70	3,5	0,11	0,10	2,9	0,20	35	Früchtebrot
102	133	19	1,1	90	1,8	0,04	0,11	1,6	0,06	+	Gewürzkuchen
35	71	17	0,9	49	*	0,04	0,08	0,6	0,07	1	Hefegebäck, einfach
*	*	*	*	*	*	*	*	*	*	*	Kleingebäck, gemischt
*	*	*	*	*	*	*	*	*	*	*	Kräcker
115	209	94	1,9	4	*	0,08	0,39	1,3	0,03	*	Mandelmakronen
*	*	*	*	*	*	*	*	*	*	*	Müslikeks
254	252	47	1,4	110	6,9	0,12	0,09	1,9	0,17	+	Nusskuchen
22	51	11	0,8	30	0,5	0,04	0,07	1,2	0,06	7	Obstkuchen, Hefeteig
*	*	*	*	*	*	*	*	*	*	*	Obsttortenboden, verzehrfertig
*	*	*	*	*	*	*	*	*	*	*	Russisch Brot

Lebensmittel (je 100 g verzehrbarer Anteil)	ENERGIE kcal	kJ	HAUPTNÄHRSTOFFE Eiweiß (Protein) g	Fett Gesamt g	Fett MUF g	Kohlenhydrate verwertbar g	Kohlenhydrate nicht verwertbar (Ballaststoffe) g	Wasser g	Cholesterin mg	MINERALSTOFFE Natrium mg	Kalium mg
Sahnetorte	365	1527	5,0	25,0	3,0	30,0	*	40,0	32,5	71	99
Salzstangen, Salzbrezeln	347	1553	9,7	0,5	*	76,0	+	9,0	*	1790	124
Tortenboden	346	1448	6,5	5,2	*	68,3	1,4	17,8	*	*	*
Vollkorn-Fladenbrot	367	1536	10,0	3,0	0,3	75,0	6,0	5,0	*	*	*
Vollkornkeks	440	1841	10,0	20,0	0,2	55,0	10,0	4,0	*	*	*
Vollkornzwieback	364	1523	17,0	8,0	0,8	56,0	10,0	8,0	*	*	*
Waffelmischung	472	1975	5,0	20,0	0,9	68,0	*	4,0	131,3	62	57
Weihnachtsstollen, sächsischer	346	1449	5,8	13,0	1,7	51,5	4,1	25,0	*	*	*
Zwieback, eifrei	368	1541	10,0	4,0	0,4	73,1	3,5	8,5	*	265	160
Frühstücksflocken											
(siehe auch Seite 61)											
Kleieflocken, gezuckert	243	1017	12,0	3,0	0,2	42,0	33,0	3,0	(0)	*	1000
Cornflakes, angereichert	355	1484	7,7	0,6	+	82,0	2,5	6,0	(0)	938	120
Müsli-Mischung, Trockenprodukt	394	1648	9,0	10,0	+	67,0	5,5	10,0	(0)	15	420
Früchte-Müsli, ohne Zucker	363	1518	10,7	8,8	2,7	60,2	7,7	12,0	(0)	55	580
Schoko-Müsli	399	1668	10,0	11,5	4,2	63,8	7,0	5,0	(0)	155	350
Teigwaren											
Eier-Teigwaren (Nudeln), roh	360	1507	13,3	2,8	0,9	70,0	3,4	10,7	86	17	219
Nudeln, eifrei, roh	362	1513	12,5	1,2	0,1	75,2	*	10,0	(0)	5	*
Tortellini, verzehrfertig	149	628	6,3	3,5	0,4	23,0	1,7	64,5	60	400	75
Vollkornnudeln, roh	343	1435	15,0	3,0	0,3	64,0	8,0	10,0	(0)	32	165
Verschiedenes											
Bierhefe (getrocknet)	229	958	48,0	4,2	0,1	0	*	6,0	*	77	1410
Bäckerhefe	78	325	16,7	1,2	+	0	*	73,0	*	34	640
Paniermehl	349	1460	13,0	1,0	0,1	72,0	*	*	*	*	*
Gelatine	338	1412	84,2	0,1	+	0	*	14,0	(0)	32	22
Senf	102	425	5,9	6,3	+	5,3	*	78,0	*	1307	130

+ = in Spuren (0) = praktisch nicht vorhanden * = keine Daten

Calcium mg	Phosphor mg	Magnesium mg	Eisen mg	VITAMINE A (Ret.-Ä.) µg	E (Toc.-Ä.) mg	B1 (Thiamin) mg	B2 (Riboflavin) mg	Niacin mg	B6 (Pyridoxin) mg	C (Asc.-Säure) mg	Lebensmittel (je 100 g verzehrbarer Anteil)
55	122	13	0,7	110	*	0,03	0,12	0,2	0,06	1	Sahnetorte
147	*	*	0,7	*	*	0,01	0,04	0,7	*	0	Salzstangen, Salzbrezeln
*	*	*	*	*	*	*	*	*	*	*	Tortenboden
*	*	*	*	*	*	*	*	*	*	*	Vollkorn-Fladenbrot
*	*	*	*	*	*	*	*	*	*	*	Vollkornkeks
*	*	*	*	*	*	*	*	*	*	*	Vollkornzwieback
25	85	7	0,8	118	*	0,03	0,08	0,2	0,05	*	Waffelmischung
*	*	*	*	*	*	*	*	*	*	*	Weihnachtsstollen, sächsischer
40	132	16	1,5	*	*	*	*	1,5	0,08	*	Zwieback, eifrei
											Frühstücksflocken
											(siehe auch Seite 61)
70	1000	145	*	*	12,0	1,40	1,60	17,0	6,00	75	Kleieflocken, gezuckert
13	59	14	7,9	28	0,18	1,20	1,30	15,0	1,70	15	Cornflakes, angereichert
75	140	65	3,0	27	*	0,25	0,15	*	0,17	+	Müsli-Mischung, Trockenprodukt
70	325	120	3,6	38	1,2	0,53	0,12	0,1	0,22	+	Früchte-Müsli, ohne Zucker
66	340	130	4,3	26	1,5	0,35	0,17	0,2	0,12	+	Schoko-Müsli
											Teigwaren
23	153	42	3,0	60	0,2	0,17	0,07	2,0	0,06	0	Eier-Teigwaren (Nudeln), roh
22	165	*	1,5	0	*	0,09	0,06	2,0	*	*	Nudeln, eifrei, roh
18	70	10	1,5	50	0,3	0,05	0,10	*	0,08	4	Tortellini, verzehrfertig
25	172	53	3,8	*	*	0,31	0,13	3,1	0,20	*	Vollkornnudeln, roh
											Verschiedenes
50	1900	230	17,5	+	*	12,00	4,00	4,0	4,40	+	Bierhefe (getrocknet)
23	479	28	3,5	+	*	1,40	2,30	17,4	0,68	+	Bäckerhefe
*	*	*	*	*	*	*	*	*	*	*	Paniermehl
11	0	11	0	0	*	0	0	0	+	0	Gelatine
124	134	48	1,8	*	*	*	*	*	*	*	Senf

Lebensmittel (je 100 g verzehrbarer Anteil)	ENERGIE kcal	kJ	HAUPTNÄHRSTOFFE Eiweiß (Protein) g	Fett Gesamt g	Fett MUF g	Kohlenhydrate verwertbar g	Kohlenhydrate nicht verwertbar (Ballaststoffe) g	Wasser g	Cholesterin mg	MINERALSTOFFE Natrium mg	Kalium mg
OBST UND OBSTPRODUKTE											
Acerola, roh	16	66	0,2	0,2	*	2,6	2,0	89,0	0	3	83
Konzentrat, fest	261	1093	5,6	1,2	*	57,0	*	1,5	0	210	2330
Saft	22	92	0,3	0,3	*	4,5	*	94,3	0	3	*
Ananas, roh	55	231	0,4	0,2	0,1	12,4	1,5	84,7	0	2	172
in Dosen	66	277	0,4	0,2	*	15,2	1,0	82,0	0	1	123
Saft	53	220	0,4	0,1	*	12,0	+	85,6	0	1	149
Apfel, ungeschält, roh	54	225	0,3	0,6	0,3	11,4	2,0	84,4	0	3	122
Gelee	258	1080	*	*	*	64,0	*	35,0	0	15	49
getrocknet (geschwefelt)	255	1067	1,4	1,6	*	57,0	10,1	24,5	0	10	622
Mus	79	328	0,2	0,1	*	19,2	2,0	84,3	0	2	114
Saft	57	208	0,1	+	+	11,7	+	88,0	0	2	109
Apfelsine (Orange), roh	42	177	1,0	0,2	0,1	8,3	1,6	85,9	0	1	165
Konfitüre	259	1085	0,4	0	+	63,6	0,5	38,7	0	11	53
Saft, frisch gepresst	46	192	0,7	0,2	0,1	9,4	*	88,2	0	1	143
Saft-Konzentrat	212	885	2,4	1,5	*	47,1	*	36,8	0	43	674
Saft, ungesüßte Handelsware	44	185	0,7	0,2	0,1	9,0	*	87,6	0	1	142
Aprikosen (Marillen), roh	43	180	1,0	0,1	+	8,5	1,5	86,3	0	2	280
getrocknet	240	1003	5,0	0,5	*	47,9	17,3	17,0	0	11	1370
in Dosen	71	298	0,6	0,1	+	17,0	2,0	80,5	0	13	171
Konfitüre	248	1037	0,3	0,1	+	60,6	0,6	36,9	0	5	75
Nektar, ca. 40% Fruchtanteil	60	250	0,3	0,1	+	14,4	*	84,6	0	+	151
Avocado, roh	221	923	1,9	23,5	1,8	0,4	6,3	66,0	0	3	487
Banane, roh	94	392	1,1	0,2	0,1	21,4	1,8	73,9	0	1	382
getrocknet	326	1362	4,4	0,8	*	75,2	12,0	7,6	0	4	1477
Birne, roh	55	231	0,5	0,3	0,1	12,4	3,3	84,3	0	2	128
getrocknet	213	890	3,1	1,8	*	46,0	13,5	33,0	0	7	573
in Dosen	67	281	0,3	0,2	+	16,0	2,0	80,4	0	4	65
Nektar, 40% Fruchtanteil	55	228	0,3	0,2	+	12,9	0,5	86,2	0	1	39
Brombeere, roh	44	183	1,2	1,0	*	6,2	3,2	84,6	0	2	180
Konfitüre	259	1084	0,5	0,4	*	63,1	1,2	34,0	0	6	42
Saft	38	158	0,3	0,6	*	7,8	0	90,9	0	1	170
Cherimoya (Anone), roh	63	264	1,5	0,3	*	13,6	1,0	74,0	0	8	250
Dattel, getrocknet	277	1160	2,0	0,5	*	65,2	9,0	22,3	0	35	649
Ebereschenfrucht	85	356	1,5	*	*	18,0	2,4	71,7	0	+	234

+ = in Spuren (0) = praktisch nicht vorhanden * = keine Daten

Calcium mg	Phosphor mg	Magnesium mg	Eisen mg	VITAMINE A (Ret.-Ä.) µg	E (Toc.-Ä.) mg	B1 (Thiamin) mg	B2 (Riboflavin) mg	Niacin mg	B6 (Pyridoxin) mg	C (Asc.-Säure) mg	Lebensmittel (je 100 g verzehrbarer Anteil)
											OBST UND OBSTPRODUKTE
12	17	12	0,2	28	*	0,02	0,06	0,4	0,10	1700	Acerola, roh
1	212	+	+	*	*	0,50	0,70	5,7	*	17000	Konzentrat, fest
10	9	*	0,5	*	*	0,02	0,06	0,4	*	1000	Saft
16	9	17	0,4	10	0,1	0,08	0,03	0,2	0,08	20	Ananas, roh
16	6	17	0,2	3	*	0,08	0,02	0,2	0,07	7	in Dosen
12	9	12	0,7	8	*	0,05	0,02	0,2	*	9	Saft
7	12	6	0,5	6	0,5	0,04	0,03	0,3	0,10	12	Apfel, ungeschält, roh
10	3	*	*	*	*	*	*	*	*	*	Gelee
31	51	*	1,2	*	*	0,10	0,11	0,8	*	11	getrocknet (geschwefelt)
4	6	10	0,4	6	*	0,01	0,02	0,1	0,06	2	Mus
7	8	4	0,3	7	*	0,02	0,03	0,3	0,10	1	Saft
42	22	14	0,4	3	0,3	0,09	0,04	0,4	0,10	50	Apfelsine (Orange), roh
32	5	*	*	3	*	*	*	*	*	4	Konfitüre
11	16	12	0,2	12	*	0,07	0,02	0,4	0,05	52	Saft, frisch gepresst
34	86	83	1,3	101	*	0,40	0,10	1,7	*	237	Saft-Konzentrat
13	17	12	0,3	1	*	0,06	0,01	0,3	0,13	42	Saft, ungesüßte Handelsware
17	22	9	0,6	136	0,5	0,04	0,05	0,7	0,07	10	Aprikosen (Marillen), roh
82	111	50	4,4	5800	*	0,01	0,11	3,3	0,17	12	getrocknet
11	15	9	0,7	131	*	0,02	0,02	0,5	0,05	4	in Dosen
8	11	*	*	*	*	0,01	0,02	*	*	1	Konfitüre
9	12	*	0,2	105	*	0,01	0,01	0,2	*	3	Nektar, ca. 40% Fruchtanteil
10	38	29	0,6	12	1,3	0,08	0,15	1,1	0,50	13	Avocado, roh
8	27	31	0,3	5	0,3	0,05	0,06	0,7	0,37	11	Banane, roh
32	104	*	2,8	13	*	0,20	0,20	2,8	*	7	getrocknet
9	13	8	0,2	2	0,4	0,03	0,04	0,2	0,02	5	Birne, roh
35	48	*	1,3	12	*	0,01	0,18	0,6	*	7	getrocknet
6	8	4	0,4	2	*	0,01	0,02	0,1	0,01	2	in Dosen
3	5	*	0,1	+	*	+	0,02	+	*	+	Nektar, 40% Fruchtanteil
44	30	30	0,9	22	0,7	0,03	0,04	0,4	0,05	17	Brombeere, roh
*	14	*	*	*	*	+	0,02	*	*	+	Konfitüre
12	12	*	0,9	*	*	0,02	0,03	0,3	*	10	Saft
15	40	*	0,6	*	*	0,09	0,11	1,0	*	15	Cherimoya (Anone), roh
61	60	50	1,9	25	*	0,04	0,09	2,0	0,13	2	Dattel, getrocknet
42	33	17	2,0	408	*	*	*	*	*	98	Ebereschenfrucht

Lebensmittel (je 100 g verzehrbarer Anteil)	ENERGIE kcal	ENERGIE kJ	HAUPTNÄHRSTOFFE Eiweiß (Protein) g	Fett Gesamt g	Fett MUF g	Kohlenhydrate verwertbar g	Kohlenhydrate nicht verwertbar (Ballaststoffe) g	Wasser g	Cholesterin mg	MINERALSTOFFE Natrium mg	Kalium mg
Erdbeere, roh	32	134	0,8	0,4	0,2	5,5	1,6	89,9	0	2	147
in Dosen	77	320	0,6	0,2	0,1	18,1	1,0	78,2	0	8	96
Konfitüre	256	1072	0,3	0,2	0,1	62,6	0,5	35,0	0	5	62
tiefgefroren	33	137	0,8	0,4	0,2	6,5	2,0	89,7	0	2	156
Feige, roh	60	253	1,3	0,4	0,2	12,9	2,0	81,0	0	2	248
kandiert	296	1238	3,5	0,2	*	70,0	6,0	27,0	0	*	*
Feige, getrocknet	247	1032	3,9	1,3	*	54,0	12,9	24,0	0	37	850
Granatapfel, roh	74	311	0,7	0,6	*	16,7	2,2	79,0	0	2	238
Grapefruit (Pampelmuse), roh	45	187	0,6	0,2	0,1	7,5	1,6	88,9	0	2	148
Saft	36	152	0,6	0,1	+	7,2	*	89,8	0	1	142
Saft in Dosen, ungesüßt	47	197	0,5	0,1	+	10,1	*	89,2	0	1	149
Saft in Dosen, gesüßt	58	241	0,5	0,1	+	13,7	*	85,3	0	+	149
Guave, roh	35	146	0,9	0,5	0,2	6,0	*	83,5	0	4	290
Guave in Dosen, mit Sirup	65	273	0,6	*	*	15,7	4,0	77,6	0	7	120
Hagebutten, roh	94	393	3,6	0,6	*	16,2	23,7	50,0	0	124	291
Fleisch und Schale	89	373	2,0	0,7	*	18,7	4,0	75,8	0	*	*
Konfitüre	252	1056	0,5	*	*	62,3	2,0	34,5	0	5	165
Heidelbeeren (Blaubeeren), roh	37	154	0,7	0,6	*	6,1	4,9	84,2	0	1	78
in Dosen, ungesüßt, Gesamtinhalt	24	98	0,4	0,4	*	3,9	*	90,0	0	*	*
in Dosen, gesüßt, Gesamtinhalt	73	307	0,9	0,5	*	16,0	3,0	76,8	0	4	59
Konfitüre	257	1077	0,3	+	+	63,6	2,0	36,0	0	*	64
Kulturheidelbeeren	83	349	0,7	0,5	*	19,0	5,0	73,8	0	*	80
tiefgefroren, ungesüßt	83	349	0,7	0,5	*	19,0	5,0	73,8	0	1	70
Himbeeren, roh	33	140	1,3	0,3	0,2	4,8	4,7	84,5	0	1	200
Gelee	242	1011	+	+	+	59,9	+	38,0	0	*	72
in Dosen, gesüßt	70	294	0,7	0,3	*	16,0	4,0	80,0	0	7	92
in Dosen, ungesüßt	26	108	0,7	0,1	+	5,5	4,5	88,3	0	1	114
Konfitüre	251	1051	0,5	0,3	*	60,9	1,2	34,0	0	7	56
Saft, frisch gepresst	28	118	0,3	0	+	5,5	*	91,0	0	3	153
Sirup	263	1101	+	0	+	65,8	(0)	31,3	0	2	90
Holunderbeeren, schwarz, roh	54	228	2,6	1,7	*	6,5	6,5	82,1	0	1	303
Saft	38	160	2,0	*	*	6,8	*	86,5	0	1	288
Honigmelone, roh – Fruchtfleisch	54	228	0,9	0,1	+	12,4	0,7	85,4	0	20	330

+ = in Spuren (0) = praktisch nicht vorhanden * = keine Daten

Calcium mg	Phosphor mg	Magnesium mg	Eisen mg	VITAMINE A (Ret.-Ä.) µg	E (Toc.-Ä.) mg	B1 (Thiamin) mg	B2 (Riboflavin) mg	Niacin mg	B6 (Pyridoxin) mg	C (Asc.-Säure) mg	Lebensmittel (je 100 g verzehrbarer Anteil)
24	26	15	1,0	3	0,1	0,03	0,06	0,6	0,06	62	Erdbeere, roh
7	25	22	1,9	*	*	0,01	0,03	0,3	0,03	30	in Dosen
9	10	*	*	*	*	0,01	0,01	0,3	*	9	Konfitüre
24	25	15	1,0	13	0,2	0,03	0,06	0,6	*	60	tiefgefroren
54	32	20	0,6	8	*	0,05	0,05	0,4	0,10	3	Feige, roh
*	*	*	*	*	*	*	*	*	*	*	kandiert
190	108	70	3,2	8	*	0,11	0,10	1,0	0,12	2	Feige, getrocknet
8	17	3	0,5	7	*	0,05	0,02	0,3	*	7	Granatapfel, roh
24	16	10	0,4	98	0,3	0,05	0,03	0,2	0,03	44	Grapefruit (Pampelmuse), roh
10	13	9	0,2	*	*	0,04	0,02	0,2	0,01	40	Saft
8	13	8	0,5	*	*	0,03	0,02	0,2	0,01	35	Saft in Dosen, ungesüßt
8	13	7	0,4	*	*	0,03	0,02	0,2	0,01	35	Saft in Dosen, gesüßt
17	31	13	0,7	119	*	0,03	0,04	1,1	*	273	Guave, roh
8	11	6	*	*	*	0,04	0,03	0,9	*	180	Guave in Dosen, mit Sirup
257	258	104	0,5	800	4,2	0,06	0,07	0,5	0,05	1250	Hagebutten, roh
*	*	*	*	*	*	*	*	*	*	1500	Fleisch und Schale
71	*	*	*	*	*	*	*	*	*	51	Konfitüre
10	13	2	0,9	2	2,7	0,02	0,02	0,4	0,06	22	Heidelbeeren (Blaubeeren), roh
11	6	*	*	2	*	0,01	0,01	0,2	*	12	in Dosen, ungesüßt, Gesamtinhalt
12	16	4	2,6	2	*	0,01	0,02	0,4	0,02	8	in Dosen, gesüßt, Gesamtinhalt
*	14	*	*	*	*	*	*	*	*	*	Konfitüre
15	13	6	1,0	10	*	0,03	0,06	0,5	*	14	Kulturheidelbeeren
10	11	*	0,8	10	*	0,03	0,06	0,5	*	7	tiefgefroren, ungesüßt
40	44	30	1,0	4	0,9	0,03	0,07	0,3	0,08	25	Himbeeren, roh
*	5	*	*	*	*	*	*	*	*	*	Gelee
18	13	13	1,8	*	*	0,01	0,06	0,3	0,04	5	in Dosen, gesüßt
15	15	*	0,6	4	*	0,01	0,04	0,5	*	9	in Dosen, ungesüßt
*	16	*	*	*	*	+	+	*	*	3	Konfitüre
18	13	16	2,6	10	*	0,03	*	*	*	25	Saft, frisch gepresst
16	15	7	2,0	*	*	0,06	+	0,2	0,03	16	Sirup
37	57	*	1,6	60	*	0,07	0,07	1,5	0,25	18	Holunderbeeren, schwarz, roh
5	45	*	*	*	*	0,03	0,06	0,4	0,09	26	Saft
13	21	10	0,2	783	0,1	0,06	0,02	0,6	*	32	Honigmelone, roh – Fruchtfleisch

Lebensmittel (je 100 g verzehrbarer Anteil)	ENERGIE kcal	kJ	HAUPTNÄHRSTOFFE Eiweiß (Protein) g	Fett Gesamt g	Fett MUF g	Kohlenhydrate verwert-bar g	Kohlenhydrate nicht ver-wertbar (Ballast-stoffe) g	Wasser g	Chole-sterin mg	MINERALSTOFFE Natrium mg	Kalium mg
Johannisbeeren (Ribisel), rot	33	138	1,1	0,2	0,1	4,9	3,5	84,7	0	1	257
schwarz	39	164	1,3	0,2	0,1	6,1	6,8	81,3	0	1	310
weiß	30	127	0,9	+	+	6,7	3,0	84,2	0	2	268
Gelee, rot	247	1033	+	+	+	60,6	(0)	38,0	0	4	80
Konfitüre, rot	257	1073	0,5	0,2	0,1	62,2	2,1	35,0	0	14	83
Nektar, rot	61	224	0,4	+	+	12,4	*	85,6	0	+	110
Nektar, schwarz	64	236	0,4	+	+	13,0	*	85,3	0	5	98
Kaki	72	301	0,6	0,3	0,1	16,5	2,5	81,0	0	4	170
Kaktusfeigen	38	160	0,8	0,7	*	7,1	5,0	85,0	0	*	90
Kirschen, süß, roh[a]	63	262	0,9	0,3	0,1	13,3	1,3	81,6	0	3	229
Saft	41	175	0,1	0,0	0,0	10,2	0,2	89,0	0	1	100
sauer (Weichsel), roh	53	222	0,9	0,5	*	9,9	1,1	84,3	0	2	114
im Glas	83	347	0,7	0,2	+	19,6	1,5	80,2	0	2	131
Kirschen, Konfitüre	250	1046	0,5	0,1	+	60,8	0,5	36,6	0	11	90
Kiwi	50	209	0,9	0,6	*	9,1	2,1	83,5	0	4	314
Korinthen, schwarz u. rot, getrocknet	259	1084	1,7	*	*	63,1	7,0	22,0	0	20	710
Kumquat, roh	64	266	0,6	0,3	+	14,6	*	83,9	0	111	198
Limone, roh	39	164	0,5	2,4	+	1,9	*	91,0	0	2	82
Litchi	75	315	0,9	0,3	+	17,0	1,6	80,0	0	3	182
Loganbeere, roh, ganze Frucht	64	269	1,1	+	+	15,0	1,1	81,5	0	*	*
in Dosen	107	449	0,6	*	*	26,2	3,0	66,3	0	1	97
Mandarinen, roh	46	192	0,6	0,3	+	10,2	2,0	86,7	0	2	150
in Dosen	60	257	0,5	0,1	0,0	14,4	0,3	84,0	0	6	50
Saft	46	193	0,9	0,3	+	9,6	*	89,1	0	1	158
Saft, ungesüßte Handelsware	44	185	0,5	0,2	+	10,1	*	88,8	0	1	158
Mango, roh	59	245	0,5	0,5	0,1	12,8	1,7	83,0	0	5	170
in Dosen	82	345	0,3	*	*	20,3	1,0	74,8	0	3	100
Maulbeere, roh, ganze Frucht	38	157	1,3	*	*	8,1	2,0	85,0	0	2	260
Melone, grün, roh[b]	25	105	1,0	*	*	5,3	1,0	93,6	0	14	320
Mirabellen, roh[a]	67	282	0,7	0,2	+	15,0	0,9	82,4	0	+	230
Mispel, roh – Fruchtfleisch	44	186	0,5	*	*	10,6	2,1	87,5	0	6	250
Moosbeeren, roh	35	147	0,4	0,7	*	3,9	3,9	87,4	0	2	90
Nektarine, roh, ohne Stein	53	223	0,9	*	*	12,4	2,0	80,2	0	9	270
Olive, grün, mariniert	133	554	1,4	13,3	1,3	1,8	2,4	75,0	0	2100	49
schwarz, „griechische Art"	351	1467	2,2	35,8	*	4,9	*	43,8	0	3288	*

\+ = in Spuren (0) = praktisch nicht vorhanden * = keine Daten a = mindestens 85% der Ware ist verzehrbar b = ohne Schale und Kern

Calcium mg	Phosphor mg	Magnesium mg	Eisen mg	VITAMINE A (Ret.-Ä.) µg	E (Toc.-Ä.) mg	B1 (Thiamin) mg	B2 (Riboflavin) mg	Niacin mg	B6 (Pyridoxin) mg	C (Asc.-Säure) mg	Lebensmittel (je 100 g verzehrbarer Anteil)
29	27	13	0,9	2	0,7	0,04	0,03	0,2	0,05	36	Johannisbeeren (Ribisel), rot
43	40	17	1,3	3	1,9	0,05	0,05	0,3	0,08	177	schwarz
30	23	9	1,0	*	*	0,08	0,02	0,2	*	35	weiß
6	*	*	*	*	*	*	*	*	*	*	Gelee, rot
*	20	*	*	*	*	0,01	0,01	*	*	16	Konfitüre
7	7	*	0,3	4	*	+	+	*	*	6	Nektar, rot
15	10	*	0,3	4	*	+	+	+	*	30	Nektar, schwarz
8	25	8	0,3	266	*	0,02	0,02	0,3	*	16	Kaki
28	28	*	0,3	9	*	0,01	0,03	0,4	*	25	Kaktusfeigen
17	20	11	0,4	6	0,1	0,04	0,04	0,3	0,05	15	Kirschen, süß, roh[a]
8	10	4	0,2	0	0,1	0,01	0,01	*	0,0	5	Saft
8	19	8	0,5	72	0,1	0,05	0,06	0,4	*	12	sauer (Weichsel), roh
12	14	21	0,5	70	*	0,03	0,02	0,2	0,01	4	im Glas
9	9	*	*	*	*	0,01	0,01	*	*	1	Kirschen, Konfitüre
40	31	24	0,8	7	*	0,02	0,05	0,4	*	46	Kiwi
95	40	36	1,8	*	*	0,03	0,08	0,5	*	0	Korinthen, schwarz u. rot, getrocknet
16	44	*	0,6	+	*	0,09	0,08	0,5	*	38	Kumquat, roh
13	11	*	0,2	1,7	*	0,03	0,02	0,2	*	44	Limone, roh
8	30	10	0,4	*	*	0,05	0,05	0,5	*	39	Litchi
17	39	*	0,8	*	*	0,03	0,14	0,3	*	56	Loganbeere, roh, ganze Frucht
18	23	11	1,4	70	*	0,01	0,02	0,3	*	35	in Dosen
33	19	11	0,3	47	0,3	0,06	0,03	0,2	0,02	32	Mandarinen, roh
20	10	7	0,2	0	0,1	0,05	0,02	*	0,01	15	in Dosen
19	15	*	0,2	21	*	0,06	0,03	0,2	*	32	Saft
18	14	*	0,2	42	*	0,06	0,02	0,1	*	22	Saft, ungesüßte Handelsware
10	13	18	0,4	205	1,0	0,05	0,04	0,7	*	37	Mango, roh
10	10	7	0,4	*	*	0,02	0,03	0,2	*	10	in Dosen
36	48	15	1,6	*	*	0,05	0,04	0,4	*	10	Maulbeere, roh, ganze Frucht
19	30	20	0,8	*	0,1	0,05	0,03	0,5	*	25	Melone, grün, roh[b]
12	33	15	0,5	42	*	0,06	0,04	0,6	*	7	Mirabellen, roh[a]
30	28	11	0,5	133	+	0,03	0,20	*	*	2	Mispel, roh – Fruchtfleisch
14	10	7	0,9	3	*	0,03	0,02	0,1	*	11	Moosbeeren, roh
4	24	13	0,5	73	*	0,02	0,05	1,0	*	8	Nektarine, roh, ohne Stein
96	17	19	1,7	47	*	0,03	0,08	0,5	0,02	0	Olive, grün, mariniert
*	29	*	*	*	*	*	*	*	*	*	schwarz, „griechische Art“

Lebensmittel (je 100 g verzehrbarer Anteil)	ENERGIE kcal	ENERGIE kJ	HAUPTNÄHRSTOFFE Eiweiß (Protein) g	Fett Gesamt g	Fett MUF g	Kohlenhydrate verwertbar g	Kohlenhydrate nicht verwertbar (Ballaststoffe) g	Wasser g	Cholesterin mg	MINERALSTOFFE Natrium mg	Kalium mg
Olive, schwarz, mariniert	135	555	1,1	13,8	1,3	1,5	1,4	75,0	0	2000	40
Papaya, roh	13	55	0,6	0,1	+	2,4	1,9	88,0	0	3	211
Passionsfrucht, roh, ohne Schale	63	263	2,4	0,4	*	9,5	1,5	76,0	0	28	267
Pfirsich, roh[a]	43	180	0,7	0,1	+	9,4	1,9	87,5	0	1	194
getrocknet	244	1020	3,1	0,6	*	53,9	11,7	23,0	0	9	1340
in Dosen, Gesamtinhalt	69	289	0,4	0,1	+	16,5	1,1	81,5	0	3	103
Pflaumen, roh[a]	49	205	0,6	0,2	0,1	10,2	1,6	83,2	0	2	177
getrocknet	222	927	2,3	0,6	*	47,4	18,8	24,0	0	8	824
in Dosen, Gesamtinhalt	75	315	0,5	0,1	+	17,2	1,5	80,4	0	12	118
Konfitüre	242	1008	0,3	+	+	59,6	1,0	31,0	0	*	*
Preiselbeeren (Kronsbeeren), roh	35	145	0,3	0,5	*	6,2	2,9	89,7	0	2	77
in Dosen, gesüßt	182	763	0,5	0,3	*	44,4	2,1	51,7	0	16	69
in Dosen, ungesüßt	34	143	0,7	0,6	*	6,5	2,5	88,1	0	9	72
Quitten, roh	38	159	0,4	0,5	0,2	7,3	6,0	83,5	0	2	183
Konfitüre	236	985	0,2	+	+	58,3	3,0	34,0	0	*	*
Reineclaude, roh[a]	56	236	0,8	+	+	12,3	2,3	80,7	0	1	243
Sanddornbeeren, roh	89	371	1,4	7,1	*	3,3	2,0	82,8	0	4	133
Sanddornbeeren, Saft	40	167	0,9	2,3	*	1,2	*	91,5	0	6	209
Stachelbeeren, roh	37	156	0,8	0,2	0,1	7,0	3,0	87,3	0	1	203
in Dosen, heavy sirup	90	377	0,5	0,1	+	21,8	2,5	74,6	0	1	98
Sultaninen, getrocknet, ganze Frucht	266	1113	1,8	*	*	64,7	5,4	26,0	0	53	860
Wassermelone	37	156	0,6	0,2	0,1	8,3	0,2	90,3	0	1	114
Weintrauben, roh	68	282	0,7	0,3	0,1	15,2	1,5	81,3	0	2	192
getrocknet (Rosinen)	292	1223	2,5	0,6	*	68,0	5,2	15,7	0	21	782
Saft	68	286	0,2	+	+	16,6	*	82,5	0	3	148
Zitrone, roh, geschält	36	149	0,7	0,6	0,3	3,2	4,3	89,3	0	3	170
Saft	27	111	0,4	0,1	*	2,4	*	91,0	0	1	138

+ = in Spuren (0) = praktisch nicht vorhanden * = keine Daten a = mindestens 85% der Ware ist verzehrbar

Calcium mg	Phosphor mg	Magnesium mg	Eisen mg	VITAMINE A (Ret.-Ä.) µg	E (Toc.-Ä.) mg	B1 (Thiamin) mg	B2 (Riboflavin) mg	Niacin mg	B6 (Pyridoxin) mg	C (Asc.-Säure) mg	Lebensmittel (je 100 g verzehrbarer Anteil)
80	20	16	1,6	0	1,9	0,02	0,07	*	0,01	0	Olive, schwarz, mariniert
21	16	41	0,4	160	*	0,03	0,04	0,3	*	80	Papaya
16	54	39	1,1	108	*	0,02	0,10	2,1	*	20	Passionsfrucht, roh, ohne Schale
8	21	9	0,5	15	1,0	0,03	0,05	0,9	0,03	10	Pfirsich, roh[a]
46	122	54	6,5	83	*	0,01	0,14	3,3	0,15	17	getrocknet
4	13	5	0,3	*	*	0,01	0,02	0,6	0,02	4	in Dosen, Gesamtinhalt
8	18	10	0,4	13	0,8	0,07	0,04	0,4	0,05	5	Pflaumen, roh[a]
41	73	27	2,3	23	*	0,15	0,12	1,7	0,15	4	getrocknet
10	14	*	1,1	11	*	0,03	0,03	0,4	*	2	in Dosen, Gesamtinhalt
*	9	*	*	*	*	*	*	*	*	*	Konfitüre
14	10	6	0,5	4	1,0	0,02	0,02	0,1	0,01	12	Preiselbeeren (Kronsbeeren), roh
11	10	7	2,7	*	*	*	*	*	*	*	in Dosen, gesüßt
13	14	10	1,5	*	*	*	*	*	*	*	in Dosen, ungesüßt
10	19	8	0,6	6	*	0,03	0,03	0,2	*	14	Quitten, roh
*	9	*	*	*	*	*	*	*	*	*	Konfitüre
13	25	10	1,1	30	*	*	*	*	*	6	Reineclaude, roh[a]
42	9	30	0,4	250	3,2	0,03	0,21	0,3	0,11	450	Sanddornbeeren, roh
9	*	*	*	*	*	*	*	*	*	266	Sanddornbeeren, Saft
29	30	15	0,6	12	0,6	0,02	0,02	0,3	0,02	34	Stachelbeeren, roh
11	9	*	0,3	*	*	*	*	*	*	10	in Dosen, heavy sirup
52	95	35	1,8	30	0,7	0,10	0,08	0,5	*	0	Sultaninen, getrocknet, ganze Frucht
8	11	9	0,4	38	*	0,05	0,05	0,2	0,07	6	Wassermelone
12	20	9	0,5	1	0,7	0,05	0,03	0,3	0,07	4	Weintrauben, roh
80	110	41	2,3	5	*	0,10	0,05	0,5	0,11	1	getrocknet (Rosinen)
12	12	9	0,4	*	*	0,04	0,02	0,2	0,02	1	Saft
11	16	28	0,6	+	*	0,05	0,02	0,2	0,06	53	Zitrone, roh, geschält
11	11	10	0,1	*	*	0,04	0,01	0,1	0,05	53	Saft

Lebensmittel (je 100 g verzehrbarer Anteil)	ENERGIE kcal	ENERGIE kJ	HAUPTNÄHRSTOFFE Eiweiß (Protein) g	Fett Gesamt g	Fett MUF g	Kohlenhydrate verwertbar g	Kohlenhydrate nicht verwertbar (Ballaststoffe) g	Wasser g	Cholesterin mg	MINERALSTOFFE Natrium mg	Kalium mg
GEMÜSE UND GEMÜSEPRODUKTE											
Artischocke, roh	22	91	2,4	0,1	+	2,6	10,8	82,5	0	47	350
Aubergine (Eierfrucht), roh	17	72	1,2	0,2	+	2,5	2,8	92,6	0	3	224
Bambussprossen	17	72	2,5	0,3	0,2	1,0	*	91,0	0	6	470
Bleichsellerie (Stauden-), roh	15	64	1,2	0,2	+	2,2	2,6	92,9	0	132	344
Blumenkohl (Karfiol), roh	22	92	2,4	0,3	0,1	2,3	2,9	91,7	0	16	328
gekocht	18	76	2,1	0,2	+	2,0	2,0	93,0	0	11	161
gekocht, aus tiefgefrorenem	17	73	1,7	0,2	+	2,2	1,0	93,0	0	12	218
tiefgefroren	22	93	1,8	0,2	+	3,3	1,0	92,0	0	13	237
Bohnen (Fisolen), grün, roh	32	136	2,4	0,2	0,1	5,1	1,9	90,0	0	2	243
gekocht	27	112	1,6	0,3	+	4,4	3,0	92,4	0	*	151
getrocknet	290	1215	20,7	1,4	+	47,4	16,9	13,1	0	*	1770
in Dosen	22	92	1,2	0,1	+	3,9	1,0	92,8	0	249	148
Brennnessel	44	185	7,0	0,6	+	1,3	3,1	83,0	0	18	320
Broccoli, roh	26	108	3,3	0,2	+	2,5	3,0	89,4	0	19	350
gekocht	22	92	2,8	0,2	+	2,0	2,7	91,2	0	9	279
Brunnenkresse, roh	18	77	1,6	0,3	+	2,3	1,5	93,5	0	12	276
Chicorée, roh	16	68	1,3	0,2	0,1	2,3	1,3	94,4	0	4	192
Chinakohl, roh	12	52	1,2	0,3	+	1,2	1,9	95,4	0	19	144
Eisbergsalat	13	55	0,7	0,3	+	1,9	0,6	95,6	0	2	160
Endivien, roh	14	59	1,8	0,2	+	1,2	1,2	93,3	0	53	346
Erbsen, grün, roh, Schote + Samen	70	293	5,8	0,5	0,3	10,6	5,2	78,5	0	1	340
gekocht, abgetropft, Samen	68	283	5,4	0,5	+	10,4	4,1	81,5	0	2	213
in Dosen, abgetropft, Samen	48	202	3,6	0,4	+	4,8	4,0	84,2	0	222	150
tiefgefroren, Samen	86	359	7,1	0,5	0,1	12,7	5,4	72,9	0	2	298
Feldsalat (Rapunzel)	14	57	1,8	0,4	+	0,7	1,5	93,4	0	4	420
Fenchel, roh	24	98	2,4	0,3	+	2,8	4,2	86,0	0	86	494
Frühlingszwiebel	23	98	2,0	0,5	+	3,0	1,5	92,2	0	7	260
Gartenkresse, roh	33	138	4,2	0,7	0,4	2,5	3,5	87,2	0	5	550
Grüner Pfeffer, roh	16	67	0,9	0,4	+	2,2	1,0	93,5	0	2	210
Grünkohl (Braunkohl), roh	37	153	4,3	0,9	0,5	2,5	4,2	86,3	0	44	490
Gurken, roh	12	51	0,6	0,2	0,1	1,8	0,5	96,4	0	8	160
Salz-Dill-Gurken	30	126	1,0	0,2	+	2,5	0,4	90,7	0	960	*
Ingwer (Wurzel)	61	256	2,5	0,8	+	11,0	*	81,0	0	34	910

+ = in Spuren (0) = praktisch nicht vorhanden * = keine Daten

Calcium mg	Phosphor mg	Magnesium mg	Eisen mg	VITAMINE A (Ret.-Ä.) µg	E (Toc.-Ä.) mg	B1 (Thiamin) mg	B2 (Riboflavin) mg	Niacin mg	B6 (Pyridoxin) mg	C (Asc.-Säure) mg	Lebensmittel (je 100 g verzehrbarer Anteil)
											GEMÜSE UND GEMÜSEPRODUKTE
53	130	26	1,5	17	0,2	0,14	0,01	0,9	*	8	Artischocke, roh
13	21	11	0,4	7	0,03	0,04	0,04	0,6	0,08	5	Aubergine (Eierfrucht), roh
15	55	*	0,7	2	*	0,13	0,08	0,6	*	6	Bambussprossen
80	48	12	0,2	118	*	0,05	0,08	0,6	0,09	7	Bleichsellerie (Stauden-), roh
22	54	17	0,6	2	0,1	0,10	0,11	0,6	0,20	69	Blumenkohl (Karfiol), roh
18	41	*	0,4	2	0,09	0,09	0,08	0,5	*	45	gekocht
14	49	*	0,5	2	*	*	*	*	*	*	gekocht, aus tiefgefrorenem
16	54	*	0,6	2	*	0,06	0,06	0,6	*	46	tiefgefroren
56	38	26	0,8	53	0,1	0,08	0,11	0,5	0,28	19	Bohnen (Fisolen), grün, roh
50	37	*	0,6	53	*	0,07	0,09	0,5	*	12	gekocht
197	419	*	7,0	*	0,5	0,50	0,40	3,4	*	24	getrocknet
34	24	20	1,3	33	0,05	0,07	0,04	0,3	0,03	4	in Dosen
713	138	80	4,1	800	*	*	*	*	*	300	Brennnessel
58	82	24	0,8	50	0,6	0,10	0,20	1,1	0,28	115	Broccoli, roh
87	65	*	0,9	*	*	0,09	0,18	0,9	*	90	gekocht
180	64	34	3,1	823	*	0,09	0,20	0,7	*	90	Brunnenkresse, roh
26	26	13	0,7	572	*	0,05	0,03	0,2	0,05	10	Chicorée, roh
40	30	11	0,6	23	*	0,03	0,04	0,4	0,12	26	Chinakohl, roh
19	18	5	0,4	73	0,6	0,11	0,01	0,03	*	15	Eisbergsalat
54	54	10	1,4	182	*	0,06	0,10	0,4	*	10	Endivien, roh
26	100	30	1,9	60	*	0,32	0,15	2,5	*	25	Erbsen, grün, roh, Schote + Samen
22	91	*	1,3	53	*	0,23	0,16	2,0	*	17	gekocht, abgetropft, Samen
20	62	20	1,5	43	*	0,10	0,06	0,9	0,05	9	in Dosen, abgetropft, Samen
24	106	33	1,8	74	0,3	0,30	0,20	3,4	0,20	18	tiefgefroren, Samen
32	49	13	2,0	663	0,6	0,07	0,08	0,4	0,25	35	Feldsalat (Rapunzel)
109	51	49	2,7	783	*	0,23	0,11	0,2	0,10	93	Fenchel, roh
39	29	12	1,9	103	0,1	0,05	0,03	*	0,13	26	Frühlingszwiebel
214	38	*	2,9	365	0,7	0,15	0,19	1,8	0,30	59	Gartenkresse, roh
9	25	11	0,4	200	0,8	0,01	0,03	0,7	*	100	Grüner Pfeffer, roh
212	87	31	1,9	1447	1,7	0,10	0,20	2,1	0,25	105	Grünkohl (Braunkohl), roh
15	23	8	0,2	65	0,1	0,02	0,03	0,2	0,04	8	Gurken, roh
30	30	*	1,6	*	*	+	0,02	*	*	2	Salz-Dill-Gurken
97	140	130	17,0	*	*	*	*	*	*	*	Ingwer (Wurzel)

GEMÜSE, PILZE, HÜLSENFRÜCHTE

Lebensmittel (je 100 g verzehrbarer Anteil)	ENERGIE kcal	ENERGIE kJ	HAUPTNÄHRSTOFFE Eiweiß (Protein) g	Fett Gesamt g	Fett MUF g	Kohlenhydrate verwertbar g	Kohlenhydrate nicht verwertbar (Ballaststoffe) g	Wasser g	Cholesterin mg	MINERALSTOFFE Natrium mg	Kalium mg
Kartoffel (Erdapfel), roh	70	292	2,0	0,1	0,1	14,8	2,1	77,8	0	3	411
Chips	539	2254	5,5	39,4	+	40,5	4,2	2,3	0	450	1000
gekocht (mit Schale)	70	292	2,0	0,1	+	14,8	1,7	77,8	0	3	443
gebacken (mit Schale)	82	345	2,5	0,1	+	18,0	3,1	73,0	0	4	547
Pommes frites, verzehrfertig, ungesalz.	290	1214	4,2	14,5	+	35,7	4,0	43,6	0	6	926
Kartoffelflocken (Püree, trocken)	334	1403	7,1	0,5	+	75,0	6,0	7,2	0	138	1290
Knoblauch, roh	139	581	6,1	0,1	0,1	28,4	*	64,0	0	*	*
Knollensellerie, roh	18	77	1,6	0,3	0,2	2,3	4,2	88,6	0	77	414
gekocht	20	82	1,4	0,3	+	2,8	4,0	90,0	0	60	240
Kohlrabi, roh	24	102	2,0	0,1	0,1	3,7	1,4	91,6	0	30	322
Kohlrübe, roh (Steckrübe)	34	143	1,1	0,2	0,1	7,0	2,7	87,0	0	10	227
Kopfsalat, roh	12	49	1,3	0,2	0,1	1,1	1,4	95,0	0	8	172
Kürbis, roh	26	104	1,0	0,1	0,1	5,0	2,2	91,3	0	1	304
Löwenzahnblätter, roh	27	113	2,9	0,6	0,4	2,4	3,0	85,7	0	76	483
Mangold, roh	14	58	2,1	0,3	+	0,7	2,0	92,2	0	90	376
Meerrettich (Kren), roh	63	263	2,8	0,3	0,2	11,7	3,6	76,6	0	9	628
Möhren (Karotten), roh	25	106	1,1	0,2	0,1	4,8	3,4	86,2	0	60	320
gekocht	18	77	0,8	0,2	*	3,1	2,5	91,2	0	42	189
getrocknet	194	811	6,8	1,5	0,8	36,8	38,0	9,4	0	495	2640
in Dosen	14	59	0,6	0,3	0,1	2,0	1,6	91,4	0	212	173
Saft	22	92	0,6	+	+	4,8	*	92,7	0	52	219
Paprikafrüchte, roh	20	84	1,2	0,3	0,1	2,9	3,6	91,0	0	2	177
gedünstet	19	80	1,0	0,3	+	3,1	1,5	93,3	0	1	149
Pastinake, roh	58	244	1,3	0,4	0,3	12,1	2,1	80,2	0	8	523
Petersilienblatt, roh	50	211	4,4	0,4	0,2	7,3	4,3	81,9	0	33	811
Petersilienwurzel, roh	40	168	2,9	0,5	0,3	6,0	4,0	82,0	0	12	400
Porree (Lauch), roh	25	104	2,2	0,3	0,2	3,2	2,3	89,0	0	5	267
Portulak, roh	11	46	1,5	0,3	+	0,6	2,0	92,5	0	2	390
Radieschen, roh	14	57	1,1	0,1	0,1	2,0	1,6	94,4	0	17	255
Radicchio	13	54	1,2	0,2	0,1	1,5	1,5	95,0	0	10	240
Rettich, roh	14	57	1,0	0,2	0,1	1,9	2,5	94,0	0	18	432
Rhabarber, roh	13	55	0,6	0,1	0,1	1,4	3,2	92,7	0	2	270
Rhabarber, gekocht (ohne Zutaten)	11	45	0,5	0,1	+	1,0	2,0	92,0	0	1	182
Rosenkohl, roh	36	149	4,5	0,3	0,2	3,3	4,4	85,0	0	9	450
gekocht	31	128	3,8	0,5	0,2	2,4	4,0	87,9	0	5	350

+ = in Spuren (0) = praktisch nicht vorhanden * = keine Daten

Calcium	Phosphor	Magnesium	Eisen	VITAMINE A (Ret.-Ä.)	E (Toc.-Ä.)	B1 (Thiamin)	B2 (Riboflavin)	Niacin	B6 (Pyridoxin)	C (Asc.-Säure)	Lebensmittel (je 100 g verzehrbarer Anteil)
mg	mg	mg	mg	µg	mg	mg	mg	mg	mg	mg	
6	50	20	0,4	1	+	0,10	0,05	1,2	0,30	17	Kartoffel (Erdapfel), roh
52	147	64	2,3	10	*	0,22	0,10	3,4	*	8	Chips
10	50	*	0,8	*	*	0,10	0,05	1,0	0,19	14	gekocht (mit Schale)
12	61	*	0,9	*	*	0,11	0,05	*	*	17	gebacken (mit Schale)
20	112	*	1,9	*	*	0,14	0,09	2,5	0,25	18	Pommes frites, verzehrfertig, ungesalz.
33	310	*	3,7	*	*	*	*	*	*	*	Kartoffelflocken (Püree, trocken)
38	134	*	1,4	*	+	0,20	0,08	0,6	*	14	Knoblauch, roh
50	74	14	0,5	3	0,5	0,04	0,07	0,9	0,20	8	Knollensellerie, roh
51	90	5	0,4	*	*	0,04	0,05	0,4	*	5	gekocht
68	51	43	0,5	2	*	0,05	0,05	1,8	0,07	63	Kohlrabi, roh
47	31	11	0,5	17	*	0,05	0,07	0,9	0,20	33	Kohlrübe, roh (Steckrübe)
20	22	9	0,3	245	0,6	0,06	0,08	0,3	0,06	13	Kopfsalat, roh
22	44	8	0,8	833	1,1	0,05	0,07	0,5	0,10	12	Kürbis, roh
158	70	36	3,1	1300	2,5	0,20	0,17	0,8	*	68	Löwenzahnblätter, roh
103	39	*	2,7	588	*	0,09	0,16	0,6	*	39	Mangold, roh
105	93	33	1,4	4	*	0,14	0,11	0,6	0,20	114	Meerrettich (Kren), roh
41	36	17	0,4	1700	0,5	0,07	0,05	0,6	0,30	7	Möhren (Karotten), roh
37	30	*	0,3	*	*	0,06	0,03	0,5	*	5	gekocht
256	103	*	4,7	16000	5,0	0,30	0,30	3,4	0,14	19	getrocknet
24	22	*	0,7	1000	*	0,02	0,02	0,3	0,02	3	in Dosen
27	31	*	*	437	*	*	*	*	*	4	Saft
10	29	12	0,4	180	2,5	0,05	0,04	0,3	0,24	120	Paprikafrüchte, roh
9	20	11	0,5	*	0,5	0,05	0,04	0,4	0,20	105	gedünstet
51	73	26	0,6	4	1,0	0,08	0,13	0,9	0,10	18	Pastinake, roh
179	87	41	6,0	1004	3,7	0,14	0,30	1,4	0,20	166	Petersilienblatt, roh
39	56	26	0,9	5	*	0,10	0,10	2,0	0,23	41	Petersilienwurzel, roh
63	46	18	1,0	11	0,5	0,09	0,07	0,5	0,26	26	Porree (Lauch), roh
95	35	151	3,6	177	*	0,03	0,10	0,5	0,15	72	Portulak, roh
26	18	8	0,4	1	*	0,04	0,04	0,2	0,06	27	Radieschen, roh
40	27	11	1,5	*	0,5	0,04	0,03	*	0,10	28	Radicchio
40	30	18	0,8	2	*	0,03	0,03	0,4	0,06	29	Rettich, roh
52	24	13	0,5	5	0,3	0,02	0,03	0,2	0,08	10	Rhabarber, roh
48	18	10	0,4	5	0,2	0,01	0,02	0,1	0,03	6	Rhabarber, gekocht (ohne Zutaten)
31	84	22	1,1	94	0,6	0,13	0,13	0,7	0,30	112	Rosenkohl, roh
32	76	18	0,8	52	*	0,08	0,14	0,6	0,20	87	gekocht

GEMÜSE, PILZE, HÜLSENFRÜCHTE

Lebensmittel (je 100 g verzehrbarer Anteil)	ENERGIE kcal	kJ	HAUPTNÄHRSTOFFE Eiweiß (Protein) g	Fett Gesamt g	Fett MUF g	Kohlenhydrate verwertbar g	Kohlenhydrate nicht verwertbar (Ballaststoffe) g	Wasser g	Cholesterin mg	MINERALSTOFFE Natrium mg	Kalium mg
Rote Rübe (Bete), roh	41	169	1,5	0,1	0,1	8,4	2,5	86,2	0	58	407
gekocht	25	106	1,1	0,1	+	5,0	2,0	92,0	0	48	208
Saft	36	152	1,0	+	+	8,0	*	88,4	0	200	242
Rotkohl (Blaukraut), roh	21	86	1,5	0,2	0,1	3,2	2,5	91,8	0	11	267
Rucola (Rauke), roh	24	101	2,6	0,7	+	2,1	1,6	91,7	0	27	369
Sauerampfer, roh	25	105	3,2	0,4	+	2,0	2,0	92,7	0	4	287
Sauerkraut, abgetropft, roh	17	70	1,5	0,3	*	0,8	2,2	90,7	0	355	288
Schnittlauch, roh	27	113	3,6	0,7	0,4	1,6	6,0	83,3	0	3	434
Schwarzwurzel, roh	16	67	1,4	0,4	+	1,6	17,0	78,6	0	5	320
gekocht	17	70	1,3	0,4	+	2,0	*	82,1	0	4	224
Spargel, roh	18	76	1,9	0,2	0,1	2,2	1,5	93,5	0	4	203
gekocht	13	52	1,7	0,1	+	1,2	1,0	95,0	0	2	136
in Dosen	13	52	1,9	0,1	+	1,0	1,3	93,5	0	355	104
Spinat, roh	15	64	2,5	0,3	0,2	0,6	2,6	92,7	0	65	554
gekocht	14	59	2,3	0,3	+	0,5	2,1	92,9	0	46	324
Saft	9	36	1,4	0,1	+	0,5	*	95,4	0	73	412
tiefgefroren	14	59	2,3	0,3	+	0,5	2,3	94,5	0	40	320
Süßkartoffel (Batate), roh	108	453	1,6	0,6	+	24,1	3,1	69,2	0	4	400
Tomate (Paradeiser), roh	17	73	1,0	0,2	0,1	2,6	1,0	94,2	0	3	242
in Dosen	19	78	1,2	0,2	+	2,7	0,9	93,9	0	9	193
Ketchup	104	434	1	0,1	*	24,7	*	*	*	*	*
Mark, gesalzen	39	162	2,3	0,5	+	5,5	0,5	86,0	0	590	1160
Saft	17	72	0,8	0,1	+	2,9	0,1	94,2	0	5	230
Topinambur, roh	30	127	2,4	0,4	0,2	4,0	12,1	78,9	0	*	480
Wegerich (Breit-), roh	25	105	3,4	0,4	+	1,8	3,0	84,0	0	*	537
Weiße Rübe, roh	25	104	1,0	0,2	+	4,7	3,5	90,5	0	58	240
Weißkohl (Weißkraut), roh	24	102	1,3	0,2	0,1	4,2	3,0	90,4	0	13	255
Wirsing, roh	25	105	3,0	0,4	+	2,4	2,5	90,0	0	9	236
gekocht	25	104	2,2	0,4	+	3,1	2,0	92,5	0	6	210
Zucchini	19	79	1,6	0,4	+	2,2	1,1	93,0	0	3	177
Zuckermais, roh	86	361	3,0	1,2	+	15,8	4,0	78,2	0	+	300
gedämpft	54	224	2,7	1,2	+	8,0	4,0	83,0	0	+	176
in Dosen	110	461	3,2	1,5	*	21,0	2,0	72,9	0	209	230
Zwiebel, roh	28	118	1,3	0,3	0,1	4,9	1,8	88,0	0	3	162
getrocknet	198	828	10,8	0,9	+	35,3	36,5	10,8	0	105	1040

+ = in Spuren (0) = praktisch nicht vorhanden * = keine Daten

Calcium	Phosphor	Magnesium	Eisen	VITAMINE A (Ret.-Ä.)	E (Toc.-Ä.)	B1 (Thiamin)	B2 (Riboflavin)	Niacin	B6 (Pyridoxin)	C (Asc.-Säure)	Lebensmittel (je 100 g verzehrbarer Anteil)
mg	mg	mg	mg	µg	mg	mg	mg	mg	mg	mg	
29	45	25	0,9	2	0,05	0,03	0,04	0,2	0,05	10	Rote Rübe (Bete), roh
22	36	20	0,5	2	*	0,03	0,03	0,1	0,04	6	gekocht
2	29	*	*	*	*	*	*	*	*	3	Saft
35	32	18	0,5	8	1,7	0,07	0,05	0,4	0,15	50	Rotkohl (Blaukraut), roh
160	*	*	1,5	233	*	0,04	0,09	0,3	0,07	*	Rucola (Rauke), roh
54	51	33	2,1	231	*	*	*	*	0,03	117	Sauerampfer, roh
48	43	14	0,6	3	*	0,03	0,05	0,2	0,20	20	Sauerkraut, abgetropft, roh
129	75	44	1,9	50	*	0,14	0,15	0,6	*	47	Schnittlauch, roh
53	76	23	3,3	3	6,0	0,11	0,03	0,3	*	4	Schwarzwurzel, roh
47	61	*	2,9	*	*	0,08	0,04	0,2	*	3	gekocht
26	46	18	0,7	+	2,1	0,11	0,11	1,0	0,06	20	Spargel, roh
18	38	15	0,6	+	1,8	0,09	0,10	0,7	0,04	16	gekocht
17	38	6	0,9	+	*	0,06	0,08	0,8	0,03	15	in Dosen
117	55	58	4,1	549	1,4	0,10	0,20	0,6	0,20	51	Spinat, roh
126	41	46	2,2	*	*	0,07	0,16	0,5	*	29	gekocht
1	44	40	1,5	*	*	0,01	0,08	0,2	*	29	Saft
120	45	46	2,1	500	*	0,09	0,16	0,5	*	29	tiefgefroren
25	45	19	0,8	1 300	*	0,06	0,05	0,6	0,30	30	Süßkartoffel (Batate), roh
9	18	14	0,3	114	0,8	0,06	0,04	0,5	0,10	25	Tomate (Paradeiser), roh
27	11	13	0,5	81	*	0,06	0,03	0,7	*	17	in Dosen
*	*	*	*	*	*	*	*	*	*	*	Ketchup
60	34	32	*	207	*	0,09	0,06	1,5	0,18	9	Mark, gesalzen
15	15	9,5	0,6	150	*	0,05	0,04	0,7	0,11	17	Saft
10	80	20	3,7	2	*	0,20	0,06	1,3	*	4	Topinambur, roh
412	65	43	4,3	*	*	*	*	*	*	*	Wegerich (Breit-), roh
50	28	7	0,4	12	0	0,04	0,05	0,6	0,08	20	Weiße Rübe, roh
45	36	14	0,5	4	1,7	0,05	0,05	0,3	0,10	47	Weißkohl (Weißkraut), roh
64	55	12	0,5	783	2,5	0,05	0,07	0,5	0,20	50	Wirsing, roh
45	40	9	0,6	*	*	0,04	0,06	0,3	*	35	gekocht
30	25	18	1,5	37	*	0,20	0,09	0,4	0,12	16	Zucchini
2	83	27	0,5	12	0,1	0,15	0,12	1,7	0,20	12	Zuckermais, roh
7	93	36	0,4	8	0,1	0,11	0,10	1,3	0,20	7	gedämpft
*	*	*	*	*	0,1	*	*	*	*	*	in Dosen
31	33	11	0,3	1	0,1	0,03	0,03	0,2	0,13	10	Zwiebel, roh
162	243	*	3,3	43	*	0,26	0,18	1,1	0,50	42	getrocknet

Lebensmittel (je 100 g verzehrbarer Anteil)	ENERGIE kcal	ENERGIE kJ	HAUPTNÄHRSTOFFE Eiweiß (Protein) g	Fett Gesamt g	Fett MUF g	Kohlenhydrate verwertbar g	Kohlenhydrate nicht verwertbar (Ballaststoffe) g	Wasser g	Cholesterin mg	MINERALSTOFFE Natrium mg	Kalium mg
PILZE											
Austernpilz	11	48	2,4	0,2	0,1	+	5,9	90,9	0	6	254
Birkenpilz	18	74	3,1	0,6	+	+	6,5	92,0	0	2	360
Butterpilz	12	49	1,7	0,4	+	0,3	5,9	91,1	0	*	190
Champignon (Zucht-)	22	90	4,1	0,3	0,2	0,6	2,0	93,6	0	8	390
in Dosen	20	84	3,4	0,5	+	0,5	2,0	94,0	0	319	121
Hallimasch	19	80	3,2	0,7	+	0,1	6,8	88,0	0	*	429
Morchel (Speise-)	15	63	2,5	0,3	+	0,5	7,0	89,0	0	2	390
Pfifferling (Eierschwammerl)	15	63	2,4	0,5	+	0,2	4,7	91,5	0	3	367
getrocknet	126	530	24,7	2,2	+	1,8	46,5	10,0	0	32	5370
in Dosen	15	63	2,1	0,7	+	0,2	4,7	88,0	0	165	155
Reizker	18	76	2,8	0,7	+	0,1	5,5	89,8	0	6	310
Rotkappe	18	76	2,2	0,8	+	0,3	4,7	91,3	0	+	314
Steinpilz	27	113	5,4	0,4	+	0,5	6,0	87,6	0	6	341
getrocknet	163	685	29,5	3,2	+	4,1	55,3	11,6	0	14	2000
Trüffel	70	294	8,3	0,5	+	7,4	16,5	75,5	0	77	526
HÜLSENFRÜCHTE											
Alfalfa-Luzerne, Sprossen, frische	31	128	4,0	0,7	*	2,1	1,6	*	(0)	6	79
Bohnen, weiß, roh	238	994	21,1	1,6	*	34,7	23,2	10,3	(0)	3,5	1337
Bohnensprossen, frische	34	140	4,5	0,7	*	2,3	3,0	*	(0)	153	307
Erbsen, roh	269	1125	23,0	1,4	0,8	41,2	16,6	11,0	(0)	26	941
Kichererbsen, roh	306	1282	19,0	5,9	*	44,3	15,5	9,3	(0)	25	756
Kichererbsen, Sprossen, frische	144	600	8,8	0,7	*	25,5	2,8	*	(0)	13	380
Kidneybohnen, in Dosen	104	442	6,9	0,6	0,3	17,8	6,2	67,5	0	390	280
Limabohnen, roh	275	1151	20,6	1,4	0,8	45,0	14,2	11,5	(0)	13	1750
Linsen, roh	270	1129	23,5	1,5	*	40,6	17,0	11,5	(0)	7	837
Mungobohnen, roh	269	1126	23,1	1,2	0,7	41,5	17,3	9,1	(0)	9	171
Saubohnen, roh	309	1294	23,9	2,0	*	48,9	22,0	9,7	(0)	*	*
Sojabohnen, roh	339	1424	37,6	18,3	10,7	6,3	21,9	8,5	(0)	5	1799
Sojakäse (Tofu)	85	356	8,8	4,8	2,0	1,9	0,5	85,0	(0)	7	121
Sojamehl	361	1510	40,8	20,6	12,1	3,1	18,5	9,1	(0)	4	1870
Sojafleisch	249	1043	44,0	2,2	0,5	13,4	21,0	10,0	(0)	*	2100
Sojawurst i. D.	313	1311	12,6	27,3	6,5	4,3	1,8	51,0	(0)	512	302
Sojasprosssen	50	211	1,0	1,0	*	4,7	2,4	85,6	(0)	30	235

+ = in Spuren (0) = praktisch nicht vorhanden * = keine Daten

Calcium mg	Phosphor mg	Magnesium mg	Eisen mg	VITAMINE A (Ret.-Ä.) µg	E (Toc.-Ä.) mg	B1 (Thiamin) mg	B2 (Riboflavin) mg	Niacin mg	B6 (Pyridoxin) mg	C (Asc.-Säure) mg	Lebensmittel (je 100 g verzehrbarer Anteil)
											PILZE
12	67	13	1,23	*	*	0,19	0,29	10,0	0,09	+	Austernpilz
2	83	10	1,6	*	*	0,10	0,44	4,9	*	7	Birkenpilz
25	*	6	1,3	*	*	*	*	*	*	8	Butterpilz
10	120	13	1,1	2	0,1	0,10	0,45	4,7	0,06	4	Champignon (Zucht-)
19	69	15	0,8	*	*	0,02	0,22	1,6	0,06	2	in Dosen
4	121	12	0,9	*	*	*	*	*	*	5	Hallimasch
11	162	16	1,2	*	0,2	0,13	0,06	*	*	5	Morchel (Speise-)
4	56	14	6,5	217	0,1	0,02	0,23	6,5	*	6	Pfifferling (Eierschwammerl)
85	581	*	17,2	*	*	*	*	*	*	2	getrocknet
5	33	6	1,0	217	*	*	*	*	0,04	3	in Dosen
6	74	12	1,3	*	*	0,10	0,06	*	*	6	Reizker
30	*	9	*	*	*	*	*	*	*	*	Rotkappe
4	85	12	1,0	*	0,2	0,03	0,37	4,9	*	3	Steinpilz
34	642	*	8,4	*	0,2	*	*	*	*	*	getrocknet
24	62	24	3,5	*	*	*	*	*	*	*	Trüffel
											HÜLSENFRÜCHTE
30	70	27	1,0	0	*	0,08	0,13	*	0,03	8	Alfalfa-Luzerne, Sprossen, frische
113	426	140	6,1	67	0,2	0,50	0,20	2,1	0,41	2	Bohnen, weiß, roh
30	60	50	1,0	0	*	0,37	0,22	2,0	0,10	20	Bohnensprossen, frische
51	375	118	5,2	13	*	0,76	0,27	2,8	0,12	1	Erbsen, roh
124	332	129	6,1	30	*	0,50	0,13	1,6	0,55	5	Kichererbsen, roh
36	165	56	2,3	+	*	0,23	0,15	*	0,27	10	Kichererbsen, Sprossen, frische
71	130	30	2,0	0	0,2	0,2	0,06	*	0,11	1	Kidneybohnen, in Dosen
90	353	207	6,3	*	*	0,50	0,19	1,9	0,47	0	Limabohnen, roh
65	412	129	8,0	17	*	0,48	0,26	2,5	0,58	7	Linsen, roh
90	365	166	6,8	6	*	0,50	0,23	2,3	*	3	Mungobohnen, roh
*	*	*	*	*	*	*	*	*		*	Saubohnen, roh
201	550	220	6,6	63	1,5	1,00	0,50	2,5	1,00	0	Sojabohnen, roh
105	98	99	5,4	4	0,5	0,08	0,05	0,2	0,05	+	Sojakäse (Tofu)
195	553	247	12,1	14	1,5	0,77	0,28	2,2	0,51	0	Sojamehl
250	650	300	11,0	6	13,0	1,10	0,30	2,5	*	0	Sojafleisch
45	111	23	1,6	51	4,6	0,06	0,30	1,1	*	3	Sojawurst i. D.
32	75	19	0,9	4	*	0,16	0,16	1,5	0,16	20	Sojasprossen

Lebensmittel (je 100 g verzehrbarer Anteil)	ENERGIE kcal	kJ	HAUPTNÄHRSTOFFE Eiweiß (Protein) g	Fett Gesamt g	Fett MUF g	Kohlenhydrate verwertbar g	Kohlenhydrate nicht verwertbar (Ballaststoffe) g	Wasser g	Cholesterin mg	MINERALSTOFFE Natrium mg	Kalium mg
Milch											
Muttermilch	67	278	1,2	3,7	0,4	7,1	0	87,7	25	13	47
Kuhmilch, H-Milch, 3,5% Fett	64	267	3,3	3,5	0,1	4,8	0	87,5	11	48	157
H-Milch, fettarm, 1,5% Fett	47	195	3,4	1,5	0,1	4,9	0	89,3	5	49	155
H-Milch, entrahmt	35	144	3,5	0,1	+	4,9	0	90,5	+	50	150
Rohmilch, Vorzugsmilch	67	279	3,3	3,8	0,1	4,8	0	87,5	12	48	157
Trinkmilch, 3,5% Fett	64	267	3,3	3,5	0,1	4,8	0	87,5	11	48	157
Trinkmilch, fettarm, 1,5% Fett	47	195	3,4	1,5	+	4,9	0	89,3	5	49	155
Trinkmilch, entrahmt	35	144	3,5	0,1	+	4,9	0	90,5	+	50	150
Schafmilch	97	405	5,3	6,3	0,3	4,7	0	82,7	*	30	182
Sojamilch	53	223	3,5	1,8	*	5,8	(0)	88,7	(0)	3	191
Stutenmilch	47	197	2,2	1,5	*	6,2	0	89,7	*	64	9
Ziegenmilch	69	289	3,7	3,9	0,1	4,8	0	86,6	11	42	177
Milchprodukte											
Buttermilch	35	144	3,5	0,5	+	4,0	0	91,2	4	57	147
Buttermilchpulver	380	1590	38,6	5,5	*	44,0	0	3,1	18	628	1597
Dickmilch aus Trinkmilch, 3,5% Fett	61	254	3,3	3,5	0,1	4,0	0	87,5	11	48	157
entrahmt	32	133	3,5	0,1	+	4,2	0	89,8	+	50	150
Joghurt aus Trinkmilch, 3,5% Fett	61	254	3,3	3,5	0,2	4,0	0	87,5	11	48	157
mit Früchten, gezuckert	94	391	2,9	3,1	*	13,5	*	85,0	10	ca.40	ca.130
Joghurt, fettarm, 1,5% Fett	44	182	3,4	1,5	0,1	4,1	0	89,4	5	49	155
mit Früchten, gezuckert	78	327	3,0	1,3	*	13,6	*	80,7	4	ca.40	ca.130
Joghurt aus Magermilch	32	133	3,5	0,1	+	4,2	0	89,8	+	50	150
Kakaotrunk aus Magermilch	52	219	3,5	0,3	+	8,9	*	85,7	1	ca.50	ca.170
Kefir[a] aus Trinkmilch, 3,5% Fett	61	254	3,3	3,5	0,1	4,0	0	87,5	11	48	157
Kondensmilch, 4% Fett	128	534	9,4	4,1	0,1	13,3	0	71,2	13	137	448
Kondensmilch, 7,5% Fett	133	556	6,5	7,6	0,2	9,6	0	74,7	25	98	322
10% Fett	176	737	8,8	10,1	0,3	12,5	0	66,7	33	128	420
gezuckert, 8% Fett	320	1337	8,2	8,8	0,2	51,9	0	26,1	29	88	360
Kondensmagermilch, ungezuckert	83	347	8,2	0,2	+	12,1	0	77,3	2	*	*
gezuckert	269	1124	10,0	0,2	+	56,7	0	29,0	1	180	500
Milchpudding	94	393	2,8	1,2	*	18,0	*	76,1	5	ca.40	ca.120
Molke, süß	24	100	0,8	0,2	+	4,7	0	93,6	*	45	129
Molkenpulver	345	1445	11,6	2,9	*	68,2	0	7,1	*	653	1873

+ = in Spuren (0) = praktisch nicht vorhanden * = keine Daten a = handelsüblicher Kefir enthält bis zu 0,5% Alkohol

Calcium mg	Phosphor mg	Magnesium mg	Eisen mg	VITAMINE A (Ret.-Ä.) µg	E (Toc.-Ä.) mg	B1 (Thiamin) mg	B2 (Riboflavin) mg	Niacin mg	B6 (Pyridoxin) mg	C (Asc.-Säure) mg	Lebensmittel (je 100 g verzehrbarer Anteil)
											Milch
31	15	4	0,1	69	0,2	0,02	0,04	0,2	0,01	4	Muttermilch
120	102	12	0,1	31	0,1	0,04	0,18	0,1	0,05	2	Kuhmilch, H-Milch, 3,5% Fett
123	94	12	0,1	13	+	0,04	0,18	0,1	0,05	2	H-Milch, fettarm, 1,5% Fett
125	96	14	0,1	2	+	0,04	0,19	0,1	0,05	1	H-Milch, entrahmt
120	102	12	0,1	33	0,1	0,04	0,18	0,1	0,05	2	Rohmilch, Vorzugsmilch
120	92	12	0,1	31	0,1	0,04	0,18	0,1	0,05	1	Trinkmilch, 3,5% Fett
123	94	12	0,1	13	+	0,04	0,18	0,1	0,05	1	Trinkmilch, fettarm, 1,5% Fett
125	96	14	0,1	1	+	0,04	0,19	0,1	0,05	1	Trinkmilch, entrahmt
183	115	11	0,1	50	*	0,05	0,23	0,5	*	4	Schafmilch
3	*	28	0,8	*	*	0,12	0,04	0,2	0,06	*	Sojamilch
110	54	9	0,1	17	*	0,03	0,03	0,1	0,03	15	Stutenmilch
123	103	13	0,1	73	*	0,05	0,15	0,3	0,03	2	Ziegenmilch
											Milchprodukte
109	90	16	0,1	9	+	0,03	0,16	0,1	0,04	1	Buttermilch
1200	991	176	1,1	66	1,0	0,35	1,50	1,0	0,34	5	Buttermilchpulver
120	102	12	0,1	31	0,1	0,03	0,18	0,1	0,05	1	Dickmilch aus Trinkmilch, 3,5% Fett
125	96	14	0,1	2	+	0,03	0,19	0,1	0,05	1	entrahmt
120	102	12	0,1	31	0,1	0,03	0,18	0,1	0,05	1	Joghurt aus Trinkmilch, 3,5% Fett
ca.100	ca.90	10	+	ca.20	0,1	0,03	0,15	0,1	0,04	2	mit Früchten, gezuckert
123	94	14	0,1	13	+	0,03	0,18	0,1	0,05	1	Joghurt, fettarm, 1,5% Fett
ca.100	ca. 90	10	+	ca.10	0,1	0,03	0,15	0,1	0,04	2	mit Früchten, gezuckert
125	96	12	0,1	2	+	0,03	0,19	0,1	0,05	1	Joghurt aus Magermilch
ca.120	ca.110	12	0,3	*	*	0,04	0,18	0,1	0,05	1	Kakaotrunk aus Magermilch
120	92	12	0,1	31	0,1	0,03	0,18	0,1	0,05	1	Kefir[a] aus Trinkmilch, 3,5% Fett
336	262	37	0,1	29	0,1	0,10	0,51	0,3	0,08	3	Kondensmilch, 4% Fett
242	189	27	0,1	53	0,2	0,07	0,37	0,2	0,06	2	Kondensmilch, 7,5% Fett
315	246	35	0,1	72	0,2	0,09	0,48	0,3	0,08	3	10% Fett
238	236	25	0,3	114	0,3	0,09	0,39	0,2	0,06	4	gezuckert, 8% Fett
*	*	*	*	*	*	*	*	*	*	+	Kondensmagermilch, ungezuckert
340	270	38	0,3	4	*	0,12	0,41	0,3	0,07	2	gezuckert
ca.100	ca.80	10	+	30	+	0,03	0,14	0,1	0,04	2	Milchpudding
68	43	1	0,1	3	+	0,04	0,15	0,2	0,04	1	Molke, süß
987	624	15	1,5	15	0,1	0,49	2,50	0,8	0,60	5	Molkenpulver

Lebensmittel (je 100 g verzehrbarer Anteil)	ENERGIE kcal	ENERGIE kJ	HAUPTNÄHRSTOFFE Eiweiß (Protein) g	Fett Gesamt g	Fett MUF g	Kohlenhydrate verwertbar g	Kohlenhydrate nicht verwertbar (Ballaststoffe) g	Wasser g	Cholesterin mg	MINERALSTOFFE Natrium mg	Kalium mg
Sahne, 10% Fett (Kaffeerahm)	123	516	3,1	10,5	0,3	4,1	0	81,7	34	40	132
30% Fett (Schlagsahne)	309	1291	2,4	31,7	0,8	3,4	0	62,0	109	34	112
Schlagsahne, extra	346	1446	2,2	36,0	1,1	3,2	0	58,1	124	32	105
Saure Sahne, 10% Fett	117	490	3,1	10,0	0,7	3,7	0	81,8	33	58	158
Saure Sahne, extra	187	782	2,8	18,0	0,5	3,4	0	74,5	59	53	144
Schmand, 24% Fett	239	1001	2,6	24,0	0,9	3,2	0	69,0	79	49	133
Crème fraîche, 40% Fett	378	1582	2,0	40,0	1,6	2,5	0	54,5	131	39	105
Trockenmilchpulver aus Vollmilch	486	2034	25,5	26,2	0,7	37,1	*	3,5	85	371	1160
aus Magermilch	348	1455	35,3	1,0	*	49,4	0	4,3	3	504	1642
Käse											
1. FRISCHKÄSE UND SPEISEQUARK											
Doppelrahmfrischkäse	340	1424	11,3	31,5	1,0	2,6	0	52,8	103	375	95
Feta, 45% Fett i. Tr.	237	992	17,0	18,1	0,7	0,5	0	59,1	45	1272	150
40% Fett i. Tr.	218	910	18,4	16,0	0,6	+	0	63,0	38	1300	150
Frischkäsezubereitung mit Kräutern,											
60% Fett i. Tr.	251	1049	8,5	23,0	1,0	2,4	0	63,0	85	350	90
20% Fett i. Tr.	134	559	13,2	7,5	0,3	3,3	0	73,0	28	390	120
Körniger Frischkäse	81	337	13,6	2,9	0,1	+	0	79,4	10	400	50
Mascarpone	460	1926	4,6	47,5	1,9	3,6	0	46,8	138	40	80
Mozzarella	255	1070	18,6	19,8	0,5	+	0	57,0	46	500	100
Robiola, 75% Fett i. Tr.	333	1392	7,0	33,0	1,3	1,9	0	57,0	100	520	80
Schichtkäse, 10% Fett i. Tr.	88	367	12,7	2,4	0,1	3,8	0	78,6	7	40	127
50% Fett i. Tr.	175	733	8,3	14,5	0,6	2,9	0	72,0	54	40	110
Speisequark (Topfen), 40% Fett i. Tr.	160	667	11,1	11,4	0,3	2,6	0	73,5	37	34	82
20% Fett i. Tr.	109	456	12,5	5,1	0,1	2,7	0	78,0	17	35	87
Speisequark (Topfen), mager	72	300	13,5	0,3	+	3,2	0	81,3	1	40	95
Fruchtquark, 20% Fett i. Tr.	124	519	10,0	3,7	*	12,7	*	70,0	13	ca.30	ca.100
2. HARTKÄSE, SCHMELZKÄSE, SCHNITTKÄSE UND WEICHKÄSE											
Appenzeller, 50% Fett i. Tr.	386	1615	25,4	31,6	1,3	+	0	39,0	74	600	100
Back-Camembert, 45% Fett i. Tr.	229	958	19,0	17,0	0,7	+	0	47,0	40	700	190
Bavaria Blue, 70% Fett i. Tr.	413	1727	13,2	40,0	1,6	+	0	44,0	112	700	100
Bel Paese	373	1562	25,4	30,2	0,3	+	0	38,9	*	*	*
Bergkäse, 45% Fett	386	1613	28,9	30,0	1,2	+	0	36,0	70	300	100

+ = in Spuren (0) = praktisch nicht vorhanden * = keine Daten

Calcium	Phosphor	Magnesium	Eisen	VITAMINE A (Ret.-Ä.)	E (Toc.-Ä.)	B1 (Thiamin)	B2 (Riboflavin)	Niacin	B6 (Pyridoxin)	C (Asc.-Säure)	Lebensmittel (je 100 g verzehrbarer Anteil)
mg	mg	mg	mg	µg	mg	mg	mg	mg	mg	mg	
101	85	11	0,1	74	0,3	0,03	0,16	0,1	0,04	1	Sahne, 10% Fett (Kaffeerahm)
80	63	10	+	275	0,8	0,03	0,15	0,1	0,04	1	30% Fett (Schlagsahne)
75	59	9	+	312	0,9	0,03	0,14	0,1	0,03	1	Schlagsahne, extra
110	88	12	0,1	*	0,5	0,04	0,16	0,1	0,02	1	Saure Sahne, 10% Fett
100	80	11	0,1	*	0,5	0,04	0,15	0,1	0,02	1	Saure Sahne, extra
93	74	10	0,1	*	0,7	0,04	0,14	0,1	0,02	1	Schmand, 24% Fett
73	59	8	+	*	1,1	0,03	0,11	+	0,01	1	Crème fraîche, 40% Fett
926	710	110	0,8	253	*	0,27	1,40	0,7	0,20	11	Trockenmilchpulver aus Vollmilch
1259	967	121	1,0	12	+	0,34	2,18	1,1	0,28	2	aus Magermilch
											Käse
											1. FRISCHKÄSE UND SPEISEQUARK
79	137	7	0,6	325	0,7	0,05	0,23	0,1	0,06	0	Doppelrahmfrischkäse
429	337	19	0,7	210	0,5	0,04	0,30	0,2	0,10	0	Feta, 45% Fett i. Tr.
500	400	25	0,7	180	0,5	0,04	0,30	0,2	0,10	0	40% Fett i. Tr.
											Frischkäsezubereitung mit Kräutern,
90	150	7	0,1	250	0,7	0,02	0,23	0,1	0,06	+	60% Fett i. Tr.
120	180	11	0,1	80	0,2	0,03	0,29	0,1	0,06	+	20% Fett i. Tr.
100	170	9	0,1	30	0,1	0,03	0,28	0,1	0,06	0	Körniger Frischkäse
60	130	6	0,1	520	1,4	0,02	0,21	0,1	0,04	0	Mascarpone
450	350	20	0,3	220	0,6	0,04	0,35	0,3	0,10	*	Mozzarella
70	130	6	0,1	360	1,0	0,02	0,21	0,1	0,06	*	Robiola, 75% Fett i. Tr.
91	172	11	0,1	22	0,1	0,03	0,30	0,1	0,06	0	Schichtkäse, 10% Fett i. Tr.
85	170	10	0,1	160	0,4	0,04	0,26	0,1	0,06	0	50% Fett i. Tr.
95	187	10	0,3	99	0,3	0,03	0,24	0,1	0,08	1	Speisequark (Topfen), 40% Fett i. Tr.
85	165	11	0,4	44	0,1	0,04	0,27	0,1	0,09	1	20% Fett i. Tr.
92	160	12	0,4	2	+	0,04	0,30	0,2	0,10	1	Speisequark (Topfen), mager
ca. 70	ca.150	8	0,2	*	0,1	0,03	0,28	0,1	0,03	2	Fruchtquark, 20% Fett i. Tr.
											2. HARTKÄSE, SCHMELZKÄSE, SCHNITTKÄSE UND WEICHKÄSE
800	500	36	0,3	350	0,9	0,04	0,44	0,1	0,07	0	Appenzeller, 50% Fett i. Tr.
310	300	26	0,7	190	0,5	0,06	0,45	1,3	0,16	0	Back-Camembert, 45% Fett i. Tr.
360	200	18	0,3	440	1,2	0,04	0,35	1,2	0,15	0	Bavaria Blue, 70% Fett i. Tr.
604	480	*	*	*	*	0,03	0,22	0,3	*	*	Bel Paese
1100	700	43	0,3	330	0,9	0,04	0,32	0,1	0,11	0	Bergkäse, 45% Fett

Lebensmittel (je 100 g verzehrbarer Anteil)	**ENERGIE** kcal	kJ	**HAUPTNÄHRSTOFFE** Eiweiß (Protein) g	Fett Gesamt g	Fett MUF g	Kohlenhydrate verwertbar g	Kohlenhydrate nicht verwertbar (Ballaststoffe) g	Wasser g	Cholesterin mg	**MINERALSTOFFE** Natrium mg	Kalium mg
Bleu d'Auvergne, 50% Fett i. Tr.	358	1498	22,9	29,6	1,2	+	0	43,0	69	850	100
Bleu de Bresse, 50% Fett i. Tr.	358	1498	22,9	29,6	1,2	+	0	43,0	69	850	100
Brie, 50% Fett i. Tr.	345	1442	22,6	27,9	0,6	0,1	0	44,5	100	640	152
Butterkäse, 60% Fett i. Tr.	380	1591	17,0	34,7	1,4	+	0	44,0	81	700	100
30% Fett i. Tr.	244	1020	26,3	15,4	0,6	+	0	52,0	36	800	100
Camembert, 60% Fett i. Tr.	378	1580	17,9	34,0	0,8	+	0	43,9	93	720	95
45% Fett i. Tr.	285	1193	21,0	22,3	0,5	0,1	0	52,0	62	680	110
30% Fett i. Tr.	216	902	23,5	13,5	0,3	+	0	58,2	38	680	120
Cambozola, 70% Fett i. Tr.	413	1727	13,2	40,0	1,6	+	0	44,0	112	700	100
Chester (Cheddar), 50% Fett i. Tr.	397	1661	25,4	32,2	0,7	0,4	0	36,3	84	632	102
Edamer, 45% Fett i. Tr.	354	1481	24,8	28,3	0,6	+	0	41,9	59	520	67
30% Fett i. Tr.	251	1052	26,4	16,2	0,3	+	0	49,1	37	520	95
Edelpilzkäse, 60% Fett i. Tr.	355	1484	21,1	29,8	0,8	+	0	42,8	88	800	128
Emmentaler, 45% Fett i. Tr.	398	1664	28,9	31,2	0,8	+	0	35,1	88	280	95
Favorel, Danbo, 45% Fett i. Tr.	325	1360	24,1	25,4	1,0	+	0	46,0	59	600	100
Gouda, 40% Fett i. Tr.	300	1253	24,7	22,3	0,9	+	0	48,0	52	600	100
deutscher, 48% Fett i. Tr.	343	1434	22,7	28,0	1,1	+	0	45,0	65	600	100
Gorgonzola	360	1507	19,4	31,2	0,9	+	0	42,4	*	*	*
Gruyère, 45% Fett i. Tr.	399	1669	26,9	32,1	1,7	+	0	35,6	*	588	86
Harzer, Korbkäse, Mainzer Handkäse	126	528	30,0	0,7	+	+	0	64,0	3	1520	100
Hobelkäse, 50% Fett i. Tr.	474	1983	33,0	38,0	1,5	+	0	25,0	89	1000	100
Jarlsberg, 45% Fett i. Tr.	349	1460	26,7	26,9	1,1	+	0	42,0	69	600	120
Käsepastete mit Walnüssen, 50% Fett i. Tr.	314	1315	12,5	28,0	1,1	3,1	*	51,0	65	1200	160
Kochkäse, 40% Fett i. Tr.	187	781	12,0	13,9	0,6	3,4	0	67,0	32	400	100
10% Fett i. Tr.	101	423	14,7	3,0	0,1	3,8	0	73,0	7	400	100
Leerdamer, 45% Fett i. Tr.	352	1473	25,9	27,6	1,1	+	0	42,0	64	600	100
Limburger, 40% Fett i. Tr.	267	1118	22,4	19,7	0,4	+	0	56,7	90	720	128
20% Fett i. Tr.	183	766	26,4	8,6	0,5	+	0	58,5	21	720	147
Lindenberger, 45% Fett i. Tr.	386	1613	28,9	30,0	1,2	+	0	36,0	70	300	100
light, 30% Fett i. Tr.	286	1197	31,0	18,0	0,7	+	0	44,0	42	300	100
Maaslander, 50% Fett i. Tr.	355	1486	22,2	29,6	1,2	+	0	44,0	69	600	100
Morbier, 40% Fett i. Tr.	297	1242	23,8	22,4	0,9	+	0	47,5	52	600	100
Parmesan, 37% Fett i. Tr.	375	1569	35,6	25,8	0,6	0,1	0	30,0	68	600	131
Provolone	365	1528	26,3	28,9	0,9	+	0	39,6	*	*	*
Pyrenäenkäse, 50% Fett i. Tr.	356	1488	22,3	29,6	1,2	+	0	44,0	69	600	100

+ = in Spuren (0) = praktisch nicht vorhanden * = keine Daten

Calcium mg	Phosphor mg	Magnesium mg	Eisen mg	VITAMINE A (Ret.-Ä.) µg	E (Toc.-Ä.) mg	B1 (Thiamin) mg	B2 (Riboflavin) mg	Niacin mg	B6 (Pyridoxin) mg	C (Asc.-Säure) mg	Lebensmittel (je 100 g verzehrbarer Anteil)
700	500	50	0,4	330	0,9	0,04	0,43	0,6	0,12	0	Bleu d'Auvergne, 50% Fett i. Tr.
700	500	50	0,4	330	0,9	0,04	0,43	0,6	0,12	0	Bleu de Bresse, 50% Fett i. Tr.
400	188	20	0,5	157	0,8	0,05	0,34	1,1	0,23	0	Brie, 50% Fett i. Tr.
600	300	27	0,4	380	1,0	0,05	0,30	0,1	0,06	0	Butterkäse, 60% Fett i. Tr.
800	500	40	0,4	170	0,5	0,04	0,35	0,1	0,06	0	30% Fett i. Tr.
490	310	15	0,1	552	0,8	0,04	0,37	1,0	0,20	0	Camembert, 60% Fett i. Tr.
570	350	17	0,2	362	0,5	0,05	0,60	1,1	0,25	+	45% Fett i. Tr.
600	385	20	0,2	217	0,3	0,05	0,67	1,2	0,28	0	30% Fett i. Tr.
360	200	18	0,3	440	1,2	0,04	0,35	1,2	0,15	0	Cambozola, 70% Fett i. Tr.
752	489	30	0,6	440	1,0	0,04	0,44	0,1	0,06	0	Chester (Cheddar), 50% Fett i. Tr.
678	403	29	0,3	290	0,8	0,06	0,35	0,1	0,06	0	Edamer, 45% Fett i. Tr.
800	570	34	0,3	166	0,5	0,06	0,35	0,1	0,07	0	30% Fett i. Tr.
526	362	39	0,2	290	0,8	0,04	0,50	0,8	0,18	0	Edelpilzkäse, 60% Fett i. Tr.
1029	627	33	0,3	291	0,5	0,05	0,30	0,2	0,11	1	Emmentaler, 45% Fett i. Tr.
800	550	36	0,3	280	0,8	0,04	0,30	0,1	0,07	0	Favorel, Danbo, 45% Fett i. Tr.
800	443	28	0,5	250	0,7	0,04	0,30	0,1	0,07	0	Gouda, 40% Fett i. Tr.
750	440	28	0,5	310	0,8	0,04	0,30	0,1	0,06	0	deutscher, 48% Fett i. Tr.
612	356	*	0,3	*	*	0,05	0,43	0,3	0,11	0	Gorgonzola
881	581	33	0,3	*	*	0,02	0,32	0,1	0,13	0	Gruyère, 45% Fett i. Tr.
125	270	15	0,3	10	+	0,03	0,35	0,7	0,03	0	Harzer, Korbkäse, Mainzer Handkäse
1200	800	44	0,6	420	1,1	0,03	0,50	0,2	0,10	0	Hobelkäse, 50% Fett i. Tr.
800	530	40	0,4	300	0,8	0,02	0,37	0,1	0,06	0	Jarlsberg, 45% Fett i. Tr.
400	600	30	1,0	310	0,8	0,07	0,37	0,4	0,07	0	Käsepastete mit Walnüssen, 50% Fett i. Tr.
160	240	16	0,2	150	0,4	0,04	0,30	0,2	0,07	0	Kochkäse, 40% Fett i. Tr.
200	300	20	0,3	30	0,1	0,04	0,38	0,2	0,07	0	10% Fett i. Tr.
750	500	40	0,3	300	0,8	0,04	0,35	0,1	0,06	0	Leerdamer, 45% Fett i. Tr.
534	256	21	0,6	380	0,6	0,05	0,35	0,1	0,09	+	Limburger, 40% Fett i. Tr.
610	285	20	0,4	165	0,3	0,06	0,40	0,1	0,10	0	20% Fett i. Tr.
1100	700	43	0,3	330	0,9	0,04	0,32	0,1	0,11	0	Lindenberger, 45% Fett i. Tr.
1200	730	46	0,3	200	0,5	0,04	0,34	0,1	0,11	0	light, 30% Fett i. Tr.
700	500	33	0,4	330	0,9	0,04	0,30	0,1	0,06	0	Maaslander, 50% Fett i. Tr.
800	550	40	0,4	250	0,7	0,04	0,35	0,1	0,06	0	Morbier, 40% Fett i. Tr.
1178	743	41	1,0	359	0,7	0,02	0,62	0,2	0,10	0	Parmesan, 37% Fett i. Tr.
881	576	31	0,5	*	*	0,02	0,32	0,2	*	*	Provolone
700	500	36	0,4	330	0,9	0,04	0,32	0,1	0,06	0	Pyrenäenkäse, 50% Fett i. Tr.

Lebensmittel (je 100 g verzehrbarer Anteil)	ENERGIE kcal	kJ	HAUPTNÄHRSTOFFE Eiweiß (Protein) g	Fett Gesamt g	Fett MUF g	Kohlenhydrate verwertbar g	Kohlenhydrate nicht verwertbar (Ballaststoffe) g	Wasser g	Cholesterin mg	MINERALSTOFFE Natrium mg	Kalium mg
Raclette, 48% Fett i. Tr.	343	1434	22,7	28,0	1,1	+	0	45,0	65	600	100
Reibekäse, 45% Fett i. Tr.	386	1613	28,9	30,0	1,2	+	0	36,0	70	300	100
Romadur, 30% Fett i. Tr.	226	946	24,8	14,1	0,6	+	0	57,0	33	1230	117
20% Fett i. Tr.	187	781	26,4	9,0	0,4	+	0	60,0	21	800	100
Schmelzkäse, 45% Fett i. Tr.	270	1130	14,4	23,6	0,4	+	0	51,3	53	1260	65
30% Fett i. Tr.	209	874	15,0	14,0	0,6	5,7	0	59,0	32	1100	200
20% Fett i. Tr.	188	787	17,0	10,0	0,4	7,5	0	60,0	23	1200	200
– Scheibletten, 20% Fett i. Tr.	207	866	22,0	11,0	0,4	5,0	0	57,0	25	1200	200
– Zubereitung mit Champignons oder Schinken, 40% Fett i. Tr.	251	1050	15,0	19,0	0,8	5,0	*	54,0	44	1100	200
Steppenkäse, 45% Fett i. Tr.	325	1360	24,1	25,4	1,0	+	0	46,0	59	600	100
Tête de Moine, 50% Fett i. Tr.	386	1615	24,5	32,0	*	+	0	40,0	74	700	100
Tilsiter, 45% Fett i. Tr.	358	1496	26,3	27,7	0,7	+	0	40,1	59	584	60
30% Fett i. Tr.	270	1128	28,7	17,2	0,4	+	0	46,2	37	584	69
Trappistenkäse, 45% Fett i. Tr.	342	1429	25,1	26,8	1,1	+	0	44,0	62	600	100
Weichkäse mit grünem Pfeffer oder Knoblauch, 60% Fett i. Tr.	366	1531	16,8	33,2	1,3	+	0	46,0	93	700	120
Westberg, 45% Fett i. Tr.	352	1473	25,9	27,6	1,1	+	0	42,0	64	600	100
Westlight, 30% Fett i. Tr.	271	1133	26,1	18,5	0,7	+	0	50,0	43	600	100
Ziegenkäse, Weichkäse, 45% Fett i. Tr.	280	1172	21,0	21,8	*	+	0	54,0	36	800	230
Ziegenkäse, Schnittkäse, 48% Fett i. Tr.	329	1378	21,6	27,0	*	+	0	46,0	45	600	290

Lactosegehalt

Alle Milchprodukte einschließlich Käse enthalten kleinere oder auch größere Mengen an Lactose.
Bei vergorenen Milcherzeugnissen wie Joghurt, Kefir und Sauermilch sind geringere Konzentrationen zu erwarten. Für »zusammengesetzte«Lebensmittel muss der eventuelle Gehalt an Lactose der jeweiligen Zutatenliste entnommen werden.

+ = in Spuren (0) = praktisch nicht vorhanden * = keine Daten

Calcium	Phosphor	Magnesium	Eisen	VITAMINE A (Ret.-Ä.)	E (Toc.-Ä.)	B1 (Thiamin)	B2 (Riboflavin)	Niacin	B6 (Pyridoxin)	C (Asc.-Säure)	Lebensmittel (je 100 g verzehrbarer Anteil)
mg	mg	mg	mg	µg	mg	mg	mg	mg	mg	mg	
750	500	34	0,3	310	0,8	0,04	0,30	0,1	0,06	0	Raclette, 48% Fett i. Tr.
1100	700	43	0,3	330	0,9	0,04	0,32	0,1	0,11	0	Reibekäse, 45% Fett i. Tr.
370	316	20	0,3	160	0,4	0,05	0,35	0,2	0,10	0	Romadur, 30% Fett i. Tr.
448	300	25	0,4	100	*	0,05	0,40	0,2	0,10	0	20% Fett i. Tr.
547	944	30	0,9	300	*	0,03	0,38	0,2	0,07	*	Schmelzkäse, 45% Fett i. Tr.
600	900	30	0,9	150	0,4	0,03	0,38	0,2	0,07	0	30% Fett i. Tr.
600	1100	30	0,9	110	0,3	0,03	0,38	0,2	0,07	0	20% Fett i. Tr.
700	1200	30	0,9	120	0,3	0,03	0,38	0,2	0,07	0	– Scheibletten, 20% Fett i. Tr.
500	700	30	0,9	210	0,6	0,03	0,38	0,2	0,07	0	– Zubereitung mit Champignons oder Schinken, 40% Fett i. Tr.
750	500	36	0,4	280	0,8	0,04	0,35	0,1	0,06	0	Steppenkäse, 45% Fett i. Tr.
900	600	40	0,3	330	*	0,05	0,30	0,1	0,06	*	Tête de Moine, 50% Fett i. Tr.
843	512	29	0,1	120	0,8	0,04	0,35	0,1	0,06	1	Tilsiter, 45% Fett i. Tr.
910	580	36	0,4	74	0,5	0,07	0,40	0,2	0,06	0	30% Fett i. Tr.
750	500	37	0,4	300	0,8	0,04	0,35	0,1	0,06	0	Trappistenkäse, 45% Fett i. Tr.
280	250	16	0,3	370	1,0	0,04	0,40	1,2	0,12	0	Weichkäse mit grünem Pfeffer oder Knoblauch, 60% Fett i. Tr.
750	500	40	0,3	300	0,8	0,04	0,35	0,1	0,06	0	Westberg, 45% Fett i. Tr.
900	600	40	0,3	180	0,5	0,05	0,35	0,1	0,07	0	Westlight, 30% Fett i. Tr.
430	400	25	0,4	250	*	0,05	0,50	3,5	0,20	*	Ziegenkäse, Weichkäse, 45% Fett i. Tr.
700	500	43	0,5	330	*	0,06	0,31	0,4	0,03	*	Ziegenkäse, Schnittkäse, 48% Fett i. Tr.

Lebensmittel (je 100 g verzehrbarer Anteil)	ENERGIE		HAUPTNÄHRSTOFFE							MINERALSTOFFE	
			Eiweiß (Protein)	Fett Gesamt	Fett MUF	Kohlenhydrate verwert-bar	Kohlenhydrate nicht ver-wertbar (Ballast-stoffe) g	Wasser	Chole-sterin	Natrium	Kalium
	kcal	kJ	g	g	g	g		g	mg	mg	mg
Seefische											
Flunder	72	303	16,5	0,7	0,2	+	(0)	81,4	50	92	332
Heilbutt (Weißer Heilbutt)	96	400	20,1	1,7	0,7	+	(0)	76,1	24	67	446
Hering (Atlantikhering)	233	975	18,2	17,8	4,2	+	(0)	62,4	77	117	360
Filet	207	866	18,0	15,0	4,1	+	(0)	*	60	120	315
Kabeljau (Dorsch)	76	319	17,7	0,6	0,3	+	(0)	80,5	34	72	352
Filet	68	285	17,0	+	+	+	(0)	*	30	85	350
Leber	609	2548	6,0	65,0	*	+	(0)	27,1	*	*	*
Katfisch (Steinbeißer)	81	340	15,8	2,0	0,6	+	(0)	80,3	33	105	282
Makrele	180	751	18,8	11,6	2,6	+	(0)	68,2	70	95	396
Ostseehering	155	649	18,1	9,2	2,6	+	(0)	71,2	44	74	310
Rotbarsch (Goldbarsch)	105	440	18,2	3,6	0,9	+	(0)	76,9	38	80	308
Sardine	118	494	19,4	4,5	1,6	+	(0)	74,5	*	100	*
Schellfisch	77	322	17,9	0,6	0,3	+	(0)	74,5	35	116	301
Scholle	86	358	17,1	1,9	0,7	+	(0)	80,7	63	104	311
Seehecht	91	382	17,2	2,5	0,9	+	(0)	80,8	*	101	294
Seelachs (Köhler)	81	340	18,3	0,9	0,5	+	(0)	79,5	39	81	374
Seezunge	83	346	17,5	1,4	0,3	+	(0)	80,0	50	100	309
Steinbutt	82	344	16,7	1,7	*	+	(0)	80,4	25	114	290
Thunfisch	226	943	21,5	15,5	4,7	+	(0)	61,5	*	43	*
Sonstige Meerestiere											
Austern	66	276	9,0	1,2	0,3	4,8	(0)	83,0	260	289	184
Garnele (Speisekrabbe)	87	364	18,6	1,4	0,5	+	(0)	78,4	138	146	266
Hummer	81	338	15,9	1,9	0,7	+	(0)	79,8	89	270	220
Krebs (Flusskrebs)	65	270	15,0	0,5	0,1	+	(0)	83,1	158	253	254
Languste	84	351	17,2	1,1	0,6	1,3	(0)	79,1	140	182	500
Miesmuschel (Blau- od. Pfahlmuschel)	57	239	9,8	2,0	0,5	+	(0)	83,2	126	290	277
Steckmuschel (Klaffmuschel)	54	225	10,5	1,3	*	+	(0)	83,1	113	121	800
Tintenfisch (Sepia)	73	303	16,1	0,9	*	+	(0)	81,0	275	387	273
Süßwasserfische											
Aal, Flussaal	281	1174	15,0	24,5	3,2	+	(0)	59,3	164	65	217
Barsch (Flussbarsch)	81	338	18,4	0,8	0,2	+	(0)	79,5	72	47	330
Brassen	116	485	16,6	5,5	1,6	+	(0)	76,7	*	23	310

+ = in Spuren (0) = praktisch nicht vorhanden * = keine Daten

Calcium	Phosphor	Magnesium	Eisen	VITAMINE A (Ret.-Ä.)	E (Toc.-Ä.)	B1 (Thiamin)	B2 (Riboflavin)	Niacin	B6 (Pyridoxin)	C (Asc.-Säure)	Lebensmittel
mg	mg	mg	mg	µg	mg	mg	mg	mg	mg	mg	(je 100 g verzehrbarer Anteil)
											Seefische
27	200	24	0,5	10	0,4	0,22	0,21	3,4	0,25	+	Flunder
14	202	28	0,6	32	0,9	0,08	0,07	5,9	0,42	+	Heilbutt (Weißer Heilbutt)
34	250	31	1,1	38	1,5	0,04	0,22	3,8	0,45	+	Hering (Atlantikhering)
35	250	*	1,1	40	*	0,05	0,25	4,0	*	+	Filet
26	194	24	0,3	7	1,0	0,06	0,05	2,3	0,20	2	Kabeljau (Dorsch)
11	190	19	0,5	*	*	0,05	0,05	2,0	*	2	Filet
*	*	*	*	*	*	*	*	*	*	*	Leber
20	179	27	1,0	18	2,1	0,20	0,06	2,4	*	+	Katfisch (Steinbeißer)
12	238	30	1,0	100	1,6	0,14	0,35	7,7	0,63	+	Makrele
68	210	22	1,0	10	2,0	0,06	0,24	4,3	*	+	Ostseehering
22	201	29	0,7	12	1,3	0,11	0,08	2,5	*	1	Rotbarsch (Goldbarsch)
85	258	24	2,5	20	*	0,02	0,25	9,7	0,97	*	Sardine
18	176	24	0,6	17	0,4	0,05	0,17	3,1	*	+	Schellfisch
61	198	22	0,9	3	*	0,21	0,22	4,0	0,22	2	Scholle
41	142	*	*	*	*	0,10	0,20	*	*	+	Seehecht
14	300	*	1,0	6	*	0,09	0,35	4,0	*	+	Seelachs (Köhler)
29	195	49	0,8	+	*	0,06	0,10	3,0	*	0	Seezunge
17	159	45	0,5	+	*	0,02	0,15	3,0	*	+	Steinbutt
40	200	*	1,0	450	*	0,16	0,16	8,5	0,46	+	Thunfisch
											Sonstige Meerestiere
82	157	40	5,8	0,12	0,9	0,16	0,20	2,2	0,22	+	Austern
92	224	67	1,8	0,16	*	0,05	0,03	2,4	0,13	2	Garnele (Speisekrabbe)
61	234	22	1,0	0,21	1,5	0,13	0,09	1,8	1,18	5	Hummer
43	224	*	2,0	*	*	0,15	0,10	2,0	*	*	Krebs (Flusskrebs)
68	215	*	1,3	*	*	0,01	0,08	3,0	*	2	Languste
27	250	36	5,1	*	0,8	0,16	0,22	1,6	0,08	3	Miesmuschel (Blau- od. Pfahlmuschel)
12	310	63	0,6	*	*	0,10	0,19	1,5	0,08	*	Steckmuschel (Klaffmuschel)
27	143	*	0,8	*	2,4	0,07	0,05	2,6	0,39	*	Tintenfisch (Sepia)
											Süßwasserfische
17	223	21	0,6	0,02	*	0,18	0,32	2,6	0,28	2	Aal, Flussaal
20	198	20	1,0	*	1,1	0,08	0,12	1,7	*	*	Barsch (Flussbarsch)
89	*	*	*	*	*	*	*	*	*	1	Brassen

FISCH, MEERESTIERE

Lebensmittel (je 100 g verzehrbarer Anteil)	ENERGIE kcal	ENERGIE kJ	HAUPTNÄHRSTOFFE Eiweiß (Protein) g	Fett Gesamt g	Fett MUF g	Kohlenhydrate verwert-bar g	Kohlenhydrate nicht ver-wertbar (Ballast-stoffe) g	Wasser g	Chole-sterin mg	MINERALSTOFFE Natrium mg	Kalium mg
Felchen (Renke)	100	418	17,8	3,2	1,0	+	(0)	77,7	*	36	318
Forelle (Bachforelle)	102	428	19,5	2,7	1,0	+	(0)	76,3	55	63	413
Hecht	82	342	18,4	0,9	0,4	+	(0)	79,6	63	74	304
Karpfen	115	482	18,0	4,8	1,1	+	(0)	75,8	75	30	378
Lachs (Salm)	202	845	19,9	13,6	4,2	+	(0)	65,5	44	51	371
Schleie	77	323	17,7	0,7	*	+	(0)	76,5	*	33	369
Zander	83	348	19,2	0,7	0,2	+	(0)	78,4	*	24	377
Fischdauerwaren											
Aal, geräuchert	329	1377	17,9	28,6	2,9	+	(0)	52,9	190	500	243
Brathering	204	854	16,8	15,2	*	+	(0)	62,0	87	569	182
Bückling	224	938	21,2	15,5	4,7	+	(0)	62,0	90	689	343
Flunder, geräuchert	110	461	23,3	1,9	0,4	+	(0)	71,9	*	481	410
Hering, mariniert (Bismarckhering)	210	879	16,5	16,0	3,8	+	(0)	62,2	60	1030	98
in Gelee	164	687	12,7	12,6	*	+	(0)	72,4	36	594	159
Heringsfilet in Tomatensoße	204	853	14,8	15,0	*	2,4	(0)	65,6	42	526	352
Kaviar, echt (Russischer Kaviar)	244	1020	26,1	15,5	*	+	(0)	47,1	300	1940	164
-Ersatz (Deutscher Kaviar)	115	479	14,0	6,5	*	+	(0)	71,2	*	2120	73
Krabben in Dosen	92	385	17,4	2,5	*	+	(0)	77,2	100	1000	110
Krebsfleisch in Dosen	87	365	18,0	1,7	*	+	(0)	78,4	*	356	296
Lachs, geräuchert	289	1208	28,5	19,4	0,2	+	(0)	50,0	42	64	475
in Dosen	165	688	21,1	8,9	*	+	(0)	67,0	35	540	300
in Öl	271	1133	16,4	22,8	*	+	(0)	49,4	*	4070	282
Makrele, geräuchert	222	930	20,7	15,5	4,4	+	(0)	62,3	83	261	275
Matjeshering	267	1119	16,0	22,6	5,0	+	(0)	54,4	60	2500	235
Ölsardinen in Dosen	222	927	24,1	13,9	3,2	+	(0)	55,6	140	366	388
Rotbarsch, geräuchert	145	605	23,8	5,5	1,4	+	(0)	68,4	*	550	367
Salzhering	218	911	19,8	15,4	3,6	+	(0)	48,8	*	5930	240
Schellfisch, geräuchert	93	389	22,1	0,5	0,2	+	(0)	75,3	*	557	300
Schillerlocken	302	1264	21,3	24,1	6,8	+	(0)	52,5	*	623	58
Seeaal, geräuchert	167	700	26,1	7,0	*	+	(0)	64,4	*	626	311
Seelachs, geräuchert	98	412	22,8	0,8	0,5	+	(0)	73,6	44	648	398
in Öl (Lachsersatz)	150	628	19,5	8,0	*	+	(0)	62,8	*	2900	55
Stockfisch (Kabeljau, getrocknet)	339	1420	79,2	2,5	*	+	(0)	15,2	*	500	1500
Thunfisch in Öl (ganzer Inhalt)	283	1185	23,8	20,9	*	+	(0)	52,5	32	291	248

+ = in Spuren (0) = praktisch nicht vorhanden * = keine Daten

Calcium mg	Phosphor mg	Magnesium mg	Eisen mg	VITAMINE A (Ret.-Ä.) µg	E (Toc.-Ä.) mg	B1 (Thiamin) mg	B2 (Riboflavin) mg	Niacin mg	B6 (Pyridoxin) mg	C (Asc.-Säure) mg	Lebensmittel (je 100 g verzehrbarer Anteil)
60	290	30	0,5	21	2,0	*	*	*	*	*	Felchen (Renke)
12	242	27	0,4	12	1,0	0,08	0,08	3,4	*	*	Forelle (Bachforelle)
20	215	25	0,6	15	0,7	0,09	0,06	1,6	0,15	*	Hecht
63	216	51	0,7	44	0,5	0,07	0,05	1,9	0,15	1	Karpfen
13	266	29	1,0	15	0,9	0,18	0,16	7,2	0,98	1	Lachs (Salm)
58	207	50	0,8	1	*	0,08	0,18	4,0	*	1	Schleie
49	151	50	0,8	*	*	0,16	0,25	2,3	*	1	Zander
											Fischdauerwaren
19	250	18	0,7	940	*	0,19	0,37	3,5	0,16	*	Aal, geräuchert
36	240	*	1,1	20	*	0,01	0,13	3,9	*	0	Brathering
35	256	32	1,1	28	1,2	0,04	0,25	4,3	0,50	0	Bückling
22	*	*	*	*	*	*	*	*	*	*	Flunder, geräuchert
38	149	12	*	36	*	0,05	0,21	*	0,15	*	Hering, mariniert (Bismarckhering)
*	*	*	*	*	*	*	*	*	*	*	in Gelee
49	190	61	1,9	240	3,1	0,06	0,18	2,6	*	1	Heringsfilet in Tomatensoße
51	300	*	1,4	560	*	0	*	*	*	*	Kaviar, echt (Russischer Kaviar)
51	*	*	*	*	*	*	*	*	*	*	-Ersatz (Deutscher Kaviar)
45	182	48	0,8	18	1,2	0,08	0,08	2,5	0,35	+	Krabben in Dosen
45	180	*	0,8	*	*	0,14	0,05	1,6	*	*	Krebsfleisch in Dosen
23	308	38	1,0	89	0,9	0,20	0,18	8,2	*	*	Lachs, geräuchert
185	292	30	1,1	59	*	0,30	0,17	6,8	0,45	0	in Dosen
*	*	*	*	*	*	*	*	*	*	*	in Öl
5	240	33	1,2	30	1,3	0,14	0,35	10,0	0,50	0	Makrele, geräuchert
43	200	35	1,3	*	*	*	*	*	*	*	Matjeshering
330	434	*	2,7	49	*	0,04	0,30	6,5	0,22	0	Ölsardinen in Dosen
25	230	*	4,7	*	*	*	*	*	*	*	Rotbarsch, geräuchert
112	341	39	2,0	48	*	0,04	0,29	3,0	0,22	0	Salzhering
20	262	25	1,0	+	*	0,05	0,10	2,5	*	+	Schellfisch, geräuchert
18	230	28	1,1	*	*	*	*	*	*	*	Schillerlocken
20	260	34	0,8	*	*	*	*	*	*	*	Seeaal, geräuchert
20	160	*	0,9	9	*	0,03	0,20	2,0	*	*	Seelachs, geräuchert
31	240	*	*	*	*	*	*	*	*	*	in Öl (Lachsersatz)
60	450	*	4,3	23	*	0,09	0,11	3,5	0,20	0	Stockfisch (Kabeljau, getrocknet)
7	294	28	1,2	370	*	0,05	0,06	10,8	0,25		Thunfisch in Öl (ganzer Inhalt)

Lebensmittel (je 100 g verzehrbarer Anteil)	ENERGIE kcal	kJ	HAUPTNÄHRSTOFFE Eiweiß (Protein) g	Fett Gesamt g	Fett MUF g	Kohlenhydrate verwertbar g	Kohlenhydrate nicht verwertbar (Ballaststoffe) g	Wasser g	Cholesterin mg	MINERALSTOFFE Natrium mg	Kalium mg
Geflügel											
Ente	227	951	18,1	17,2	2,2	+	(0)	63,7	70	38	270
Gans	342	1430	15,7	31,0	3,3	+	(0)	52,4	75	86	420
Huhn, Brathuhn	166	695	19,9	9,6	2,3	+	(0)	70,1	99	83	359
Brust, mit Haut	145	605	22,2	6,2	1,5	+	(0)	70,6	66	66	264
Keule (Schlegel), mit Haut	174	726	18,2	11,2	2,6	+	(0)	69,7	85	95	250
Huhn, Suppenhuhn	257	1074	18,5	20,3	5,6	+	(0)	60,0	75	*	190
Herz	124	519	17,3	5,3	1,2	1,8	(0)	74,3	170	111	262
Leber	136	567	22,1	4,7	0,7	1,2	(0)	70,3	492	68	218
Puter (Truthahn), ausgewachsene Tiere	157	658	20,2	8,5	2,4	+	(0)	70,4	74	63	300
Brust, ohne Haut	105	441	24,1	1,0	0,2	+	(0)	73,7	60	46	333
Keule, ohne Haut	114	479	20,5	3,6	1,0	+	(0)	74,7	75	86	289
Jungtiere	151	631	22,4	6,8	1,7	+	(0)	69,7	75	66	315
Hammel- und Lammfleisch											
Muskelfleisch (ohne Fett)	117	487	20,8	3,7	0,1	+	(0)	74,3	63	67	289
Brust	381	1594	12,0	37,0	1,3	+	(0)	48,0	*	93	294
Filet	112	469	20,4	3,4	0,1	+	(0)	75,0	70	94	289
Keule (Schlegel)	234	979	18,0	18,0	0,6	+	(0)	64,0	70	78	380
Kotelett	348	1454	14,9	32,0	1,1	+	(0)	52,0	70	90	345
Lende	194	810	18,7	13,2	0,5	+	(0)	66,7	65	75	295
Schnitzel	131	549	19,1	6,1	0,2	+	(0)	73,5	*	80	417
Herz	158	661	16,8	10,0	0,4	0,2	(0)	72,0	140	118	248
Hirn	128	535	10,9	9,1	*	0,6	(0)	78,0	2200	*	*
Leber	133	556	21,2	4,0	*	3,0	(0)	70,4	300	95	282
Lunge	95	398	18,4	2,3	*	0,2	(0)	78,0	215	205	292
Zunge	194	812	13,5	14,8	*	1,7	(0)	69,2	*	105	277
Kalbfleisch											
Muskelfleisch (ohne Fett)	95	397	21,9	0,8	0,3	+	(0)	75,8	70	94	358
Brust	131	549	18,6	6,3	0,4	+	(0)	73,7	*	105	329
Filet	95	397	20,6	1,4	0,2	+	(0)	76,7	70	95	348
Haxe	98	410	20,9	1,6	*	+	(0)	76,1	90	115	300
Keule (Schlegel)	97	407	20,7	1,6	0,1	+	(0)	76,2	90	86	343
Kotelett	112	470	21,1	3,1	0,2	+	(0)	74,5	70	93	369

+ = in Spuren (0) = praktisch nicht vorhanden * = keine Daten

Calcium mg	Phosphor mg	Magnesium mg	Eisen mg	VITAMINE A (Ret.-Ä.) µg	E (Toc.-Ä.) mg	B1 (Thiamin) mg	B2 (Riboflavin) mg	Niacin mg	B6 (Pyridoxin) mg	C (Asc.-Säure) mg	Lebensmittel (je 100 g verzehrbarer Anteil)
											Geflügel
14	187	22	2,5	*	*	0,30	0,20	3,5	*	7	Ente
12	184	23	1,9	65	*	0,12	0,26	6,4	0,58	*	Gans
12	200	37	1,8	10	0,1	0,08	0,16	6,8	0,50	3	Huhn, Brathuhn
14	212	*	1,1	*	0,3	0,07	0,09	10,5	0,53	0	Brust, mit Haut
15	188	*	1,8	*	*	0,10	0,24	5,6	0,25	0	Keule (Schlegel), mit Haut
11	178	*	1,4	260	*	0,06	0,17	8,8	*	*	Huhn, Suppenhuhn
22	164	*	1,7	9	1,2	0,43	1,24	6,0	*	6	Herz
18	240	13	7,4	12800	0,4	0,32	2,49	11,6	0,80	28	Leber
25	226	27	1,4	13	2,5	0,10	0,18	10,5	*	*	Puter (Truthahn), ausgewachsene Tiere
*	*	20	1,0	*	0,9	0,05	0,08	11,3	0,46	*	Brust, ohne Haut
*	*	17	2,0	*	1,2	0,09	0,18	4,7	*	*	Keule, ohne Haut
26	238	28	1,5	+	1,9	0,08	0,14	7,9	*	*	Jungtiere
											Hammel- und Lammfleisch
3	*	22	1,6	*	1,2	0,15	0,37	6,2	0,13	+	Muskelfleisch (ohne Fett)
9	155	*	2,3	0	*	0,14	0,19	4,5	*	0	Brust
12	162	19	1,8	0	0,4	0,18	0,25	5,8	*	0	Filet
10	213	23	2,7	0	0,5	0,16	0,22	5,2	0,29	0	Keule (Schlegel)
9	138	14	2,2	0	0,6	0,13	0,18	4,3	0,33	0	Kotelett
9	140	*	2,0	0	*	0,16	0,23	4,3	*	0	Lende
*	*	*	2,0	0	*	*	*	*	*	0	Schnitzel
4	160	16	6,1	*	*	0,31	0,86	4,6	*	0	Herz
5	305	15	3,8	*	*	0,24	0,25	3,2	*	15	Hirn
4	364	14	12,4	9500	*	0,36	3,33	15,3	0,37	31	Leber
17	66	*	6,4	27	*	0,11	0,47	4,7	*	31	Lunge
19	119	*	3,1	+	*	0,08	0,28	4,2	*	7	Zunge
											Kalbfleisch
13	198	16	2,1	+	*	0,14	0,27	6,3	0,40	*	Muskelfleisch (ohne Fett)
11	237	*	3,0	+	*	0,14	0,24	6,1	*	1	Brust
12	200	*	*	+	*	0,15	0,30	6,5	*	1	Filet
12	200	*	3,0	+	*	0,15	0,23	5,4	*	*	Haxe
13	198	16	2,3	+	*	0,15	0,27	6,6	0,40	+	Keule (Schlegel)
13	195	16	2,1	+	0,6	0,14	0,26	6,5	0,40	+	Kotelett

Lebensmittel (je 100 g verzehrbarer Anteil)	ENERGIE kcal	kJ	HAUPTNÄHRSTOFFE Eiweiß (Protein) g	Fett Gesamt g	Fett MUF g	Kohlenhydrate verwertbar g	Kohlenhydrate nicht verwertbar (Ballaststoffe) g	Wasser g	Cholesterin mg	MINERALSTOFFE Natrium mg	Kalium mg
Kalbfleisch, Schnitzel	99	414	20,7	1,8	*	+	(0)	76,1	*	83	355
Bries	99	416	17,2	3,4	*	+	(0)	77,7	250	87	386
Herz	114	475	15,9	5,1	0,3	1,0	(0)	77,0	140	104	265
Hirn	111	464	10,1	7,6	0,3	0,5	(0)	80,4	2000	158	280
Leber	130	543	19,2	4,1	0,6	4,0	(0)	71,2	360	87	316
Lunge	90	376	17,5	2,2	+	+	(0)	79,2	370	154	303
Niere	128	534	16,7	6,4	0,1	0,8	(0)	75,0	380	200	290
Zunge	128	535	17,1	6,2	*	0,9	*	76,4	140	84	200
Rindfleisch											
Muskelfleisch (ohne Fett)	102	428	21,3	1,9	0,2	0,1	(0)	75,1	58	66	355
Filet	121	505	21,2	4,0	0,3	+	(0)	75,1	70	42	340
Hochrippe (dicke Rippe, Rostbaten)	154	643	20,2	8,1	0,3	+	(0)	63,7	*	53	316
Kamm (Hals)	150	628	19,3	8,1	0,3	+	(0)	73,0	*	45	300
Keule (Schlegel)	148	619	21,0	7,1	0,2	+	(0)	71,0	120	80	357
Lende (Roastbeef)	130	544	22,4	4,5	0,2	+	(0)	68,2	70	55	335
Ochsenschwanz	184	769	20,1	11,5	*	+	(0)	66,8	*	107	206
Corned beef (deutsch)	141	589	21,7	6,0	0,3	0	(0)	69,8	70	833	131
Hackfleisch (Faschiertes)	216	904	22,5	14,0	*	+	(0)	61,0	*	*	199
Luncheon meat (Frühstücksfleisch)	294	1229	14,7	25,4	*	1,6	(0)	55,3	85	1060	212
Rindfleisch in Dosen (i.D.)	196	822	18,5	13,6	*	+	(0)	65,3	70	600	*
Schabefleisch (Tatar)	112	468	21,2	3,0	*	+	(0)	73,7	70	*	*
Herz	124	517	16,8	6,0	0,3	0,6	(0)	75,5	150	108	286
Hirn	130	542	10,4	9,6	*	0,4	(0)	78,1	2000	167	281
Leber	121	508	20,3	2,1	0,7	5,3	(0)	69,9	260	116	292
Lunge	99	412	18,1	2,9	*	+	(0)	77,5	235	198	228
Niere	116	485	16,6	5,1	0,1	0,9	(0)	76,1	350	235	245
Zunge	209	873	16,0	15,9	0,2	0,4	(0)	66,8	108	100	255
Schweinefleisch											
Muskelfleisch (ohne Fett)	105	440	22,0	1,9	0,3	+	(0)	74,7	70	60	387
Backe	539	2256	9,9	55,5	*	+	(0)	34,1	*	*	*
Bauch	261	1092	17,8	21,1	1,0	+	(0)	53,3	80	59	157
Bug (Schulter)	217	906	17,0	16,5	1,2	+	(0)	59,6	70	74	291
Eisbein (Hinterhaxe)	186	777	19,0	12,2	0,9	+	(0)	72,0	70	59	247

+ = in Spuren (0) = praktisch nicht vorhanden * = keine Daten

Calcium	Phosphor	Magnesium	Eisen	VITAMINE A (Ret.-Ä.)	E (Toc.-Ä.)	B1 (Thiamin)	B2 (Riboflavin)	Niacin	B6 (Pyridoxin)	C (Asc.-Säure)	Lebensmittel (je 100 g verzehrbarer Anteil)
mg	mg	mg	mg	µg	mg	mg	mg	mg	mg	mg	
15	206	*	3,0	+	*	0,18	0,30	7,5	*	1	Kalbfleisch, Schnitzel
1	120	22	2,0	0	*	0,08	0,17	2,6	*	56	Bries
16	180	25	3,7	6	0,4	0,60	1,10	6,3	0,29	5	Herz
12	350	15	2,5	0	2,0	0,16	0,26	3,6	0,16	23	Hirn
9	306	19	7,9	21 900	0,2	0,28	2,61	15,0	0,90	35	Leber
5	*	*	5,0	*	*	0,11	0,36	4,0	0,07	39	Lunge
10	260	18	11,5	210	*	0,37	2,50	6,5	0,50	13	Niere
9	190	17	3,0	0	*	0,15	0,29	3,7	0,13	*	Zunge
											Rindfleisch
4	194	21	2,2	20	0,5	0,23	0,26	7,5	0,40	+	Muskelfleisch (ohne Fett)
3	164	22	2,3	*	*	0,10	0,13	4,6	0,50	*	Filet
4	149	18	2,1	15	*	0,08	0,15	4,3	*	*	Hochrippe (dicke Rippe, Rostbraten)
4	200	17	2,1	3	*	0,09	0,19	5,2	*	*	Kamm (Hals)
3	195	20	2,6	10	*	0,09	0,17	4,5	*	*	Keule (Schlegel)
3	157	23	2,5	15	1,1	0,09	0,16	4,9	*	*	Lende (Roastbeef)
4	*	*	*	*	*	*	*	*	*	*	Ochsenschwanz
33	128	*	*	0	*	0,03	0,10	3,1	*	0	Corned beef (deutsch)
4	190	33	2,4	0	0,4	0,09	0,15	2,1	*	*	Hackfleisch (Faschiertes)
12	220	59	2,2	0	0,5	0,05	0,19	4,7	*	1	Luncheon meat (Frühstücksfleisch)
*	*	*	*	21	*	0,02	0,15	4,6	*	0	Rindfleisch in Dosen (i.D.)
*	*	*	*	*	*	*	*	*	*	*	Schabefleisch (Tatar)
9	195	25	5,1	6	0,6	0,53	0,88	6,8	0,28	6	Herz
10	366	12	2,5	0	*	0,13	0,24	3,5	0,16	17	Hirn
7	352	17	6,5	15 300	0,7	0,30	2,90	13,6	0,71	31	Leber
13	224	*	7,5	55	0,5	0,09	0,34	4,3	0,07	39	Lunge
11	248	20	9,5	330	0,2	0,30	2,26	6,2	0,39	11	Niere
10	229	10	3,0	0	0,2	0,14	0,29	4,6	0,13	0	Zunge
											Schweinefleisch
3	204	27	1,0	6	0,3	0,90	0,23	4,5	0,50	2	Muskelfleisch (ohne Fett)
*	*	*	*	*	*	*	*	*	*	*	Backe
1	55	*	*	*	*	*	*	*	*	*	Bauch
9	149	*	1,8	9	*	0,89	0,22	4,5	*	*	Bug (Schulter)
11	90	18	1,5	*	*	0,32	0,19	3,3	*	*	Eisbein (Hinterhaxe)

Lebensmittel (je 100 g verzehrbarer Anteil)	ENERGIE		HAUPTNÄHRSTOFFE							MINERALSTOFFE	
			Eiweiß (Protein)	Fett Gesamt	Fett MUF	Kohlenhydrate verwertbar	Kohlenhydrate nicht verwertbar (Ballaststoffe)	Wasser	Cholesterin	Natrium	Kalium
	kcal	kJ	g	g	g	g	g	g	mg	mg	mg
Schweinefleisch, Filet	104	435	21,5	2,0	0,1	+	(0)	77,5	70	74	348
Kamm	191	799	16,7	13,8	1,0	+	(0)	65,1	70	76	252
Keule (Schlegel, Hinterschinken)	274	1145	16,9	22,9	3,5	+	(0)	59,3	85	72	292
Kotelett	150	626	20,3	5,2	0,4	+	(0)	66,9	60	62	326
Rückenspeck, frisch	759	3175	4,1	82,5	*	+	(0)	13,1	100	21	14
Schnitzel (Oberschale)	106	443	22,2	1,9	0,1	+	(0)	74,9	70	72	292
Schwein, Flomen	854	3575	1,2	94,4	*	+	(0)	4,3	*	28	17
Kasseler	151	632	20,9	7,5	0,6	+	(0)	58,7	70	958	324
Mett	279	1165	19,0	22,5	1,1	+	(0)	54,5	70	*	*
Herz	91	381	16,9	2,6	1,0	1,6	(0)	78,8	154	80	257
Leber	124	519	20,4	4,9	1,4	0,5	(0)	72,2	350	77	350
Niere	96	402	16,0	3,8	1,1	0,8	(0)	78,5	385	173	242
Zunge	198	829	13,7	15,7	*	0,5	(0)	69,1	*	93	234
Wild											
Hase	113	474	21,6	3,0	0,1	+	(0)	73,3	65	50	276
Hirsch	112	469	20,6	3,3	*	+	(0)	74,7	110	61	330
Reh, Keule (Schlegel)	97	407	21,4	1,3	*	+	(0)	75,7	110	60	309
Rücken	122	510	22,4	3,6	0,1	+	(0)	72,2	110	84	342
Wildschwein	162	676	19,5	9,3	0,7	+	(0)	70,2	63	94	359
Sonstige Fleischarten											
Kaninchen	152	634	20,8	7,6	1,5	+	(0)	69,6	70	47	382
Pferd	107	446	20,6	2,7	0,6	+	(0)	75,2	60	44	332
Ziege	149	624	19,5	7,9	*	+	(0)	70,0	*	*	*
Fleisch- und Wurstwaren											
Bierschinken	169	707	16,6	11,4	1,1	+	(0)	58,8	85	753	261
Bockwurst	277	1159	12,3	25,3	2,7	+	(0)	59,1	100	700	*
Bratwurst (Schweinsbratwurst)	298	1249	9,8	28,8	3,5	+	(0)	57,4	100	520	140
Cervelatwurst	394	1650	20,3	34,8	2,7	+	(0)	34,8	85	1260	300
Dosenwürstchen	306	1280	13,0	28,3	2,0	+	(0)	65,7	100	711	165
Fleischkäse (Leberkäse)	297	1243	12,4	27,5	4,0	+	(0)	57,0	85	599	299
Fleischwurst	296	1239	9,9	28,5	3,0	0	(0)	56,4	85	829	199
Frankfurter Würstchen	272	1138	13,1	24,4	2,0	+	(0)	57,7	65	1150	154

+ = in Spuren (0) = praktisch nicht vorhanden * = keine Daten

Calcium mg	Phosphor mg	Magnesium mg	Eisen mg	VITAMINE A (Ret.-Ä.) µg	E (Toc.-Ä.) mg	B1 (Thiamin) mg	B2 (Riboflavin) mg	Niacin mg	B6 (Pyridoxin) mg	C (Asc.-Säure) mg	**Lebensmittel** (je 100 g verzehrbarer Anteil)
2	173	22	3,0	*	*	1,10	0,31	6,5	*	*	Schweinefleisch, Filet
5	139	17	2,2	*	0,6	0,92	0,18	3,9	*	2	Kamm
9	172	21	1,7	0	*	0,80	0,19	4,3	0,39	*	Keule (Schlegel, Hinterschinken)
11	150	24	1,8	9	0,6	0,80	0,19	4,3	0,50	0	Kotelett
2	13	*	0,3	0	*	0,10	0,02	0,5	*	*	Rückenspeck, frisch
9	172	21	1,7	*	0,7	0,80	0,19	4,3	0,39	*	Schnitzel (Oberschale)
2	12	*	*	*	*	*	*	*	*	*	Schwein, Flomen
6	160	*	2,5	+	*	*	*	*	*	0	Kasseler
*	*	*	*	*	*	*	*	*	*	*	Mett
20	176	20	4,3	9	1,4	0,46	1,06	6,6	0,43	5	Herz
10	362	21	15,8	39100	0,2	0,31	3,17	15,7	0,59	23	Leber
11	260	16	10,0	39	0,3	0,34	1,80	8,4	0,55	16	Niere
9	187	*	3,3	*	*	0,49	0,50	5,3	0,35	4	Zunge
											Wild
14	220	28	2,8	0	0,5	0,09	0,06	8,1	*	*	Hase
7	197	21	2,3	*	*	*	0,25	*	*	*	Hirsch
5	220	*	3,0	0	*	*	0,25	*	*	0	Reh, Keule (Schlegel)
25	220	*	3,0	*	*	*	0,25	*	*	*	Rücken
10	167	22	1,8	*	*	*	*	*	*	*	Wildschwein
											Sonstige Fleischarten
14	224	29	3,5	+	1,0	0,11	0,07	8,6	0,30	3	Kaninchen
13	185	23	4,7	21	*	0,11	0,15	4,6	0,50	1	Pferd
10	*	*	2,0	36	1,0	0,15	0,28	4,9	0,30	0	Ziege
											Fleisch- und Wurstwaren
15	152	18	1,5	0	*	0,31	0,18	3,8	*	0	Bierschinken
*	67	*	*	*	*	*	*	*	*	*	Bockwurst
5	190	15	1,0	*	0,3	0,28	0,22	3,2	*	*	Bratwurst (Schweinsbratwurst)
24	155	11	1,7	0	*	0,10	0,20	4,0	*	0	Cervelatwurst
10	185	9	2,7	*	0,2	0,03	0,08	3,0	*	*	Dosenwürstchen
4	*	15	2,0	*	*	0,05	0,15	2,4	*	*	Fleischkäse (Leberkäse)
14	129	13	1,7	*	*	0,20	0,25	2,5	*	*	Fleischwurst
8	107	11	1,8	3	0,6	0,18	0,19	2,3	0,14	0	Frankfurter Würstchen

Lebensmittel (je 100 g verzehrbarer Anteil)	ENERGIE kcal	kJ	HAUPTNÄHRSTOFFE Eiweiß (Protein) g	Fett Gesamt g	Fett MUF g	Kohlenhydrate verwertbar g	Kohlenhydrate nicht verwertbar (Ballaststoffe) g	Wasser g	Cholesterin mg	MINERALSTOFFE Natrium mg	Kalium mg
Geflügelwurst, mager	108	452	16,2	4,8	*	+	(0)	78,5	*	*	*
Gelbwurst (Hirnwurst)	281	1174	9,6	26,9	*	+	(0)	58,3	*	640	285
Hackfleisch (halb und halb)	260	1088	20,0	20,0	1,3	+	(0)	59,5	65	35	290
Jagdwurst	205	858	14,8	16,2	2,2	+	(0)	64,4	85	818	260
Kalbsbratwurst	266	1114	10,3	25,0	*	+	(0)	63,0	100	*	*
Knackwurst	300	1254	11,9	28,0	*	+	(0)	50,1	*	1190	195
Leberpastete	314	1315	14,2	28,6	*	+	(0)	53,9	ca.150	738	173
Leberwurst, grob	326	1366	15,9	29,2	1,9	+	(0)	51,6	85	810	143
Leberwurst, mager	257	1075	17,0	21,0	*	+	*	*	85	400	140
Mettwurst (Braunschweiger)	390	1633	13,9	37,2	2,0	+	*	37,8	85	1090	213
Mortadella	345	1443	12,4	32,8	3,9	+	*	52,3	85	668	207
Münchner Weißwurst	287	1202	11,1	27,0	*	+	*	59,9	100	620	122
Rotwurst (Blutwurst)	301	1259	10,0	29,0	3,5	+	*	55,9	85	680	38
Salami	371	1552	18,5	33,0	5,0	+	*	27,7	85	2080	224
Schinken (Lachsschinken)	116	485	18,3	4,4	0,5	+	*	69,5	51	2470	258
Schinken (Kochschinken)	125	524	22,5	3,7	0,3	+	*	63,9	85	965	270
Schinken, geräuchert (Schinkenspeck)	152	635	20,7	7,7	0,8	+	*	70,6	70	2580	277
Speck, durchwachsen	621	2600	9,1	65,0	3,4	+	*	20,0	90	1770	225
Wiener Würstchen	296	1236	10,2	28,3	*	+	*	56,4	85	941	204
Eier und Trockeneipulver											
Hühnerei (Gesamtinhalt)	156	651	12,8	11,3	1,8	0,7	0	74,4	396	144	147
Hühnereigelb	353	1476	16,1	31,9	5,5	0,3	0	50,0	1260	51	138
Hühnereiklar	46	193	11,1	0,2	+	+	0	87,3	0	170	154
1 Hühnerei, St. 58 g (Gew.-Kl. M)[a]	81	339	6,7	5,9	0,9	0,4	0	38,7	206	75	76
St. 48 g (Gew.-Kl. S)[b]	67	280	5,5	4,9	0,8	0,3	0	32,0	170	62	63
1 Eidotter, mittelgroß, 19 g	67	280	3,1	6,1	1,0	0,1	0	9,5	239	10	26
1 Eiklar, mittelgroß, 33 g	15	64	3,7	0,1	+	+	0	28,8	0	56	50,8
Hühnervollei, getrocknet	570	2384	46,0	41,8	5,6	2,4	0	6,1	1440	521	490
Hühnereigelb, getrocknet	669	2799	31,7	59,3	8,3	2,1	0	3,4	2430	91	267
Hühnereiklar, getrocknet	343	1434	77,3	0,1	+	8,1	0	9,0	0	1420	1070

+ = in Spuren (0) = praktisch nicht vorhanden * = keine Daten a = Schalenanteil = 6 g b = Schalenanteil = 5 g

Calcium mg	Phosphor mg	Magnesium mg	Eisen mg	VITAMINE A (Ret.-Ä.) µg	E (Toc.-Ä.) mg	B1 (Thiamin) mg	B2 (Riboflavin) mg	Niacin mg	B6 (Pyridoxin) mg	C (Asc.-Säure) mg	Lebensmittel (je 100 g verzehrbarer Anteil)
*	*	*	*	*	*	*	*	*	*	*	Geflügelwurst, mager
*	*	*	*	*	*	*	0,12	2,3	*	*	Gelbwurst (Hirnwurst)
8	135	17	2,2	5	*	0,40	0,15	4,0	*	*	Hackfleisch (halb und halb)
14	144	19	2,9	0	*	0,11	0,12	4,2	*	*	Jagdwurst
*	*	*	*	*	*	*	*	*	*	*	Kalbsbratwurst
28	144	*	*	15	*	*	*	*	*	*	Knackwurst
10	191	15	6,4	950	0,4	0,03	0,60	3,3	*	2	Leberpastete
41	154	*	5,3	8300	0,3	0,20	0,92	3,6	*	*	Leberwurst, grob
9	240	7	5,5	1700	*	0,15	1,10	4,5	*	*	Leberwurst, mager
13	160	11	1,6	*	*	0,20	0,15	0,3	*	*	Mettwurst (Braunschweiger)
42	143	19	3,1	0	*	0,10	0,15	3,1	*	0	Mortadella
25	*	*	*	*	*	0,04	0,13	2,4	*	*	Münchner Weißwurst
7	22	8	6,4	3	*	0,07	0,13	1,2	*	*	Rotwurst (Blutwurst)
35	167	11	2,1	+	0,1	0,18	0,20	2,6	*	*	Salami
32	132	58	1,6	5	0,2	0,69	0,17	5,7	0,50	*	Schinken (Lachsschinken)
15	136	24	2,5	0	0,3	0,61	0,26	3,5	0,36	*	Schinken (Kochschinken)
2	157	23	1,1	4	0,3	0,88	0,23	6,9	0,51	0	Schinken, geräuchert (Schinkenspeck)
9	108	15	0,8	0	0,4	0,43	0,14	2,3	0,35	0	Speck, durchwachsen
13	170	*	2,4	*	*	0,10	0,12	3,1	*	*	Wiener Würstchen
											Eier und Trockeneipulver
54	214	12	2,0	272	2,0	0,13	0,41	0,1	0,08	0	Hühnerei (Gesamtinhalt)
140	590	16	7,0	886	6,3	0,29	0,40	0,1	0,30	0	Hühnereigelb
11	21	12	0,2	+	*	0,02	0,32	0,1	0,01	0	Hühnereiklar
28	111	6	1,0	141	1,0	0,07	0,21	0,1	0,04	0	1 Hühnerei, St. 58 g (Gew.-Kl. M)[a]
23	92	5	0,9	117	1,0	0,06	0,18	0	0,03	0	St. 48 g (Gew.-Kl. S)[b]
27	112	3	1,3	168	1,2	0,06	0,08	+	0,06	0	1 Eidotter, mittelgroß, 19 g
3,6	7	4	0,1	+	*	0,01	0,11	+	+	0	1 Eiklar, mittelgroß, 33 g
190	757	46	8,8	800	2,9	0,44	1,40	0,2	0,08	0	Hühnervollei, getrocknet
282	1120	28	14,0	1100	4,2	0,50	0,66	0,1	0,58	0	Hühnereigelb, getrocknet
84	110	72	0,9	0	*	0,04	2,10	0,7	0,02	0	Hühnereiklar, getrocknet

Lebensmittel (je 100 g verzehrbarer Anteil)	ENERGIE kcal	kJ	HAUPTNÄHRSTOFFE Eiweiß (Protein) g	Fett Gesamt g	Fett MUF g	Kohlenhydrate verwertbar g	Kohlenhydrate nicht verwertbar (Ballaststoffe) g	Wasser g	Cholesterin mg	MINERALSTOFFE Natrium mg	Kalium mg
Tierische Fette und Öle											
Butter (Süß- und Sauerrahm)	754	3156	0,7	83,2	1,8	0,7	0	15,3	240	5	16
Milchhalbfett	388	1624	4,0	39,8	0,9	3,5	0	52,0	140	80	160
Butterschmalz	897	3752	0,3	99,5	2,3	0	0	0,3	340	*	*
Gänseschmalz	896	3747	+	99,5	10,5	0	0	*	100	*	*
Hammeltalg	747	3127	3,9	81,3	3,3	0	0	14,7	100	2	4
Lebertran	899	3762	0	99,9	*	0	0	0	500	+	1
Rindertalg	896	3747	+	99,5	3,2	0	0	0,4	100	11	6
Schweineschmalz	898	3756	0,1	99,7	11,3	0	0	0,2	86	1	1
Pflanzliche Fette und Öle											
Baumwollsamenöl	897	3754	0	99,7	49,5	0	0	0,3	2	1	0
Erdnussöl	895	3746	0	99,4	22,2	0,2	0	0,4	1	0	0
Kokosfett, gereinigt	894	3741	0,8	99,0	1,7	+	0	0,1	1	2	2
Kürbiskernöl	900	3766	0	100,0	49,9	0	0	0	3	*	*
Leinöl	896	3747	0	99,5	68,1	0	0	0	4	*	*
Maiskeimöl	899	3762	0	99,9	56,2	0	0	0	2	1	1
Margarine (Pflanzenmargarine)	722	3023	0,2	80,0	20,2	0,4	0	19,1	7	101	7
Diätmargarine	722	3019	0,2	80,0	34,9	0,2	0	19,1	1	39	*
Halbfettmargarine	368	1540	1,6	40,0	13,8	0,4	0	57,9	4	390	7
Mayonnaise, 80% Fett	727	3040	1,1	78,9	32,0[a]	3,0	0	15,1	142	481	18
Mayonnaise, 50% Fett	490	2050	0,5	52,0	17,2	5,0	0	*	52	*	*
Olivenöl	897	3754	0	99,6	8,9	0,2	0	0,2	1	1	+
Palmöl	898	3758	0	99,8	10,6	0	0	+	1	*	*
Rapsöl (Rüböl)	900	3766	0	100,0	31,5	0	0	0	2	*	*
Safloröl (Distelöl)	899	3762	0	99,9	75,6	0	0	+	0	*	*
Sesamöl	896	3747	0	99,5	43,7	0	0	+	1	*	*
Sojaöl	899	3762	0	99,9	60,8	0	0	+	2	*	*
Sonnenblumenöl	898	3758	0	99,8	63,5	0	0	0,2	+	*	1
Traubenkernöl	900	3766	0	100,0	66,4	0	0	0	+	*	*
Walnussöl	896	3747	0	99,5	68,0	0	0	+	1	*	*
Weizenkeimöl	900	3766	0	100,0	63,5	0	0	0	3	*	*

+ = in Spuren (0) = praktisch nicht vorhanden * = keine Daten a = mit Maisöl zubereitet b = je nach Höhe der Vitaminierung

Calcium mg	Phosphor mg	Magnesium mg	Eisen mg	VITAMINE A (Ret.-Ä.) µg	E (Toc.-Ä.) mg	B1 (Thiamin) mg	B2 (Riboflavin) mg	Niacin mg	B6 (Pyridoxin) mg	C (Asc.-Säure) mg	Lebensmittel (je 100 g verzehrbarer Anteil)
											Tierische Fette und Öle
13	21	3	0,1	653	2,2	0,01	0,02	+	0,01	+	Butter (Süß- und Sauerrahm)
115	90	14	+	360	1,4	0,03	0,01	0,1	0,02	+	Milchhalbfett
*	*	*	*	890	3,6	*	*	*	*	0	Butterschmalz
*	*	*	*	*	*	*	*	*	*	*	Gänseschmalz
0	*	*	*	*	0,5	*	*	*	*	*	Hammeltalg
*	*	*	*	25 500	3,3	*	0	0	*	*	Lebertran
0	7	3	0,1	280	1,3	0	0	0	*	1	Rindertalg
+	2	+	0,1	0	1,5	0	0	0	*	0	Schweineschmalz
											Pflanzliche Fette und Öle
*	*	*	+	+	52,0	*	*	*	*	*	Baumwollsamenöl
0	*	*	0,1	0	25,5	*	*	*	*	*	Erdnussöl
2	1	+	+	+	0,6	0	0	0	*	*	Kokosfett, gereinigt
*	*	*	*	*	*	*	*	*	*	*	Kürbiskernöl
*	*	*	*	*	5,2	*	*	*	*	*	Leinöl
15	*	*	1,3	23	31,1	*	*	*	*	*	Maiskeimöl
10	10	13	+	608[b]	13,6	+	+	+	*	+	Margarine (Pflanzenmargarine)
*	*	*	*	533[b]	*	*	*	*	*	*	Diätmargarine
12	8	0,5	0,1	500	6,0	*	*	*	*	*	Halbfettmargarine
18	60	23	1,0	84	15,0	0,02	0,04	+	0,01	0	Mayonnaise, 80% Fett
*	*	*	*	*	*	*	*	*	*	*	Mayonnaise, 50% Fett
1	*	*	0,1	120	13,2	0	0	0	0	0	Olivenöl
*	*	*	*	9400	24,5	*	*	*	*	*	Palmöl
*	*	*	*	550	30,0	*	*	*	*	*	Rapsöl (Rüböl)
*	*	*	*	*	48,2	*	*	*	*	*	Safloröl (Distelöl)
*	*	*	*	*	28,3	*	*	*	*	*	Sesamöl
*	*	*	*	583	29,0	*	*	*	*	*	Sojaöl
*	*	*	*	4	50,0	0	*	*	*	*	Sonnenblumenöl
*	*	*	*	*	37,0	*	*	*	*	*	Traubenkernöl
*	*	*	*	*	8,0	*	*	*	*	*	Walnussöl
*	*	*	*	*	185,0	*	*	*	*	*	Weizenkeimöl

Lebensmittel (je 100 g verzehrbarer Anteil)	ENERGIE kcal	kJ	HAUPTNÄHRSTOFFE Eiweiß (Protein) g	Fett Gesamt g	Fett MUF g	Kohlenhydrate verwertbar g	Kohlenhydrate nicht verwertbar (Ballaststoffe) g	Wasser g	Cholesterin mg	MINERALSTOFFE Natrium mg	Kalium mg
SAMEN UND NÜSSE											
Cashewnuss	569	2380	17,2	42,0	7,3	30,5	2,9	4,0	∗	15	552
Erdnuss,	570	2385	26,0	48,1	14,4	8,3	10,9	5,2	∗	11	661
geröstet	588	2459	26,4	49,4	14,8	9,4	11,4	1,6	∗	5	777
Erdnussflocken	520	2176	13,0	28,0	∗	54,0	∗	∗	∗	∗	∗
Erdnusspaste (-mus)	630	2636	28,0	50,0	12,0	17,0	∗	1,8	∗	∗	670
Haselnuss	647	2705	13,0	61,0	8,6	11,4	7,4	5,6	∗	2	630
Kastanie (Marone)	196	818	3,4	1,9	0,5	41,2	8,4	48,0	∗	2	707
Kokosnuss, reif	363	1520	3,9	36,5	0,7	4,8	9,0	48,0	∗	35	379
Kokosmilch	9	36	0,3	0,2	∗	1,4	∗	94,2	∗	47	282
Kokosraspel	606	2536	5,6	62,0	∗	6,4	24,0	∗	∗	28	750
Kürbiskerne	560	2340	24,4	45,6	23,6	14,2	8,8	2,1	0	18	814
Leinsamen, ungeschält	393	1645	28,8	30,9	20,9	∗	38,6	6,1	∗	60	725
Macadamianuss	687	2874	7,5	73,0	1,7	∗	15,9	3	∗	∗	265
Mandel, süß	577	2413	19,0	54,0	12,9	3,7	15,2	5,0	∗	20	835
Mohnsamen	492	2058	23,8	42,2	31,1	4,2	20,5	6,1	∗	21	705
Paranuss	673	2818	14,0	67,0	28,1	3,6	6,7	5,6	∗	2	644
Pekannuss	703	2941	9,3	72,0	16,6	4,4	9,5	3	∗	3	604
Pinienkerne	674	2820	13,0	60,0	∗	20,5	1,0	3,0	∗	∗	∗
Pistazienkerne	618	2584	20,8	51,6	7,6	17,5	6,5	5,3	∗	∗	1020
Sesamsamen	574	2403	20,9	50,0	19,4	10,2	11,2	5,0	∗	45	458
Sonnenblumenkerne, geschält	596	2495	26,5	49,0	28,0	12,3	6,3	6,6	∗	2,0	725
Walnuss	666	2788	15,0	62,0	41,7	12,1	6,1	5,0	∗	2	570

+ = in Spuren (0) = praktisch nicht vorhanden ∗ = keine Daten

Calcium mg	Phosphor mg	Magnesium mg	Eisen mg	VITAMINE A (Ret.-Ä.) µg	E (Toc.-Ä.) mg	B1 (Thiamin) mg	B2 (Riboflavin) mg	Niacin mg	B6 (Pyridoxin) mg	C (Asc.-Säure) mg	Lebensmittel (je 100 g verzehrbarer Anteil)
											SAMEN UND NÜSSE
31	375	270	2,8	10	0,8	0,63	0,25	1,8	*	*	Cashewnuss
40	341	163	1,8	+	10,3	0,90	0,15	15,3	0,44	0	Erdnuss,
65	410	180	2,3	110	10,0	0,25	0,14	14,3	0,40	0	geröstet
*	*	*	*	*	*	*	*	*	*	*	Erdnussflocken
65	410	175	2,0	*	8,6	0,13	0,13	15,0	*	*	Erdnusspaste (-mus)
225	330	150	3,8	5	26,6	0,40	0,20	1,4	0,31	3	Haselnuss
33	87	45	1,4	4	1,2	0,23	0,22	0,9	0,35	27	Kastanie (Marone)
20	94	39	2,3	*	0,8	0,06	0,01	0,4	0,06	2	Kokosnuss, reif
27	33	28	0,1	0	*	+	+	0,1	0,03	2	Kokosmilch
22	160	90	3,6	*	0,1	0,04	0,60	*	*	*	Kokosraspel
41	830	402	12,5	38	4,0	0,22	0,32	7,8	0,90	+	Kürbiskerne
198	662	*	8,2	*	*	0,17	0,16	1,4	*	*	Leinsamen, ungeschält
51	201	*	0,2	*	*	0,28	0,12	1,5	*	*	Macadamianuss
252	454	170	4,1	23	25,2	0,22	0,60	4,1	0,16	0	Mandel, süß
1460	854	333	9,5	*	4,0	0,86	0,17	1,0	0,44	*	Mohnsamen
130	674	160	3,4	3	7,6	1,00	0,04	0,2	0,11	2	Paranuss
73	290	142	2,4	13	3,1	0,86	0,13	2,0	*	*	Pekannuss
12	605	*	5,2	8	*	1,30	0,23	4,5	*	*	Pinienkerne
130	500	160	7,3	25	5,2	0,69	0,20	1,5	*	7	Pistazienkerne
783	607	347	10,0	*	*	0,80	0,25	4,5	0,79	*	Sesamsamen
98	618	420	6,3	*	21,8	1,90	0,14	4,1	0,60	*	Sonnenblumenkerne, geschält
87	410	135	2,1	10	6,0	0,35	0,10	1,0	0,87	3	Walnuss

Lebensmittel (je 100 g verzehrbarer Anteil)	ENERGIE kcal	ENERGIE kJ	HAUPTNÄHRSTOFFE Eiweiß (Protein) g	Fett Gesamt g	Fett MUF g	Kohlenhydrate verwertbar g	Kohlenhydrate nicht verwertbar (Ballaststoffe) g	Wasser g	Cholesterin mg	MINERALSTOFFE Natrium mg	Kalium mg
Getränke, alkoholische											
Alkoholfreies Schankbier (0,04°–0,6°)[a]	25	105	0,3	0	0	5,4	*	93,2	0	3	40
Altbier (5°)[a]	43	180	0,5	0	0	*	*	92,1	0	*	49
Apfelwein (5°)	45	189	+	*	*	2,6	*	93,0	*	1	120
Bockbier, hell, untergärig (7°)[a]	62	259	0,7	0	0	*	0	88,6	0	3	72
Branntwein (32°)	117	743	*	*	*	*	*	68,0	*	+	*
Branntwein (38°)	210	882	*	*	*	*	*	62,0	*	*	*
Dessertweine (16°–18°)	160	672	0,1	*	*	15,0	*	75,0	*	2	100
Diät-Vollbier (5°)[a]	33	140	0,4	0	0	*	0	94,4	0	4	45
Doppelbockbier, dunkel (8°)[a]	69	289	0,8	0	0	*	0	87,2	0	2	79
Exportbier, hell (5°)[a]	47	195	0,5	0	0	*	0	91,5	0	2	51
Fruchtwein (8°–10°)	74	311	+	*	*	5,0	*	88,0	*	2	100
Kölschbier (5°)[a]	42	176	0,4	0	0	*	0	92,4	0	6	48
Lagerbier (Vollbier), hell (5°)[a]	43	178	0,5	0	0	*	0	92,2	0	2	46
Leichtbier, untergärig (2,5°–3,0°)[a]	27	113	0,4	0	0	2,0	0	94,0	0	2	34
Liköre (30°)	166	697	*	*	*	30,0	0	50,0	*	*	*
Malzbier, Malztrunk (0,04°–0,6°)[a]	48	199	0,4	0	0	*	0	88,4	0	7	27
Obstbranntwein (40°–45°)	248	987	*	*	*	*	*	55,0	*	*	*
Pilsener Lagerbier (5°)[a]	43	173	0,5	0	0	3,1	0	92,0	0	3	50
Qualitätswein, weiß (10°–12°)	70	294	0,1	*	*	2,6	0	88,0	*	2	82
Qualitätswein, rot (10°–12°)	67	278	0,2	*	*	2,6	0	88,0	*	3	90
Sekt (11°–12°)	83	349	0,1	*	*	5,0	0	86,0	*	3	70
Tafelwein, weiß (9°–10°)	65	273	0,1	*	*	2,5	*	88,0	*	1	90
Weinbrand (38°)	240	1003	*	*	*	2,0	0	65,0	*	2	+
Weizenvollbier, hefefrei (5°)[a]	46	190	0,5	0	0	*	0	91,6	0	3	49
Weizenvollbier, hefehaltig (5°)[a]	46	190	0,5	0	0	*	0	91,7	0	2	44
Whisky (43°)	247	1033	*	*	*	+	0	64,7	*	+	3
Getränke, alkoholfreie											
Colagetränke	43	182	+	*	*	10,9	*	89,0	*	4	1
Fruchtsaftgetränke	49	206	*	*	*	12,0	*	92,5	*	*	*
Kalorienarme Erfrischungsgetränke:											
Zitrone, ca. 5% Saftgehalt	7	29	+	+	*	1,5	*	98,5	*	*	*
Orange, ca. 8% Saftgehalt	9	38	+	+	*	2,0	*	96,0	*	*	*
Orange, ca. 30% Saftgehalt	12	50	0,2	+	*	2,8	*	95,0	*	*	*
Limonaden	49	206	*	*	*	12,0	*	92,5	*	*	*

+ = in Spuren (0) = praktisch nicht vorhanden * = keine Daten

Calcium mg	Phosphor mg	Magnesium mg	Eisen mg	VITAMINE A (Ret.-Ä.) µg	E (Toc.-Ä.) mg	B1 (Thiamin) mg	B2 (Riboflavin) mg	Niacin mg	B6 (Pyridoxin) mg	C (Asc.-Säure) mg	Lebensmittel (je 100 g verzehrbarer Anteil)
											Getränke, alkoholische
5	20	7	+	0	0	+	0,02	0,62	0,04	0	Alkoholfreies Schankbier (0,04°–0,6°)[a]
4	29	11	+	0	0	+	0,05	0,76	*	0	Altbier (5°)[a]
10	7	5	0,5	*	*	*	*	*	*	*	Apfelwein (5°)
4	50	12	+	0	0	+	0,04	1,27	*	0	Bockbier, hell, untergärig (7°)[a]
*	*	*	*	*	*	*	*	*	*	*	Branntwein (32°)
*	*	*	*	*	*	*	*	*	*	*	Branntwein (38°)
10	10	8	0,5	*	*	*	*	*	*	*	Dessertweine (16°–18°)
4	31	10	+	0	0	+	0,03	0,71	*	0	Diät-Vollbier (5°)[a]
3	51	13	+	0	0	+	0,06	1,40	*	0	Doppelbockbier, dunkel (8°)[a]
3	36	10	+	0	0	+	0,04	0,95	*	0	Exportbier, hell (5°)[a]
10	6	*	0,5	*	*	*	*	*	*	*	Fruchtwein (8°–10°)
4	26	9	+	0	0	+	0,03	0,78	*	0	Kölschbier (5°)[a]
2	32	8	+	0	0	+	0,03	0,91	*	0	Lagerbier (Vollbier), hell (5°)[a]
4	25	8	+	0	0	+	0,02	0,70	*	0	Leichtbier, untergärig (2,5°–3,0°)[a]
*	*	*	*	*	*	*	*	*	*	*	Liköre (30°)
4	17	7	0,1	0	0	+	0,03	0,53	+	0	Malzbier, Malztrunk (0,04°–0,6°)[a]
*	*	*	*	*	*	*	*	*	*	*	Obstbranntwein (40°–45°)
4	31	10	+	0	0	+	0,03	0,79	0,06	0	Pilsener Lagerbier (5°)[a]
10	15	10	0,6	0	*	+	0,01	0,02	0,02	*	Qualitätswein, weiß (10°–12°)
10	10	9	0,9	0	+	+	+	0,02	0,02	2	Qualitätswein, rot (10°–12°)
10	10	8	0,5	*	*	*	*	*	*	*	Sekt (11°–12°)
6	10	8	0,5	*	*	*	*	*	*	*	Tafelwein, weiß (9°–10°)
*	*	*	*	*	*	*	*	*	*	*	Weinbrand (38°)
3	31	10	+	0	0	+	0,04	0,83	*	0	Weizenvollbier, hefefrei (5°)[a]
3	32	8	+	0	0	+	0,04	0,73	*	0	Weizenvollbier, hefehaltig (5°)[a]
+	+	+	*	*	*	*	*	*	*	*	Whisky (43°)
											Getränke, alkoholfreie
4	6	1	*	0	*	*	*	*	*	*	Colagetränke
*	*	*	*	*	*	*	*	*	*	*	Fruchtsaftgetränke
											Kalorienarme Erfrischungsgetränke:
*	*	*	*	*	*	*	*	*	*	*	Zitrone, ca. 5% Saftgehalt
*	*	*	*	*	*	*	*	*	*	*	Orange, ca. 8% Saftgehalt
*	*	*	*	*	*	*	*	*	*	*	Orange, ca. 30% Saftgehalt
*	*	*	*	*	*	*	*	*	*	*	Limonaden

a = Quelle: Prof. Dr. A. Piendl, persönl. Mitteilung Freising-Weihenstephan, 1988; die Höhe des Alkoholgehalts, ausgedrückt in Volumenprozent (X°), wurde auf der Basis von Angaben in g/100 g errechnet

Lebensmittel (je 100 g verzehrbarer Anteil)	**ENERGIE** kcal	kJ	**HAUPTNÄHRSTOFFE** Eiweiß (Protein) g	Fett Gesamt g	Fett MUF g	Kohlenhydrate verwertbar g	Kohlenhydrate nicht verwertbar (Ballaststoffe) g	Wasser g	Cholesterin mg	**MINERALSTOFFE** Natrium mg	Kalium mg
Süßwaren											
Bienenhonig (im Durchschnitt)	327	1367	0,3	0	*	81,0	(0)	17,0	(0)	2	45
Bonbons, Hartkaramellen	388	1623	*	*	*	97,0	(0)	2,5	*	*	*
Milchkaramellen	393	1651	3,0	5,0	0,1	84,0	(0)	8,0	*	*	*
Brotaufstrich auf Nussbasis	528	2210	4,0	31,0	4,8	58,4	*	0,6	*	44	442
Gummibärchen, 100 g	328	1377	6,0	*	*	76,0	*	18,0	*	*	*
1 Stück zu 1,6 g	5	22	0,1	*	*	1,2	*	0,3	*	*	*
Kakaopulver, schwach entölt	340	1423	20,0	24,0	0,4	11,0	30	5,0	(0)	17	1920
stark entölt	343	1427	19,8	24,5	1,0	10,8	0	5,6	(0)	17	2000
Kaugummi, 1 Stück zu 3,3 g	10	42	0	0	*	2,6	(0)	+	*	*	*
Konfitüre im Durchschnitt	266	1119	0,6	+	*	66,0	3,0	29,0	(0)	10	15
Marzipan	493	2063	8,0	25,0	5,0	59,0	1,0	9,0	(0)	5	210
Nougat	500	2092	5,0	24,0	3,1	66,0	+	1,0	(0)	3	155
Schokolade, milchfrei	479	2005	5,3	30,0	1,1	47,0	15	1,0	(0)	19	397
Vollmilchschokolade	531	2221	9,2	30,0	0,9	56,0	+	1,0	2	58	465
mit Haselnüssen (20%)	556	2335	9,5	36,5	2,7	47,5	*	1,0	1	80	440
Zucker	400	1680	0	0	0	100,0	0	+	(0)	+	2

Lebensmittel (je 100 g verzehrbarer Anteil)	**ENERGIE** kcal	kJ	**HAUPTNÄHRSTOFFE** Eiweiß (Protein) g	Fett Gesamt g	Fett MUF g	Kohlenhydrate verwertbar g	Kohlenhydrate nicht verwertbar (Ballaststoffe) g	Wasser g	Cholesterin mg
Süßspeisen[a]									
1. CREMESPEISEN OHNE KOCHEN									
Fruchtcreme, Trockenprodukt	322	1352	0,5	+	*	80,0	*	*	*
verzehrfertig	109	458	3,0	3,0	*	17,5	*	75,0	*
Schokoladencreme, Trockenprodukt	456	1915	4,0	16,5	*	73,0	*	*	*
verzehrfertig	144	605	3,0	6,0	*	19,5	*	*	*
Vanillecreme, Trockenprodukt	401	1684	1,5	13,0	*	69,5	*	*	*
verzehrfertig	139	584	3,0	5,5	*	19,5	*	*	*
2. PUDDING UND SOSSEN									
Götterspeise, Gelee, Trockenprodukt	313	1310	65,8	0	0	12,5	*	20,0	*
verzehrfertig mit Wasser	60	251	1,4	0	0	13,6	*	83,0	*
Rote Grütze, Trockenprodukt	332	1389	+	0	0	83,0	*	16,0	*
verzehrfertig mit Wasser	85	351	0	0	0	21,0	*	79,0	*

+ = in Spuren
* = keine Daten

Calcium mg	Phosphor mg	Magnesium mg	Eisen mg	VITAMINE A (Ret.-Ä.) µg	E (Toc.-Ä.) mg	B1 (Thiamin) mg	B2 (Riboflavin) mg	Niacin mg	B6 (Pyridoxin) mg	C (Asc.-Säure) mg	Lebensmittel (je 100 g verzehrbarer Anteil)
											Süßwaren
5	20	3	1,0	+	*	0,03	0,05	0,1	*	1	Bienenhonig (im Durchschnitt)
*	*	*	*	*	*	*	*	*	*	*	Bonbons, Hartkaramellen
*	*	*	*	*	*	*	*	*	*	*	Milchkaramellen
13	*	*	3,5	31	*	0,23	0,12	*	0,69	*	Brotaufstrich auf Nussbasis
*	*	*	*	*	*	*	*	*	*	*	Gummibärchen, 100 g
*	*	*	*	*	*	*	*	*	*	*	1 Stück zu 1,6 g
114	656	414	12,0	+	0,9	0,10	0,40	2,7	0,10	0	Kakaopulver, schwach entölt
114	665	414	13,0	*	*	0,13	0,40	2,7	0,14	0	stark entölt
*	*	*	*	*	*	*	*	*	*	*	Kaugummi, 1 Stück zu 3,3 g
10	15	10	+	*	*	+	+	0,2	*	2	Konfitüre im Durchschnitt
43	220	120	2,0	0	*	0,10	0,45	1,5	0,06	2	Marzipan
75	125	65	3,0	0	8,4	0,12	0,06	0,4	*	1	Nougat
60	290	100	3,0	+	2,0	0,04	0,10	0,8	0,05	0	Schokolade, milchfrei
245	235	70	3,0	53	1,9	0,10	0,35	0,4	*	+	Vollmilchschokolade
240	250	65	3,0	+	7,0	0,15	0,32	0,6	*	1	mit Haselnüssen (20%)
2	+	+	+	0	0	0	0	0	0	0	Zucker

Lebensmittel (je 100 g verzehrbarer Anteil)	ENERGIE kcal	kJ	HAUPTNÄHRSTOFFE Eiweiß (Protein) g	Fett Gesamt g	Fett MUF g	Kohlenhydrate verwertbar g	Kohlenhydrate nicht verwertbar (Ballaststoffe) g	Wasser g	Cholesterin mg
Schoko-Pudding, Trockenprodukt	320	1344	4,5	2,5	*	70,0	*	*	*
verzehrfertig mit Milch	127	533	3,0	3,5	*	21,0	*	*	*
Vanille-, Mandel-, Sahnepudding, Tr.-Pr.	346	1453	0,5	0	0	86,0	*	*	*
verzehrfertig mit Milch	105	441	2,9	3,3	*	16,0	*	*	*
Vanille-Soße, Trockenprodukt	338	1420	0,6	*	*	84,0	*	*	*
verzehrfertig mit Milch	97	407	3,0	3,4	*	14,0	*	*	*
3. SPEISEEIS[a] Eiscreme	160	680	3,0	10,0	*	15,0	*	72,0	*
Fruchteis	80	336	+	+	*	20,0	*	80,0	*
Milchspeiseeis	127	531	5,0	3,0	*	20,0	*	72,0	*
Rahm-, Sahneeis	220	925	2,0	17,0	*	15,0	*	66,0	*
Softeis	115	483	3,0	3,0	*	19,0	*	*	*
Dessertsoße, Frucht, verzehrfertig	200	840	+	0	0	50,0	*	50,0	*
Dessertsoße, Schoko, verzehrfertig	145	607	2,0	1,0	*	32,0	*	65,0	*

a = Werte stellen das Mittel handelsüblicher Produkte dar. Sie wurden teils analytisch, teils durch Berechnung ermittelt. Werte für Mineralstoffe und Vitamine sind in den meisten Fällen nicht bekannt.

Lebensmittel (je 100 g verzehrbarer Anteil)	ENERGIE kcal	kJ	HAUPTNÄHRSTOFFE Eiweiß (Protein) g	Fett Gesamt g	Kohlenhydrate g
FERTIGPRODUKTE					
Gemüsezubereitungen					
TIEFKÜHLKOST					
Apfel-Rotkohl (Ig)	65	274	1	2	11
Balkangemüse (Ig)	85	355	4	1	15
Brechbohnen (Bo)	32	135	2	0	5
Broccoli (Ig)	32	134	3	0	5
Broccoli-Sahne-Gratin (Bo)	102	426	5	7	5
Dicke Bohnen (Bo)	77	325	7	1	11
Erbsen und Karotten (Ig)	57	243	4	+	10
Frühlingsrollen (Bo)	140	592	7	4	20
Grünkohl (Ig)	33	138	2	1	4
Julienne Gemüse-Mix (Bo)	39	164	1	+	8
Junge Erbsen (Bo)	81	345	7	1	13
Junger Spinat (Ig)	18	76	2	+	2
Kohlrouladen, bratfertig (Bo)	125	520	6	9	5
Leipziger Allerlei mit Butter (Ig)	118	491	3	7	10
Pfannengemüse »Französisch« (Ig)	93	388	3	5	9
Pfannengemüse »Italienisch« (Ig)	111	466	2	4	10
Rahm-Kohlrabi (Ig)	95	397	2	7	6
Rahm-Porree (Ig)	64	267	2	4	5
Rahmspinat (Ig)	63	264	3	3	5
Suppengemüse (Ig)	36	150	2	0	7
Vollwert-Gemüse-Puffer (Bo)	159	665	4	9	17
Fleischzubereitungen					
NASSKONSERVEN					
Cevapcici (Er)	124	519	6	5	13
Chop Suey	107	447	6	3	15
Hühnerfrikassee (Er)	99	414	6	3	12
Kalbsgeschnetzeltes (Er)	104	435	6	4	11
Kohlrouladen (Er)	67	280	3	3	7
Königsberger Klopse (Er)	94	392	4	5	8
Ravioli Diavoli (Ma)	70	296	3	1	12
Ravioli in Tomatensoße (Ma)	83	351	2	2	15
Schweinebraten (Er)	70	293	5	2	7
Spaghetti Bolognese (Er)	97	406	5	3	12
TIEFKÜHLKOST					
Bami Goreng (Bo)	118	497	7	5	12
Chicken Chips (Bo)	204	856	16	9	15
Hähnchen süßsauer (Ig)	117	493	7	4	13
Hamburger (Ig)	221	924	11	9	24
Hirschbraten in Rahmsoße (Bo)	112	469	14	5	4
Kohlroulade (Bo)	125	520	6	9	5
Lasagne Bolognese (Bo)	156	657	9	6	17
Nasi Goreng (Bo)	140	588	7	7	13
Paprikahähnchen mit Spätzle (Ig)	76	319	5	2	10
Rinderroulade in Bratensoße (Bo)	87	364	10	3	5
Spare Ribs, gebacken (Bo)	230	958	20	16	2
Tafelspitz (Bo)	152	637	18	11	5
Fischzubereitungen					
TIEFKÜHLKOST					
Filet in Kräutersauce (Ig)	114	477	12	6	3
Fischstäbchen (Ig)	203	851	14	8	18
Fischtopf, Rügener Art (Bo)	112	466	7	8	3
Lachsfilet in Blätterteig (Bo)	288	1202	9	19	21
Schlemmerfilet, Bordelaise (Ig)	166	693	12	10	6
Schlemmerfilet, Champignon (Ig)	220	920	10	16	9
Schlemmerfilet Italiano (Ig)	124	518	12	8	2
Schollenfilet, paniert (Bo)	143	607	14	2	18
Seemannsschmaus (Ig)	251	1048	13	15	16

Herstellerschlüssel: Bo = Bofrost (Stand 2005) Er = Erasco (Stand 2005) He = Hengstenberg (Stand 2005) Ig = Iglo-Langnese (Stand 2005)
Kn = Knorr (Stand 2004) Ma = Maggi (Stand 2005) Oe = Dr. Oetker (Stand 2005) Pf = Pfanni (Stand 2004)

Lebensmittel (je 100 g verzehrbarer Anteil)	ENERGIE kcal	kJ	HAUPTNÄHRSTOFFE Eiweiß (Protein) g	Fett Gesamt g	Kohlenhydrate g
Nudelgerichte					
TROCKENPRODUKTE					
1 Portion nach Anleitung zubereitet					
Hütten Schmaus (Kn)					
Hackfleisch Nudeln	258	1093	12	3	47
Schwäbische Käsespätzle	290	1220	11	8	43
Spätzle in Champignon-Sauce	294	1237	10	8	45
Spaghetteria (Kn)					
Bolognese – Pasta in Fleischsauce	297	1248	13	7	46
Funghi – Pasta in Pilzsauce	294	1240	9	9	47
Spaghetti Carbonara	352	1470	11	12	50
5 Minuten Terrinen (Ma)					
Hühner-Nudeltopf	154	653	7	3	26
Käse-Nudeltopf	262	1103	8	9	37
Spaghetti Bolognese	249	1048	8	8	35
Getreidezubereitungen und Mehlspeisen					
TIEFKÜHLKOST					
Baguette, Salami (Bo)	264	1107	10	12	29
Blätterteig, roh (Bo)	405	1689	5	26	37
Ciabatta mit Pesto (Bo)	253	1067	8	7	40
Germknödel (Ig)	274	1158	7	5	51
Hefeklöse (Bo)	230	962	7	2	56
Käsespätzle (Bo)	190	798	7	9	21
Lothringer Speckkuchen (Bo)	269	1125	8	16	23
Maultaschen (Bo)	221	924	8	9	27
Pizza					
Belissima Speciale (Bo)	211	889	13	8	23
Belissima Tonno (Bo)	192	809	13	6	22
Funghi (Oe)	233	976	8	12	23
Hawaii (Oe)	214	898	9	8	25
Salame (Oe)	272	1139	11	14	26

+ = in Spuren

Lebensmittel (je 100 g verzehrbarer Anteil)	ENERGIE kcal	kJ	HAUPTNÄHRSTOFFE Eiweiß (Protein) g	Fett Gesamt g	Kohlenhydrate g
Pizzettis					
Käse (Bo)	283	1185	12	15	24
Salami (Bo)	236	989	11	12	22
Quark-Küchle (Oe)	191	799	8	7	24
Semmelknödel (Bo)	207	876	8	4	35
Kartoffelprodukte					
AUS TROCKENPRODUKTEN					
1 Portion nach Anleitung zubereitet					
Kartoffel Knödel, halb und halb (Pf)	158	675	3	+	36
Kartoffel Knödel, roh (Pf)	165	705	3	+	37
Kartoffelpüree, »Das Lockere« (Pf)	147	625	5	3	25
Salate und eingelegte Gemüse					
NASSKONSERVEN					
Apfelrotkohl (He)	50	213	1	+	11
Bohnensalat (He)	70	297	6	+	11
Champagner Kraut (He)	40	169	1	2	5
Dillschnitten (He)	17	72	1	+	4
Fleischsalat herzhaft (He)	330	1375	4	33	4
Gurken Polnische Art (He)	34	142	1	+	7
Maiskölbchen (He)	31	131	2	+	6
Karottensalat (He)	36	153	1	+	8
Kartoffelsalat, Essig und Öl (He)	89	372	4	7	4
Mixed Pickles (He)	23	96	1	+	5
Nudelsauce Basilico (He)	55	231	2	2	7
Paprikamark (He)	88	371	4	3	11
PIZZA FIX (He) i. D.	50	213	2	+	10
Puszta Salat (He)	27	113	1	+	6
Rote Bete Salat (He)	42	178	1	+	9
Sahne-Meerrettich (He)	283	1172	3	25	11
Selleriesalat (He)	25	107	1	+	5
Tomaten-Paprika (He)	27	115	1	+	6

Lebensmittel	ENERGIE kcal	kJ	HAUPTNÄHRSTOFFE Eiweiß (Protein) g	Fett Gesamt g	Kohlenhydrate g
Fertigeintöpfe und -suppen					
NASSKONSERVEN					
Feurige Thai-Suppe (Er)	34	144	2	2	3
Gemüsesuppe »Toskana« (Ma)	31	132	1	1	5
Grüne Bohnen-Topf (Er)	42	177	3	2	4
Hühner-Nudel-Topf (Er)	49	207	3	2	5
Linsen-Eintopf mit Würstchen (Er)	79	331	5	3	7
Lübecker Hochzeits-Suppe (Er)	28	117	2	2	2
Reistopf mit Fleischklößchen (Er)	62	262	2	3	6
Ungarische Gulaschsuppe (Er)	46	195	4	2	3
EIN-TELLER-EINTÖPFE,					
1 Dose, (Ma)					
Erbsentopf mit Speck	304	1274	16	13	31
Gulaschtopf mit Kartoffeln	268	1112	10	15	22
Ravioli Bolognese	292	1234	10	11	40
Reistopf mit Huhn	258	1087	8	15	24
Heiße Tasse 100 g (Er)					
Huhn	29	124	1	+	5
Lauch-Creme mit Croutons	57	239	1	2	8
Tomaten-Creme mit Croutons	64	271	1	3	11
TROCKENPRODUKTE					
1 Beutel nach Anweisung zubereitet					
Wirtshaus, 2 Teller (Ma)					
Deftiger Linseneintopf					
mit Speck	419	1770	26	8	62
Herzhafter Kartoffeltopf	289	1221	8	8	47
Herzhafte Nudelsuppe					
mit Klößchen	313	1319	13	9	44
Meisterklasse, 3 Teller (Ma)					
Flädlesuppe mit Schnittlauch	150	630	9	4	20
Grießklößchen-Suppe	278	1164	10	14	28
Hühnersuppe mit Nudeln	156	654	7	5	21

Lebensmittel	ENERGIE kcal	kJ	HAUPTNÄHRSTOFFE Eiweiß (Protein) g	Fett Gesamt g	Kohlenhydrate g
Rindfleischsuppe					
mit Fleischklößchen	261	1107	11	6	42
Tomatensuppe mit Reis	279	1185	6	3	57
Zwiebelsuppe, Feinschmecker Art	190	796	6	7	25
Heißer Becher, 1 Beutel (Ma)					
Champignoncreme mit Croutons	124	516	3	8	11
Huhn mit Nudeln	30	125	2	1	4
Tomatencreme mit Croutons	76	321	2	3	10
Feinschmecker, 1 Portion (Kn)					
Blumenkohl-Broccoli-Suppe	140	585	3	9	11
Champignoncreme-Suppe	117	485	2	8	10
Flädle-Suppe	108	450	3	7	9
Fränk. Grünkerncreme-Suppe	158	660	4	11	12
Instant Suppen, 1 Portion (Kn)					
Chinesische Nudel-Suppe	110	465	3	2	20
Hühner-Nudel-Suppe	94	395	4	1	17
Lauchcreme-Suppe + Nudeln	115	480	2	5	14
Tomaten-Mozzarella-Suppe					
+ Nudeln	99	420	4	1	17
Suppenliebe, 1 Portion (Kn)					
Deftiger Erbsen-Topf + Speck	180	775	13	3	27
Deftiger Kartoffel-Topf + Speck	177	745	4	8	23
Deftiger Linsentopf + Speck	197	830	14	3	29
Fertigsaucen					
TROCKENPRODUKTE					
1 Portion ($^1/_8$ l) nach Anleitung					
zubereitet					
Basis Saucen (Kn)					
Bratensoße extra	51	215	2	2	7
Helle Soße	69	285	1	3	10
Klarer Bratensaft	52	218	1	4	5
Rahmsoße für Fleischgerichte	84	348	1	4	11
Tomaten Soße	77	323	2	2	10

Herstellerschlüssel: Bo = Bofrost (Stand 2005) Er = Erasco (Stand 2005) He = Hengstenberg (Stand 2005) Ig = Iglo-Langnese (Stand 2005)
Kn = Knorr (Stand 2004) Ma = Maggi (Stand 2005) Oe = Dr. Oetker (Stand 2005)

Lebensmittel (je 100 g verzehrbarer Anteil)	ENERGIE kcal	ENERGIE kJ	HAUPTNÄHRSTOFFE Eiweiß (Protein) g	Fett Gesamt g	Kohlenhydrate g
Feinschmecker Saucen (Kn)					
Jäger Sauce	64	268	2	4	7
Zigeuner Sauce	72	323	3	3	10
Zwiebel Sauce	52	215	3	1	8
Delikatess Soßen (Ma)					
Feine helle Soße	69	286	2	4	7
Jägersoße	60	249	1	3	6
Rahmsoße zu Braten	97	397	1	8	6
Soße zu Geflügel	45	188	1	1	8
Soße zu Schweinebraten	50	210	1	3	6
Tomatensoße	76	318	2	3	10
Meisterklasse Saucen (Ma)					
Curry-Rahmsauce	138	569	2	11	8
Jäger-Sauce	55	229	3	2	6
Kräuter-Butter Sauce	745	3080	9	67	26
Pfeffer-Rahmsauce	140	583	2	12	7
FIX PRODUKTE, 1 Beutel					
Bauern-Topf mit Hackfleisch (Ma)	147	616	5	6	19
Gulasch (Ma)	165	692	4	7	22
Hackfleisch-Käse-Suppe mit Lauch (Kn)	367	1530	8	24	30
Jäger-Sahne-Schnitzel (Ma)	102	430	2	2	8
Kräuter-Rahm-Schnitzel (Ma)	244	1015	4	16	22
Lachs auf Blattspinat (Kn)	143	595	3	7	16
Lachs-Sahne-Gratin (Ma)	114	479	1	5	17
Lasagne (Ma)	153	647	6	4	24
Paprikagulasch »Zigeuner Art« (Kn)	200	835	5	11	19
Pfannen-Gyros (Ma)	78	330	3	2	13
Rouladen (Ma)	125	526	3	4	19
Sauerbraten (Ma)	150	635	4	4	26
Seelachs in Kräuter-Sahne (Ma)	146	606	2	11	9
Spaghetti Bolognese (Ma)	153	647	6	4	24

Lebensmittel (je 100 g verzehrbarer Anteil)	ENERGIE kcal	ENERGIE kJ	HAUPTNÄHRSTOFFE Eiweiß (Protein) g	Fett Gesamt g	Kohlenhydrate g
Zucchini Pfanne Toskana (Kn)	154	650	5	3	27
Zwiebel-Rahmschnitzel (Kn)	156	655	6	5	23
NASSPRODUKTE, 1 Portion ($^1/_8$ l)					
Sauce Hollandaise (Kn)	584	2402	2	63	4
Tomato al Gusto Bolognese (Kn)	133	555	8	4	15
Tomato al Gusto Kräuter-Knoblauch (Kn)	79	330	3	1	14
Verschiedenes					
BINDEMITTEL, 1 gehäufter EL = 12 g					
Klassische Mehlschwitze, braun (Mo)	67	279	1	5	5
Klassische Mehlschwitze, hell (Mo)	69	285	1	5	6
Mondamin Soßenbinder, dunkel (Mo)	43	180	+	+	10
Mondamin Soßenbinder, hell (Mo)	42	178	+	+	10
Fleischbrühen					
Fleischextrakt (Liebigs)	247	1031	56,6	0,9	3,0
Fette Brühe, Trockenprodukt	351	1467	22,0	26,5	6,0
Gekörnte Brühe, Trockenprodukt	193	805	24,0	8,5	5,0
Klare Brühe, Instant	242	1113	23,5	12,0	10,0
Klare Fleischsuppe, verzehrfertig	6	27	0,4	0,4	0,3
Süßspeisen					
TROCKENPRODUKTE					
Nach Anleitung zubereitet (100 g)					
Gala, Bourbon Vanille (Oe)	106	445	3	3	16
Gala, Echt Karamell (Oe)	116	489	3	3	19
Galetta, Schokolade (Oe)	110	463	3	3	17
Galetta, Vanille (Oe)	104	439	3	3	16
Götterspeise i. D. (Oe)	63	268	0	0	15
Mousse au Chocolat mit Vollmilch + Schlagsahne (Oe)	205	854	5	13	18

Herstellerschlüssel: Bo = Bofrost (Stand 2005) Ig = Iglo-Langnese (Stand 2005) Kn = Knorr (Stand 2004) Ma = Maggi (Stand 2004) Mo = Mondamin (Stand 2004) Oe = Dr. Oetker (Stand 2005) + = in Spuren

Lebensmittel (je 100 g verzehrbarer Anteil)	ENERGIE kcal	kJ	HAUPTNÄHRSTOFFE Eiweiß (Protein) g	Fett Gesamt g	Kohlenhydrate g
Mousse à la Vanille					
mit Vollmilch + Schlagsahne (Oe)	149	808	4	12	17
Paradies-Creme Schokolade (Oe)	116	488	4	5	16
Paradies-Creme Vanille (Oe)	124	523	2	4	18
Süßer Moment, Karamell (Oe)	190	802	4	3	37
Weincreme i. D. (Oe)	201	842	2	9	21
FERTIGDESSERTS					
Jobst, Himbeer + Joghurt (Oe)	89	378	3	2	15
Milchreis, Apfel-Zimt (Oe)	123	520	3	3	21
Rote-Grütze + Vanille-Soße (Oe)	110	460	1	1	23
Sahne-Pudding, Schokolade (Oe)	159	664	3	9	17
Sahne-Pudding, Vanille (Oe)	151	633	3	9	15
SPEISEEIS					
Calippo, 1 Stück (Ig)					
Erdbeer	93	388	0	0	20
Orange	99	414	0	0	20
Cornetto, 1 Stück (Ig)					
Erdbeer	190	798	2	7	29
Haselnuß	309	1293	4	14	29
Schokolade-Vanille	217	909	3	10	28
Cremissimo, Classic 100 g (Ig)					
Erdbeere	176	742	2	5	32
Stracciatella	225	944	3	10	31
Waldfrucht	173	723	2	5	31
Walnuss	241	1006	4	13	27
Eiscreme, 100 ml (Bo)					
Malaga	161	673	3	10	15
Schokosplitter	240	1003	3	12	30
Vanille-Bourbon	264	1102	4	17	25
Magnum, 1 Stück (Ig)					
Classic	282	1175	4	17	28

Lebensmittel (je 100 g verzehrbarer Anteil)	ENERGIE kcal	kJ	HAUPTNÄHRSTOFFE Eiweiß (Protein) g	Fett Gesamt g	Kohlenhydrate g
Mandel	266	1111	4	16	28
Yoghurt fresh	249	1041	3	16	26
Nogger, Original, 1 Stück (Ig)	210	880	3	14	18
Schwarzwald Kirsch Sahne (Bo)	273	1142	1	19	19
Viennetta Blättereis (Ig)					
Cappuccino	255	1064	4	17	22
Schokolade	250	1048	4	16	24
Backmischungen					
nach Anleitung zubereitet 100 g					
Großmutters Back-Ideen					
Apfel-Ernte-Kuchen (Oe)	223	935	3	9	31
Käse-Sahne-Torte (Oe)	241	1007	7	15	21
Kirschli-Kuchen (Oe)	331	1382	5	17	39
Russischer Zupfkuchen (Oe)	380	1580	8	23	36
Gugelhupf (Oe)	359	1525	5	21	46
Marmorkuchen (Oe)	383	1602	6	20	44
Nusskuchen (Oe)	396	1660	5	20	48
Schokokuchen (Oe)	433	1809	6	25	47
Zitronenkuchen (Oe)	381	1597	5	18	51
Frühstücksflocken					
active muesli (Kö)	388	1642	6	6	71
Choko Krispies (Kel)	383	1624	5	3	84
Chokos (Kel)	370	1570	8	2	80
Cornflakes, Mehrkorn + Früchte (Kel)	363	1538	7	3	78
Frosties (Kel)	372	1579	5	1	87
Früchte Vollkorn Müsli (Kö)	349	1473	10	7	62
Haferfleks mit Kleie (Kö)	328	1384	15	7	52
Knusperflakes Müsli, Schoko (Kö)	381	1614	8	4	78
Knusprige Haferfleks (Kö)	386	1633	10	6	74
Müsliriegel »Müslix« (Kel)	413	1738	6	15	65
Rice Krispies (Kel)	381	1618	6	1	87

Herstellerschlüssel: Bo = Bofrost (Stand 2005) Ig = Iglo-Langnese (Stand 2005) Kel = Kellogs (Stand 2005)
Kö = Kölln (Stand 2005) Oe = Dr. Oetker (Stand 2005)

Lebensmittel (je 100 g verzehrbarer Anteil)	ENERGIE kcal	kJ	HAUPTNÄHRSTOFFE Eiweiß (Protein) g	Fett Gesamt g	Kohlenhydrate g
Smacks (Kel)	375	1592	8	2	83
Vitalis (Oe)					
Früchte Müsli	322	1365	8	4	62
Knusper Früchte	430	1809	7	15	66
Knusper Schoko	430	1800	9	15	66
Soja-Produkte					
Joghurtalternative (Al)					
Bio Natur	59	245	5	3	3
Himbeere	87	369	4	2	13
Milchalternative (Al)					
Drink Bio Natur	46	193	4	2	3
Drink Kalzium	47	195	4	2	3
Drink Schoko	75	318	4	2	10
Drink Vanille	69	291	4	2	8
Soja & Fruit, Obstgarten (Al)	53	226	1	1	10
Soja-Dessert (Al)					
Schoko	87	369	3	2	14
Vanille	80	336	3	2	13
Sojacreme zum Kochen (Al)	68	694	2	17	2
Fast Food					
1 Portion (Mc)					
Big Mac	503	2107	26	25	44
Cheeseburger	312	1309	16	13	33
Chicken McNuggets, 9 Stck.	368	1545	25	19	25
Fishmäc	408	1711	15	21	41
Hamburger	258	1085	13	9	32
McChicken	471	1979	22	22	47
Pommes Frites, mittel	333	1396	5	17	41
Salate ohne Dressing					
Garten Salat	11	46	1	0	1
Grilled Chicken Caesar	205	859	29	8	6

Lebensmittel (je 100 g verzehrbarer Anteil)	ENERGIE kcal	kJ	HAUPTNÄHRSTOFFE Eiweiß (Protein) g	Fett Gesamt g	Kohlenhydrate g
LIGHTPRODUKTE					
Kalorienverminderte Fertigprodukte					
(für Übergewichtige, nach § 14 a DiätVO)					
WURST					
Apfel-Zwiebel-Leberwurst (Un)	269	1117	13	21	7
Cervelatwurst (Un)	296	1238	19	24	1
Fränkische Fleischwurst (Un)	231	958	14	19	1
Geflügel-Leberwurst (Un)	262	1086	14	22	2
Geflügel-Mortadella (Un)	195	810	14	15	1
Gemischter Brühwurst-aufschnitt (Un)	190	795	15	14	1
Gemüse-Putenwurst (Un)	108	452	12	4	6
Grobe Teewurst mit Pfeffer (Un)	334	1382	14	30	2
Kalbsleberwurst (Un)	253	1049	14	21	2
Landleberwurst (Un)	280	1172	14	24	2
Pfälzer Leberwurst (Un)	257	1066	15	21	2
Putenbrust, geräuchert (Un)	106	447	22	2	1
Putensalami (Un)	308	1279	22	24	1
Saftige Würstchen (Un)	191	793	13	15	1
Salami (Un)	308	1289	22	24	1
Teewurst (Un)	307	1284	15	27	1
FLEISCHGERICHTE, 1 Portion					
Kasseler 400 g (Un)	268	1129	22	8	27
Königsberger Klopse 350 g (Un)	358	1504	14	14	44
Rindergulasch 400 g (Un)	370	1560	30	10	40
Rinderroulade 400 g (Un)	336	1413	20	12	37
Schweinegeschnetzeltes 400 g (Un)	306	1288	22	10	32
Zwiebel-Hackbraten 350 g (Un)	329	1381	22	13	31

Herstellerschlüssel: Al = Alpro (Stand 2005) Mc = McDonald's (Stand 2005) Un = Unilever »Du darfst« (Stand 2004)

Lebensmittel (je 100 g verzehrbarer Anteil)	ENERGIE kcal	kJ	HAUPTNÄHRSTOFFE Eiweiß (Protein) g	Fett Gesamt g	Kohlenhydrate g
GEFLÜGELGERICHTE, 1 Packung					
Curryhuhn 400 g (Un)	359	1512	30	11	35
Entenfleisch mit Bouillonkartoffeln 400 g (Un)	296	1248	18	8	38
Huhn Toscana 350 g (Un)	328	1384	24	8	40
Putenfleisch in Salbeisauce 400 g (Un)	343	1444	23	11	38
FISCHGERICHTE, 1 Packung					
Alaska Seelachsfilet in Kräutersauce 350 g (Un)	241	1013	20	9	20
GEMÜSEGERICHTE, 1 Packung					
Gemüse-Chili 350 g (Un)	257	1087	9	4	47
Pilzragout 350 g (Un)	230	970	9	6	35
Käse und Käsezubereitungen »leicht«					
SCHMELZKÄSE/SCHMELZKÄSE-ECKEN, 28% Fett i.Tr.					
Kräuter (Un)	191	798	16	11	7
Salami (Un)	191	798	16	11	7
Schmelzi (Un)	191	798	16	11	7
SCHMELZKÄSESCHEIBEN, 26% Fett i.Tr.					
Allgäuer (Un)	212	887	20	12	6
Holländer (Un)	212	887	20	12	6
Toasties (Un)	212	887	20	12	6
SCHNITTKÄSE, 30% Fett i.Tr.					
Aufschnitt (Un)	265	1108	28	17	•
Edamer (Un)	265	1108	28	17	•
Gouda (Un)	265	1108	28	17	•
Käseraspel (Un)	269	1122	28	17	1
Maasdamer (Un)	273	1142	30	17	•
Tilsiter (Un)	273	1142	30	17	•
FRISCH- UND WEICHKÄSE					
Frischkäse mit Buttermilch (Un)	136	569	12	8	4
Frischkäse Kräuter (Un)	132	551	12	8	3
Camembert, 31,5% Fett i.Tr. (Un)	218	874	23	14	+
mit grünem Pfeffer (Un)	214	895	22	14	+
Instant Suppen					
Pro Portion (200 ml) (Un)					
Gemüsecreme-Suppe	122	510	3	2	23
Hühner-Nudel-Suppe	94	398	5	1	16
Kartoffel-Lauch-Suppe	98	413	2	3	15
Tomatencreme-Suppe	122	510	2	4	19
Feinkostsalate »leicht«					
1 Schale (200 g) (Un)					
Eiersalat	294	1222	12	20	16
Farmersalat	208	866	2	15	17
Fleischsalat	434	1794	9	38	14
Geflügelsalat	308	1288	17	19	19
Gemüsesalat mit Krabben	134	559	4	10	7
Kartoffelsalat mit Paprika	436	1828	7	22	52
Krabbensalat	237	987	9	18	10
Putensalat mit Mais und Erbsen	147	612	8	7	9
Schinken-Lauch-Salat	268	1116	10	19	15
Thunfischsalat	212	879	8	17	7
Streichfette »leicht«					
100 g (Un)					
Brotaufstrich 24% Fett	255	1070	2	24	6
Halbfettbutter	364	1501	3	39	1

Herstellerschlüssel: Un = Unilever »Du darfst« (Stand 2004)
\+ = in Spuren

Lebensmittel (je 100 g verzehrbarer Anteil)	ENERGIE kcal	kJ	HAUPTNÄHRSTOFFE Eiweiß (Protein) g	Fett Gesamt g	Kohlenhydrate g
Konfitüren					
Fruchtaufstriche (Un)					
Aprikose	132	552	0	0	33
Himbeere	132	552	0	0	33
Kirsche	132	552	0	0	33
Konfitüre (Na)					
Brombeere	107	445	+	+	6
Erdbeere	101	429	+	+	24
Schwarze Johannisbeere	102	436	+	+	6
Milchprodukte »leicht«					
SPEISEQUARKZUBEREITUNGEN					
Genuss Diät, 1 Portion (125 g) (Eh)					
Fruchtquark mit Vollkorn					
Erdbeer	97	406	6	4	10
Kirsch	97	406	6	4	10
Himbeer-Brombeer	97	406	6	4	10
JOGHURTSPEISEN					
Genuss Diät, 1 Portion (150 g) (Eh)					
Fruchtjoghurt mit Vollkorn					
Apfel-Birne	68	286	3	3	8
Erdbeer	68	286	3	3	8
Kirsch	68	286	3	3	8

Lebensmittel (je 100 g verzehrbarer Anteil)	ENERGIE kcal	kJ	HAUPTNÄHRSTOFFE Eiweiß (Protein) g	Fett Gesamt g	Kohlenhydrate g
Desserts					
Genuss Diät, 1 Portion (200 g) (Eh)					
Schoko	76	320	3	2	11
Vanilla	76	320	3	2	11
Creme Dessert, 1 Portion (69 g) (Na)					
Schokolade	54	327	4	4	7
Vanille	49	206	2	2	5
Götterspeise, 1 Portion (135 g) (Na)	21	90	0	0	6
Rote Grütze, 100 g (Na)	42	176	1	+	9
Sahne, sprühfertig, 100 g (Na)	196	815	3	15	12
SPEISEEIS					
Big Choc, 1 Portion (Na)	138	570	3	9	12
Mini Eisbecher, 100 ml (Na)					
Schoko	65	272	3	2	8
Vanille	61	257	2	2	8
Sandwich Eis, Fürst Pückler Art, 1 Stück (Na)	85	360	3	2	12
Getränke					
100 ml (Na)					
Eistee, Zitrone	12	51	+	+	3
Fruchtsaftgetränke					
Apfel	23	99	+	+	5
Grapefruit	16	68	+	+	3
Multivitamin	17	73	+	+	4

Herstellerschlüssel: Eh = Ehrmann (Stand 2003); Un = Unilever »Du darfst« (Stand 2004); Na = Natreen (Stand 2005); + = in Spuren

Moderne Ernährung

Lebensmittel sind »Mittel zum Leben« – sie liefern dem Körper die Nährstoffe, die er für seine Gesundheit und Leistungsfähigkeit braucht: Energie und Baustoffe für die Zellen und eine Vielzahl von Wirkstoffen, damit unser Organismus reibungslos funktioniert. Es ist nicht egal, was wir essen. Die richtige Kombination macht's.

Die Bedeutung der Nahrung

Die Nahrung liefert unserem Körper all die Stoffe, die er für sein Wachstum, die Aufrechterhaltung aller körperlichen und geistigen Funktionen und für die Regulation der Körpertemperatur braucht. Die Aufnahme von Nahrung und Wasser ist aber auch nötig, um beispielsweise abgestorbene Zellen oder ausgeschiedene Körperflüssigkeiten zu ersetzen – und somit für den gesamten Stoffwechsel.
Unentbehrlich für den »Betrieb« unseres Organismus sind dabei die unter dem Begriff »Nährstoffe« zusammengefassten Nahrungsbestandteile: Eiweiß, Fett, Kohlenhydrate, Vitamine und Mineralstoffe sowie Wasser. Mit welchen Nahrungsmitteln wir unseren Nährstoffbedarf decken, ist in gewisser Weise gleichgültig; viele Lebensmittel sind gegeneinander austauschbar.

Gleiche Nährstoffe trotz unterschiedlichen Nahrungsangebots

So grundverschieden die Kost der Europäer, Asiaten und Afrikaner auch ist, so verschieden die dort zur Verfügung stehenden Nahrungsmittel und die daraus zusammengestellte Ernährungsform – sie liefert dennoch immer wieder die gleichen Nährstoffe. Daher können sich die Menschen, vorausgesetzt sie treffen die richtige Auswahl, mit ganz unterschiedlichen Kostformen vollwertig ernähren.
Den größten Anteil bei der Ernährung der Weltbevölkerung haben – auch in Ländern, wo Nahrung knapp ist – Lebensmittel mit einem hohen Anteil an komplexen Kohlenhydraten, also stärkereiche Lebensmittel. In den Ländern, in denen vorwiegend Getreide angebaut wird, ernährt man sich hauptsächlich von Weizen, Roggen, Mais, Reis oder Hirse.
Keines dieser Lebensmittel kann allein den Bedarf an allen Nährstoffen decken: Es muss deshalb mit anderen Lebensmitteln ergänzt werden. So sind manche stärkereiche Lebensmittel relativ eiweißarm oder enthalten nur wenig hochwertiges Eiweiß; sie werden am besten mit eiweißreichen Lebensmitteln tierischer oder pflanzlicher Herkunft ergänzt, etwa Haferflocken mit Milch oder Pizza mit Käse.

»Gute« oder »schlechte« Lebensmittel gibt es nicht

Da nicht die Nahrungsmittel selbst, sondern die in ihnen enthaltenen Nährstoffe für eine im Sinne der Ernährungswissenschaft richtige und vollwertige Ernährung maßgeblich sind, ist es auch nicht gerechtfertigt, bestimmten Lebensmitteln einen ausgeprägten positiven oder negativen Stempel aufzudrücken, das heißt, sie als eindeutig gut oder schlecht zu bewerten. Entscheidend ist vielmehr die Menge, die wir von einem bestimmten Nahrungsmittel verzehren, und dass das Verhältnis aller aufgenommenen, notwendigen Nährstoffe am Ende des Tages ausgeglichen ist. Dies geschieht am besten durch eine vielseitig zusammengesetzte, gemischte Kost.
Dazu gehört dann allerdings, dass Lebensmittel, die im Verhältnis zu ihrem Energiegehalt ein hohes Nährstoffangebot bieten – im Fachjargon nennt man das: Lebensmittel mit hoher Nährstoffdichte – bevorzugt und der Genuss reiner Kalorienträger, wie Zucker, eingeschränkt wird.

»Nährstoffdichte« – Maß zur Qualitätsbewertung von Lebensmitteln

Lebensmittel mit einer hohen Nährstoffdichte sind solche, die viele Vitamine, Mineralstoffe oder andere essentielle Nährstoffe wie zum Beispiel essentielle Fettsäuren mitbringen. Im Gegensatz dazu sind Zucker und zuckerhaltige Süßwaren Lebensmittel mit geringer Nährstoffdichte, weil sie in der Regel keine oder nur wenige wertvolle andere Nährstoffe, wie Vitamine oder Mineralstoffe, enthalten.

Energie- und Nährstoffbedarf

Die Energie aus der Nahrung: nutzbar durch Verbrennung

Der Organismus deckt seinen Energiebedarf für das Wachstum, für die Aufrechterhaltung der Körpertemperatur und für alle Stoffwechselleistungen aus der Verbrennung von Fetten und Kohlenhydraten. Eiweiß wird nur zu einem geringen Teil für die Verbrennung herangezogen, weil es primär andere Aufgaben im Körper zu erfüllen hat.

Chemisch gesehen werden bei der Verbrennung, zum Beispiel von Kohle, die drei Elemente Kohlenstoff (C) Wasserstoff (H) und Sauerstoff (O_2) zu Kohlendioxid (CO_2) und Wasser (H_2O) umgesetzt. Die Nährstoffe Fett, Kohlenhydrate und Eiweiß könnten wir prinzipiell auch im Ofen verbrennen und die dabei frei werdende Energie als Wärme nutzen. Die Verbrennung der Nährstoffe im Stoffwechsel unterscheidet sich von der im Ofen nur dadurch, dass sie nicht so plötzlich (unter Flammenbildung), sondern in vielen Teilschritten langsam erfolgt. Die dabei frei werdende Energie wird über den Stoffwechsel für die verschiedenen Leistungen des Körpers nutzbar gemacht. Endprodukte des Stoffwechsels von Fetten und Kohlenhydraten sind dabei – wie im Ofen – Kohlendioxid und Wasser, die mit der Atmung über die Lunge bzw. über die Niere und den Darm ausgeschieden werden.

Der Begriff der »Kalorie« und des »Joule«
Der in Kalorien ausgedrückte Brennwert – also die frei werdende, nutzbare Wärmeenergie – beträgt für Fett 9 Kilokalorien (kcal), für Kohlenhydrate und Eiweiß jeweils 4 Kilokalorien (kcal) pro Gramm. Die Kalorie ist eine – an sich veraltete, aber überall noch gebräuchliche – Einheit für den Wärme- oder Energiegehalt einer Substanz. Dabei hat es sich in unserer Umgangssprache eingebürgert, dass wir zwar von »1 Kalorie« sprechen, damit jedoch »1 Kilokalorie (kcal)« gemeint ist. Eine Kilokalorie (kcal) ist die Energiemenge, die notwendig ist, um 1 Liter Wasser von 14,5°C auf 15,5°C bei normalem Atmosphärendruck zu erwärmen. Die Einheit »Kalorie« wurde auf Grund internationaler Vereinbarungen offiziell auf die Einheit »Joule« geändert, weil diese besser geeignet ist, um verschiedene Energiearten im Bereich der Physik ineinander umzurechnen. In der Praxis werden beide Einheiten verwendet. Genau berechnet entspricht 1 Kilokalorie (kcal) 4,184 Kilojoule (kJ). Vereinfacht rechnet man 1 kcal = 4 kJ.

Was ist das: »richtiges Gewicht«?
Der Energiebedarf des erwachsenen Menschen setzt sich aus zwei Parametern zusammen: zum einen aus dem Grundumsatz, für so grundlegende Leistungen des Stoffwechsels wie die Aufrechterhaltung der Atmung und die Tätigkeit des Herzmuskels. Er fällt selbst bei völliger Ruhe an. Zum anderen besteht der Energiebedarf aus dem Arbeits- oder Leistungsumsatz, dem zusätzlichen Bedarf für jede Art von körperlicher Betätigung. Der den verschiedenen physiologischen Zuständen und körperlichen Betätigungen entsprechende Energiebedarf ist der Tabelle unten und der auf Seite 78 zu entnehmen.

Kalorienverbrauch bei verschiedenen Tätigkeiten

Tätigkeit	Kalorienverbrauch pro 15 Min.
Arbeiten am Computer	26
Backen	35
Badminton spielen	95
Bergwandern ohne Gepäck	119
Bügeln	62
Fußball spielen	129
Gehen	78
Golf spielen	83
Gymnastik	65
Klavier spielen	39
Kochen	44
Laufen (11 km/h, Ebene)	188
Nähen	32
Radfahren (15 km/h)	98
Rasen mähen	110
Reinigen allgemein	60
Schwimmen, Brust-	158
Skifahren	96
Skiwandern	140
Squash spielen	207
Tanzen	50
Tennis spielen	107
Tischtennis spielen	66
Volleyball spielen	50
Walking	78

Ob die Energiezufuhr über die Nahrung dem tatsächlichen Bedarf entspricht, lässt sich leicht aus dem Körpergewicht ablesen. Dabei stehen verschiedene Berechnungsformeln zur Verfügung, die es ermöglichen, das »richtige« Körpergewicht und den Bereich, in dem Übergewicht definiert ist, zu ermitteln.
Eine dieser Berechnungsformeln ist der so genannte »Broca-Index« (so genannt nach dem Arzt Broca, der diese Formel entwickelt hat). Dieser Broca-Index definiert das Normalgewicht als das Gewicht (in kg), das sich aus der Formel »Körpergröße (in cm) minus 100« ergibt. Eine Frau mit 165 cm Körpergröße hätte damit ihr Normalgewicht bei 65 kg. Nach Broca liegt dann echtes Übergewicht vor – mit einem entsprechend erhöhten Risiko für die Gesundheit – wenn das tatsächliche Körpergewicht das Normalgewicht um 15% oder mehr übersteigt. Der Broca-Index hat allerdings den Nachteil, dass kleine Personen eher zu oft, große Personen dagegen eher zu selten als übergewichtig eingestuft werden.

Neue Berechnungsformel:
Eine geeignetere Berechnungsformel zur Ermittlung des Normal- und Übergewichtes ist der »Body-Mass-Index« (BMI), der anders als der Broca-Index kleinere Menschen nicht benachteiligt.
Der Body-Mass-Index ergibt sich aus dem Quotienten »tatsächliches Gewicht (in kg) geteilt durch [Körpergröße (in m)]^2«. Eine Frau von 165 cm Größe und einem Gewicht von 65 kg würde einen Body-Mass-Index von 23,9 erreichen. Ein Nomogramm zur einfachen Ermittlung des Body-Mass-Index befindet sich auf der nächsten Seite.
Um den Index-Wert einschätzen zu können und zu beurteilen, ob eher tolerierbares oder schon Übergewicht vorliegt, stehen sehr detaillierte Tabellen zur Verfügung, die akzeptable Bereiche des Body-Mass-Index – je nach Geschlecht – von leichtem bis starkem Übergewicht abgrenzen. Zur einfacheren Veranschaulichung finden Sie auf der nächsten Seite – sortiert nach Altersgruppe – jeweils Bereiche aufgeführt, innerhalb derer ein akzeptabler Body-Mass-Index vorliegt. Liegt der errechnete BMI über diesem Bereich, liegt ein Übergewicht vor, das unbedingt abgebaut werden sollte.

Verbinden Sie mit einem Lineal die Körpergröße (linke Achse) mit dem Körpergewicht (rechte Achse). Im Schnittpunkt mit der mittleren Achse können Sie den jeweiligen BMI annäherungsweise ablesen.

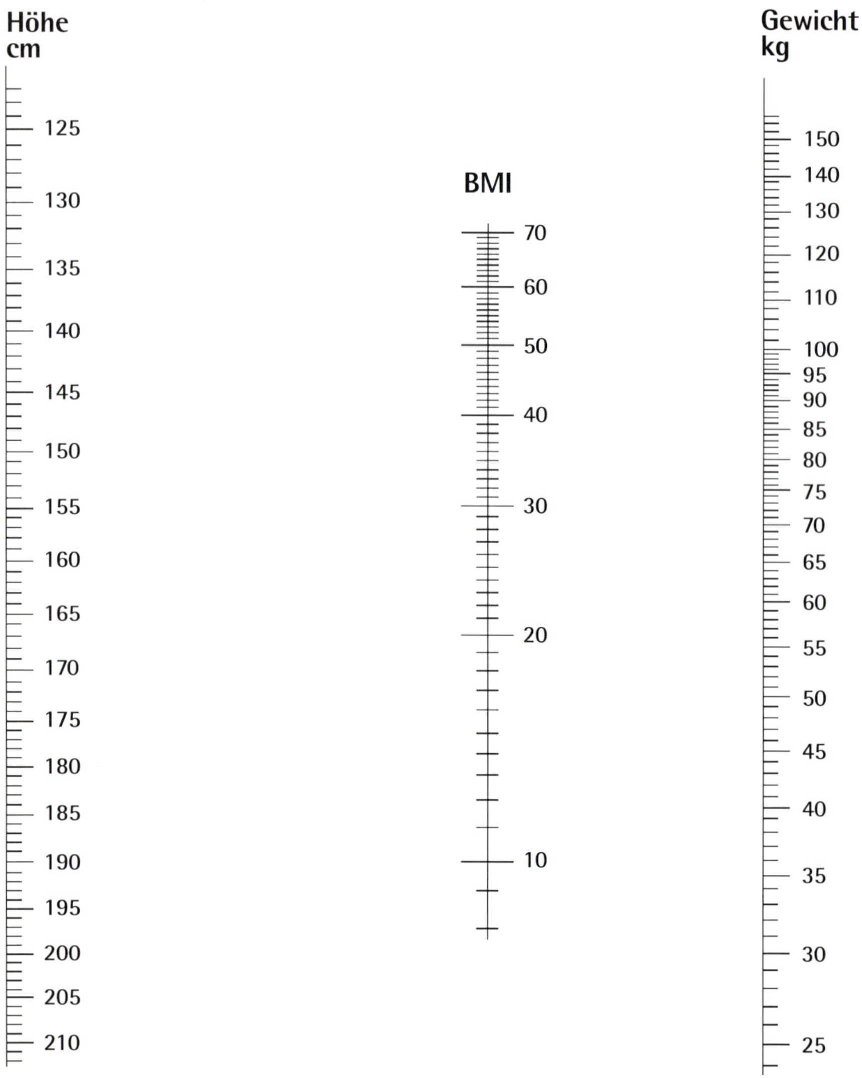

Bewertung des BMI unter Berücksichtigung des Alters

Altersgruppe	wünschenswerter BMI
19–24 Jahre	19–24
25–34 Jahre	20–25
35–44 Jahre	21–26
45–54 Jahre	22–27
55–64 Jahre	23–28
≥ 65 Jahre	24–29

Übergewichtige Menschen sollten den Verzehr kalorienreicher und hierbei insbesondere fettreicher Nahrungsmittel einschränken. Denn bei starkem Übergewicht drohen verkürzte Lebenserwartung, Herz-Kreislauf-Schäden und zahlreiche Erkrankungen des Stoffwechsels wie Diabetes oder Gelenkerkrankungen.

Die Inhaltsstoffe unserer Nahrung: die Nährstoffe

Unsere Nahrung setzt sich aus energieliefernden Nährstoffen zusammen (Fette, Kohlenhydrate, Eiweiß) sowie aus nicht-energieliefernden Nährstoffen (Vitamine, Mineralstoffe). Weiter unterscheiden wir zwischen lebenswichtigen Nährstoffen, funktionell wichtigen und austauschbaren Nährstoffen.

Lebenswichtige Nährstoffe
Das sind die Nahrungsbestandteile, ohne deren Zufuhr der Körper bestimmte Stoffwechselvorgänge nicht aufrechterhalten kann. Es sind Substanzen, die der Körper nicht selbst bilden kann und die er deshalb regelmäßig von außen zuführen muss. Für kurze Zeiträume kann man sie entbehren, weil sie dann den Vorräten des Organismus entnommen werden. In diese Gruppe von Nährstoffen gehören bestimmte Fettsäuren, bestimmte Bestandteile des Eiweißes (Aminosäuren) sowie alle Vitamine, Mineralstoffe

und Spurenelemente. Die Zeit, die bei unzureichender Zufuhr bis zu sichtbaren Mangelerscheinungen vergeht, hängt von der Möglichkeit und Menge der Speicherung im Körper ab. Fettlösliche Vitamine können relativ gut gespeichert werden, vor allem in der Leber, während die meisten wasserlöslichen Vitamine nur kurze Zeit im Körper speicherbar sind. Demzufolge kommt es bei den wasserlöslichen Vitaminen viel schneller zu Mangelerscheinungen.

Funktionelle Inhaltsstoffe

Das sind Nahrungsbestandteile, ohne die der Körper im Grunde zwar auskommen kann, deren ungenügende Zufuhr sich aber dennoch in Stoffwechselstörungen oder Erkrankungen ausdrückt. Zu dieser Gruppe zählen Bestandteile pflanzlicher Nahrungsmittel, die nicht primär als Energielieferanten oder als lebensnotwendige Nährstoffe gelten; sie werden deshalb als biologisch wirksame oder sekundäre Inhaltsstoffe bezeichnet. Am besten bekannt sind die in Getreide und Gemüsearten enthaltenen Ballaststoffe mit ihrer großen Bedeutung für die Darmfunktion. Zu dieser Gruppe zählen aber auch Phytosterine aus Pflanzen, die die Cholesterinaufnahme in den Körper hemmen, sowie viele Farb-, Geschmack- und Duftstoffe, die Gemüse, Obst und Gewürzen ihre typische Farbe und ihren typischen Geschmack und Geruch verleihen. Manchen von ihnen wird eine gewisse vorbeugende Wirkung gegen ernährungsabhängige Erkrankungen wie Krebs oder Herz- und Gefäßerkrankungen zugeschrieben.

Wie Sie die Nährstoffe richtig kombinieren

Weitgehend untereinander »austauschbar« in ihrer Rolle als Energielieferanten sind Fette und Kohlenhydrate und in einem gewissen Anteil auch Eiweiß. Wichtig ist dabei vor allem aber ein ausgewogenes Verhältnis der drei Hauptnährstoffe untereinander. Für den gesunden Erwachsenen wird folgende Verteilung in Prozent der täglichen Kalorienaufnahme empfohlen: 8–10 Prozent Eiweiß, 30 Prozent Fett, mindestens 50 Prozent Kohlenhydrate. Das entspricht bei einer Tageszufuhr von 2000 Kalorien 40–50 g Eiweiß, 65 g Fett und mindestens 250 g Kohlenhydrate. Dies verdeutlich die Grafik oben rechts.

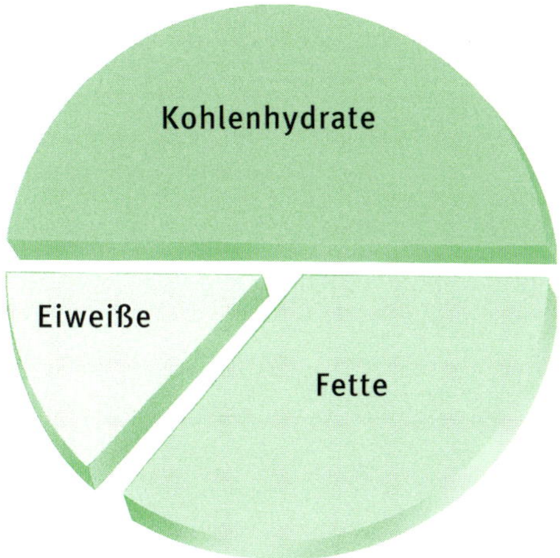

Ideale Zusammensetzung der Hauptnährstoffe

Energie liefernde Nährstoffe

Fette

Nahrungsfette sind aus den Bausteinen Glycerin und Fettsäuren aufgebaut. Sie enthalten auch eine Reihe weiterer Bestandteile wie die fettlöslichen Vitamine, Farb- und Aromastoffe und Antioxidantien, die das Fett vor Oxidation – also einem Verderb durch Sauerstoffeinwirkung – schützen sowie Cholesterin und pflanzliche Sterine. Diese Fettbegleitstoffe zusammengenommen machen allerdings nur etwa 1 Prozent des Nahrungsfettes aus.

Gesättigte und ungesättigte Fettsäuren

In vielen Fettsäuren sind so viele Wasserstoffatome enthalten, wie es nach den Gesetzen der chemischen Bindung nur möglich ist. Sie sind, wie man sagt, mit Wasserstoffatomen gesättigt. Deshalb nennt man solche Fettsäuren auch »gesättigte Fettsäuren«. Daneben gibt es Fettsäuren, die 2, 4, 6 oder 8 Wasserstoffatome weniger haben als die gesättigten; man nennt sie »einfach ungesättigt« (wenn sie 2 Wasserstoffatome weniger haben), ansonsten »mehrfach ungesättigte Fettsäuren« (Polyenfettsäuren).

Bei den gesättigten Fettsäuren unterscheidet man je nach Molekülgröße (Kettenlänge) zwischen kurz-, mittel- und langkettigen Fettsäuren. Die mittelkettigen Fettsäuren werden leichter in den Körper aufgenommen und schneller abgebaut als die langkettigen. Sie werden daher für einige Diäten und bei Fettstoffwechselstörungen empfohlen. Natürlicherweise kommen solche kurz- und mittelkettigen Fettsäuren allerdings nur in relativ geringer Menge zum Beispiel in Butter vor. Im Rahmen eines Diätplans müssen deshalb spezielle Diätfette (MCT-Fette) mit kurz- und mittelkettigen Fettsäuren verwendet werden. Gesättigte und einfach ungesättigte Fettsäuren (zum Beispiel die den Hauptteil des Olivenöls ausmachende Ölsäure) kann der Körper aus kleineren Molekülen aufbauen oder aus Kohlenhydraten wie Stärke oder Zucker umbauen. Nicht aufbauen kann der Körper dagegen eine Reihe mehrfach ungesättigter Fettsäuren, die deshalb auch als »essentielle« (lebensnotwendige) Fettsäuren bezeichnet werden. Zu ihnen gehören hauptsächlich die Omega-6-Fettsäuren, Vertreter der Linolsäuregruppe, die in Pflanzenölen und tierischen Fetten vorkommen, sowie Vertreter der Linolensäuregruppe, die Omega-3-Fettsäuren, die in Fischölen und manchen Pflanzenölen (Leinsamen-, Raps- und Sojaöl) enthalten sind.

Cis- und trans-Fettsäuren

Die ungesättigten Fettsäuren, die für den Körper essentiell sind, kommen in den Nahrungsfetten in der Regel in einer bestimmten chemischen Form vor, nämlich als »cis-Fettsäuren«. Ausnahme hiervon macht das Fett aus der Milch von Wiederkäuern, beispielsweise Kuhmilch, in dem Fettsäuren in kleinen Mengen als so genannte »trans-Fettsäuren« enthalten sind. Trans-Fettsäuren kommen aber auch in gehärteten oder stark erhitzten Fetten vor. Da solche trans-Fettsäuren vermutlich den Cholesterinspiegel erhöhen und zum Risiko einer Gefäßschädigung beitragen, sollen möglichst wenig trans-Fettsäuren mit der Nahrung aufgenommen werden. Dank der modernen Methoden bei der Speiseöl- und Margarineherstellung ist der Gehalt der Nahrungsfette an trans-Fettsäuren sehr gering; mit einer gemischten Kost werden etwa 3–5 g pro Tag aufgenommen.

Diese Menge kann der Körper gut verkraften. Allerdings soll generell darauf geachtet werden, dass der Anteil der trans-Fettsäuren in der täglichen Ernährung möglichst gering bleibt.

Wenig gesättigte, viel ungesättigte Fettsäuren essen
Das Verhältnis der mehrfach ungesättigten zu den gesättigten Fettsäuren wird als P/S-Quotient bezeichnet und dient der Beurteilung des Wertes eines Nahrungsfetts.
Beim Erwachsenen gilt als erwiesen, dass die Zufuhr großer Mengen gesättigter Fettsäuren ein hohes Risiko für die Entstehung von Herz- und Gefäßkrankheiten darstellt. Optimal ist eine Fettsäurezusammmensetzung, die in etwa zu je einem Drittel aus gesättigten, einfach ungesättigten und mehrfach ungesättigten Fettsäuren besteht. Insgesamt sollen die Fette ca. 30% der Gesamtenergiezufuhr über die Nahrung ausmachen.

Kohlenhydrate

Kohlenhydrate machen mengenmäßig den Hauptanteil in allen Kostformen aus. Zumindest sollten sie im Vergleich zu Fett und Eiweiß der Hauptbestandteil der täglichen Ernährung sein. Empfehlenswert ist eine Kohlenhydratzufuhr von mindestens 50 Prozent der Gesamtenergiezufuhr. Bei den Kohlenhydraten unterscheiden wir zum einen die hochmolekularen Kohlenhydrate, so genannte Polysaccharide wie die Stärke oder Bestandteile der Pflanzenfaser, die Zellulose. Zum anderen gehören zu den Kohlenhydraten die niedermolekularen, leicht löslichen Zucker, die – weil sie nur aus einem oder zwei Bausteinen bestehen – auch als Mono- oder Disaccharide bezeichnet werden.

Auch Ballaststoffe sind Kohlenhydrate
Während der Körper Kohlenhydrate wie Zucker und Stärke ohne weiteres abbauen und im Stoffwechselgeschehen verwerten kann, sind Faserbestandteile wie die Zellulose unverdaulich. Sie müssen von Darmbakterien aufgeschlossen werden, um dem Körper als Nährstoff verfügbar gemacht zu werden (s. auch Seite 75) In der GROSSEN GU NÄHRWERT-KALORIEN-TABELLE wird die Spalte »Kohlenhydrate« unterteilt und enthält Gehaltsangaben – soweit Analysendaten vorliegen – von verwertbaren Kohlenhydraten und nicht verwertbaren Ballaststoffen.

Lebensmittelpyramide
Die Größe der Fläche verdeutlicht, wie viel von welcher Lebensmittelgruppe verzehrt werden soll.

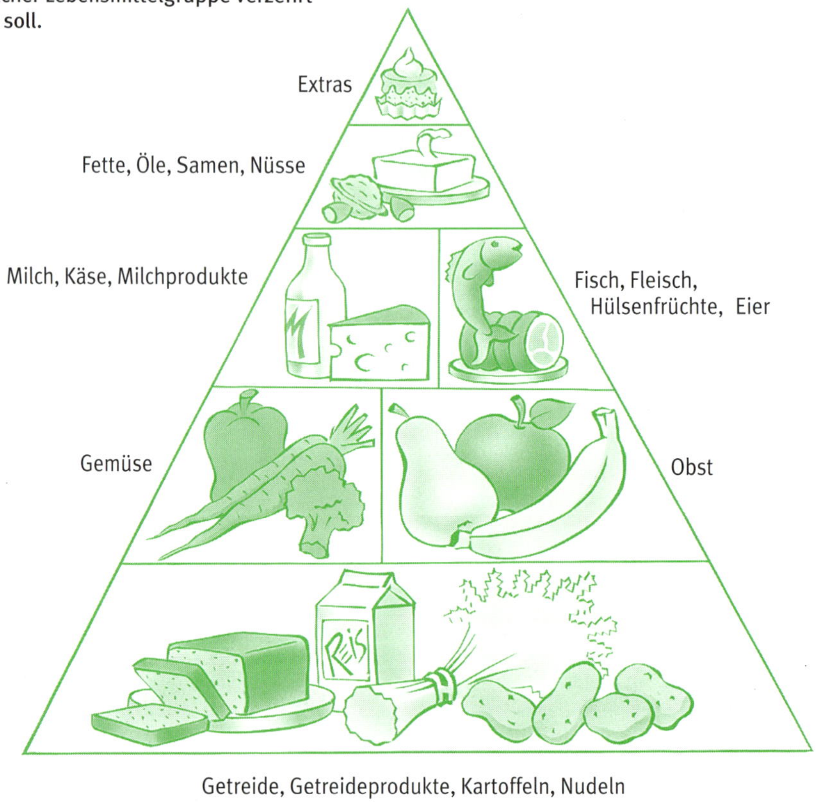

Stärke und Einfachzucker
Stärke kann vom Körper nur verwertet werden, wenn sie vorher im Mund, hauptsächlich aber im Darm, in ihre Bausteine, die Zucker, aufgespalten wird. Man könnte daher denken, es sei belanglos, ob man die hochmolekulare (langkettige) Stärke oder gleich die niedermolekularen (kurzkettigen) Zucker verzehrt. Das ist jedoch nicht der Fall. Denn bei der Verdauung von stärkehaltigen Lebensmitteln zusammen mit Ballaststoffen wird der entstehende Zucker langsamer in den Körper aufgenommen und im Stoffwechsel verarbeitet als reiner Haushalts- oder Traubenzucker.

Das wirkt sich günstig auf den Blutzuckergehalt aus und führt bei weitem nicht so rasch (und heftig) zu einem erneuten Hungergefühl wie der Verzehr von Einfachzuckern. Stärke nehmen wir selten in reiner Form – etwa als Stärkepudding – auf, sondern meist in Form von Lebensmitteln, die, wie zum Beispiel das Getreide, weitere wichtige Nährstoffe wie Vitamine und Mineralstoffe enthalten. Stärkereiche Lebensmittel sind daher ernährungsphysiologisch oft besonders wertvoll. Zucker hingegen bringen in der Regel keine Vitamine oder Mineralstoffe mit.

Nur gelegentlich etwas Süßes

Eine generelle Warnung vor Zucker ist dennoch unberechtigt, weil es auf die Zusammensetzung der gesamten Tageskost ankommt. Das heißt, dass der Genuss einzelner, weniger wertvoller Lebensmittel mit einem – mengenmäßig reichlichen – Verzehr hochwertiger Nahrungsmittel mit hohem Gehalt an essentiellen Nährstoffen durchaus ausgeglichen werden kann. Um Missverständnissen vorzubeugen, sei darauf hingewiesen, dass es bei Menschen, die ihren Tagesenergiebedarf überwiegend durch Lebensmittel mit geringer Nährstoffdichte decken, zu Fehlernährung und Übergewicht kommen kann. Hier spielt jedoch nicht nur der Zuckerverzehr eine Rolle, sondern die gesamten Ernährungsgewohnheiten. Ein Verzehr von Zucker wird von Seiten der Ernährungswissenschaftler dann toleriert, wenn er 10% der täglichen Energieaufnahme nicht übersteigt.

Eiweiß

Was wir im Allgemeinen als »Eiweiß« bezeichnen, nennen die Wissenschaftler »Protein« (vom griechischen »proton« = das Erste, Wichtigste). Diese Bezeichnung ist auch treffender, um eine Verwechslung mit dem Weißen des Hühnereis, dem Eiklar, zu vermeiden. Eiweiß enthält außer den drei Arten von Elementen, aus denen sich Fette und Kohlenhydrate aufbauen (C, O, H), noch ein viertes Element, den Stickstoff (N), der im Organismus eine wichtige Rolle spielt, weil er zum Aufbau vielfältiger Verbindungen benötigt wird, zum Beispiel als Bestandteil des Harns. Lebenswichtig ist nicht das Protein selbst, sondern seine Bausteine, die Aminosäuren. Die Menge und Art der Aminosäuren, aus der sich ein Eiweiß zusammensetzt, ist von Protein zu Protein unterschiedlich. Beide bestimmen aber ganz maßgeblich, welchen Wert ein bestimmtes Protein in der Ernährung hat. Generell ist tierisches Eiweiß wertvoller – man sagt auch: biologisch hochwertiger – als pflanzliches Eiweiß. Das liegt daran, dass das Protein aus tierischen Eiweißquellen wie Fleisch, Fisch, Ei oder Milchprodukten dem körpereigenen Eiweiß von seiner Aminosäurenzusammensetzung her ähnlicher ist als pflanzliche Eiweiße. Dennoch lässt sich auch aus pflanzlichen Nahrungsmitteln, also mit einer überwiegend vegetarischen Kost, durch sinnvolle Kombination verschiedener Eiweißquellen eine im Eiweißgehalt vollwertige Kost zusammenstellen (»Ergänzungswirkung«). Diese Ergänzungswirkung ist im Kasten an einigen Beispielen dargestellt.

Gute Kombinationen unterschiedlicher Eiweißquellen

$^2/_3$ Kartoffeln und $^1/_3$ Ei
$^3/_4$ Milch und $^1/_4$ Weizenmehl
$^1/_2$ Milch und $^1/_2$ Kartoffeln
$^2/_3$ Bohnen und $^1/_3$ Ei
$^1/_2$ Bohnen und $^1/_2$ Mais

Eine ungenügende Proteinzufuhr führt zu Störungen der körperlichen und geistigen Entwicklung. Leistungsfähigkeit und Leistungsbereitschaft lassen

Vollwertig essen und trinken nach den 10 Regeln der DGE

Vielseitig essen

Getreideprodukte – mehrmals am Tag und reichlich Kartoffeln
Vollkorn bevorzugen. Kartoffeln am besten in der Schale kochen.

Gemüse und Obst – nimm »5« am Tag
5 Portionen Gemüse und Obst, möglichst frisch, nur kurz gegart – idealerweise zu jeder Hauptmahlzeit und auch als Zwischenmahlzeit.

Täglich Milch, Milchprodukte, Käse
Einmal in der Woche Fisch.
Fleisch, Wurstwaren sowie Eier in Maßen.

Wenig Fett und fettreiche Lebensmittel
Möglichst Fette pflanzlicher Herkunft verwenden (Sonnenblumenöl, Rapsöl, Distelöl)

Zucker und Salz in Maßen

Reichlich Flüssigkeit
Wasser ist absolut lebensnotwendig.
Trinken Sie rund 1,5 Liter Flüssigkeit jeden Tag (Wasser, Mineralwasser, Kräuter- und Früchtetees). Alkoholische Getränke sollen nur in kleinen Mengen konsumiert werden. Männer z. B. 0,5 l Bier oder 0,25 l Wein oder 0,06 l Branntwein pro Tag, was etwa 20 g bzw. 25 ml reinem Alkohol entspricht, Frauen nur die Hälfte davon.

Schmackhaft und schonend zubereiten
Garen bei möglichst niedrigen Temperaturen, wenn möglich kurz, mit wenig Wasser und wenig Fett.

Nehmen Sie sich Zeit, genießen Sie Ihr Essen
Bewusstes Essen hilft, richtig zu essen. Auch das Auge isst mit. Lassen Sie sich Zeit beim Essen.

Achten Sie auf Ihr Wunschgewicht und bleiben Sie in Bewegung
Mit dem richtigen Gewicht fühlen Sie sich wohl und mit reichlich Bewegung bleiben Sie in Schwung. Tun Sie etwas für Fitness, Wohlbefinden und Ihre Figur!

modifiziert nach:
Deutsche Gesellschaft für Ernährung e.V., 2000

nach, die Widerstandsfähigkeit gegenüber Infektionskrankheiten sinkt. Deshalb ist auf eine genügend hohe Zufuhr qualitativ hochwertiger Proteine zu achten. Andererseits ist bei der heutigen Ernährung in den westlichen Industrieländern – wie Untersuchungen gezeigt haben – die Eiweißzufuhr eher reichlich als zu knapp bemessen, so dass ein Eiweißmangel heute, mit Ausnahme von speziellen Stoffwechselerkrankungen, eigentlich nicht vorkommt. Eine ständig überhöhte Eiweißzufuhr dagegen kann den Stoffwechsel und die Niere über die Maßen belasten und – langfristig – zu Erkrankungen führen. Nach den ernährungswissenschaftlichen Empfehlungen sollten nur 12–15 Prozent der täglichen Energiezufuhr in Form von Eiweiß erfolgen.

Nicht-energieliefernde Nährstoffe

Mineralstoffe

Dazu zählen die anorganischen Bestandteile der Nahrung, die im Stoffwechsel und für das Wachstum viele Aufgaben erfüllen. Mineralstoffe sind für den Organismus essentiell, er kann sie nicht selbst bilden, sondern muss sie mit der Nahrung aufnehmen. Bei den Mineralstoffen unterscheiden wir nach der Menge, in der sie im Körper vorkommen, zwischen so genannten Mengenelementen (mehr als 50 mg pro kg Körpergewicht = 0,005 Prozent) und Spurenelementen (weniger als 50 mg pro kg Körpergewicht). Zu den Mengenelementen gehören Natrium, Kalium, Calcium, Phosphor und Magnesium. Welche Mengen wir – laut den aktuellen D-A-CH-Referenzwerten für die Nährstoffzufuhr – davon benötigen, sehen Sie in den Tabellen auf den Seiten 78 bis 80. Einzige Ausnahme bei dieser Einteilung in Mengen- und Spurenelemente bildet das Eisen, weil es zwar zu den Spurenelementen zählt, jedoch in größeren Mengen im Körper enthalten ist.
Ein anderes Unterscheidungsmerkmal ist die vom Körper von den jeweiligen Elementen benötigte Menge. Der Bedarf an den Mengenelementen liegt in der Größenordnung von Gramm, während der Bedarf an den Spurenelementen sich im Bereich von Milli- oder Mikrogramm bewegt.

Natrium und Kalium regulieren im Körper den Wasserhaushalt und die Muskeltätigkeit (= Kontraktion) und sind an vielen Stoffwechselvorgängen beteiligt.
Calcium und Phosphor sind wichtig für Aufbau und Erhaltung von Knochen und Zähnen. Calcium wird zudem für die Blutgerinnung und die Muskelkontraktion benötigt. Die Bestimmung des Bedarfs ist schwierig. Obwohl sich der gesunde Organismus an eine niedrige Calciumzufuhr anzupassen vermag (der Mindestbedarf liegt bei 500 mg), sollten Erwachsene idealerweise mehr als 800 mg Calcium pro Tag aufnehmen, um beispielsweise einer Knochenerweichung (Osteoporose) in höherem Alter vorzubeugen. Die empfehlenswerte Höhe der Calciumzufuhr in den verschiedenen Lebensaltern ist der Tabelle auf Seite 78 zu entnehmen. Die Zufuhr an Phosphor dagegen liegt bei der hierzulande üblichen Ernährung weit oberhalb des eigentlichen Bedarfs. Eine Ausnahme bilden lediglich gestillte Neugeborene. Die in der Tabelle auf Seite 80 angegebenen Werte für eine gut verträgliche Phosphorzufuhr beruhen nicht etwa auf Bedarfsschätzungen, sondern sind als die Zufuhrwerte zu verstehen, die sich ergeben, wenn man bei den übrigen Nährstoffen die Empfehlungen so gut wie möglich berücksichtigt. Die beste Verwertung von Calcium ist bei einem Calcium-Phosphor-Verhältnis von 1:1,2 gegeben.
Magnesium ist ebenfalls am Aufbau von Knochen und Zähnen beteiligt. Außerdem wird es für die Muskelarbeit und den Wasserhaushalt zahlreicher Enzyme benötigt. Eine unzureichende Magnesiumzufuhr führt daher relativ rasch zu Stoffwechselstörungen. Der Magnesiumbedarf von 300–400 mg pro Tag wird – zumindest in Deutschland – durch die übliche Ernährung annähernd gedeckt.

Spurenelemente

Zu den Spurenelementen, die für unseren Körper essentiell sind, zählen **Eisen, Zink, Mangan, Kupfer, Selen, Chrom, Molybdän, Kobalt, Jod und Fluor.** Sie sind Bestandteile von Enzymen oder anderen Wirkstoffen im Körper und haben als solche wichtige Funktionen in verschiedenen Bereichen des Stoffwechsels. Für sie alle gilt, dass eine Unterversorgung beim Menschen zu vielfältigen – nicht immer klar zu diagnostizierenden – Mangelsymptomen führt. In der GROSSEN GU NÄHRWERT-KALORIEN-TABELLE sind einige der Spurenelemente aufgeführt, für die zumindest umfangreiche analytische Werte vorliegen. Bei den meisten Spurenelementen liegt, grob zusammengefasst, wahrscheinlich eine ausreichende Zufuhr vor – wenigstens dann, wenn die Ernährung vielseitig gestaltet wird und keine speziellen Erkrankungen vorliegen. **Eisen**mangel betrifft die meisten Frauen im gebärfähigen Alter – und zwar deshalb, weil sie über die monatliche Regelblutung regelmäßig Blut und damit auch Eisen (als Bestandteil der roten Blutkörperchen) verlieren.
Die **Fluor**zufuhr ist vor allem dort unzureichend, wo das Trinkwasser fluorarm ist, und damit in weiten Teilen der Bundesrepublik.
Jodmangel ist ausgesprochen weit verbreitet; eine Ausnahme bilden nur die Küstenregionen, in denen traditionell viel Seefisch gegessen wird. Denn Jod ist ursprünglich im Meerwasser gelöst und findet sich unter den Nahrungsmitteln eigentlich nur im Seefisch in nennenswerten Mengen. Eine zweite wichtige Jodquelle ist heute jodiertes Speisesalz oder Meersalz. Durch die mittlerweile übliche Praxis, auch industriell hergestellte Lebensmittel und Speisen in Kantinen und Mensen mit jodiertem Speisesalz zuzubereiten, konnte der Jodmangel zum Teil bereits wirksam eingedämmt werden.
Da für die meisten Lebensmittel analytische Angaben zu ihrem Gehalt an Eisen und Fluor vorliegen, sind diese beiden Elemente in die Haupttabelle auf-

Bedarfsdeckung nicht immer gewährleistet
Bei drei Spurenelementen ist die Zufuhr bei bestimmten Bevölkerungsgruppen oder in manchen Regionen oft unzureichend: bei **Eisen, Jod und Fluor.** Das kann bei den Betroffenen die Gesundheit beeinträchtigen: bei Eisen die Blutbildung und den Sauerstofftransport im Blut, bei Jod die Funktion der Schilddrüse und bei Fluor die Widerstandsfähigkeit der Zähne gegenüber Karies.

genommen worden. Für den Gehalt an Mangan, Kupfer, Zink, Chrom, Selen und Jod liegen weit weniger Analysenwerte vor; deshalb werden diese Spurenelemente in einer separaten Tabelle ab Seite 88 erfasst. Für die Elemente Eisen, Zink und Jod werden außerdem Werte zur empfehlenswerten Zufuhr in der Tabelle auf Seite 78 angegeben. Der genaue Bedarf an den übrigen Spurenelementen hingegen ist nicht genau bekannt. Deshalb sind in der Tabelle auf Seite 80 – zur Orientierung – nur Schätzwerte für eine angemessene Zufuhr genannt.

Vitamine

Vitamine sind für den Organismus essentielle Nährstoffe. Bis auf wenige Ausnahmen kann er sie nicht selbst bilden. Vitamine werden für eine Vielzahl von Stoffwechselprozessen benötigt, vor allem als Katalysatoren, die bestimmte Reaktionen im Körper ermöglichen. Grundsätzlich unterscheiden wir bei den Vitaminen zwischen den fettlöslichen Vitaminen (Vitamine A, D, E, K) und den wasserlöslichen (B-Vitamine, Niacin, Folsäure, Pantothensäure, Biotin, Vitamin C). Die fettlöslichen Vitamine können im Körper gespeichert werden; nach einer regelmäßigen ausreichenden Zufuhr kann der Körper deshalb einige Zeit auch mit einer geringeren Aufnahme auskommen, weil er sich aus seinen Vorräten »bedient«. Die meisten wasserlöslichen Vitamine kann unser Organismus nur wenige Tage entbehren; sie müssen regelmäßig zugeführt werden.

Vitamin D zählt zu den fettlöslichen Vitaminen – und zu den wenigen Ausnahmen, in denen der Körper von einer externen Zufuhr relativ unabhängig ist. Denn bei diesem Vitamin wird die Vorstufe in unserem Organismus gebildet und dann durch ultraviolettes Licht (Sonneneinstrahlung) in die aktive, vitaminwirksame Form überführt. Wer also seinen Körper genügend dem Sonnen- bzw. Tageslicht aussetzt, ist nicht unbedingt auf die Zufuhr von Vitamin D angewiesen. Die Gehalte ausgewählter Lebensmittel an Vitamin D sind in der Vitamin-Tabelle ab Seite 82 zusammengestellt. Vitamin D ist notwendig für den Knochenstoffwechsel; nur wenn wir es ausreichend zuführen, wird genügend Calcium in die Knochen eingebaut. Deshalb führt ein Vitamin D-Mangel bei Kindern zu Rachitis, bei Erwachsenen zur Osteomalazie (Knochenerweichung).

Vitamin A – wissenschaftlich »Retinol« genannt – kommt nur in Lebensmitteln tierischer Herkunft vor. In pflanzlichen Lebensmitteln findet sich die Vorstufe von Vitamin A, das »Beta-Carotin« und andere Carotine. Diese können im Körper in die vitaminwirksame Form umgewandelt werden. Beta-Carotin liefert nur ein Sechstel seines Gewichts als Vitamin A, und auch bei den anderen Carotinen wird nur ein Teil der Wirksamkeit gegenüber dem eigentlichen Vitamin erreicht. Der Gehalt an Vitamin A und Carotinen in Lebensmitteln wird daher in Retinol-Äquivalenten angegeben. Diese Angabe berücksichtigt die unterschiedlichen Vitamin-A-Wirksamkeiten. Der tägliche Bedarf an Vitamin A ist der Tabelle auf Seite 79 zu entnehmen. Eine unzureichende Zufuhr an Vitamin A führt zu Funktionsstörungen von Haut und Schleimhäuten. Ein erstes Symptom ist eine Funktionsstörung der Netzhaut mit einer verringerten Fähigkeit, Hell-Dunkel-Kontraste wahrzunehmen. Das Dämmerungssehen ist herabgesetzt, und es kommt zur »Nachtblindheit«. Bei einem sehr ausgeprägten Mangel, der primär in Entwicklungsländern zu beobachten ist (zum Beispiel Indien, Pakistan, Bangladesch), kann es zu Hornhautaustrocknungen und Erblindung kommen. Neuere Studien haben gezeigt, dass die Carotine und Carotinoide beim Menschen nicht nur als Vorstufe von Vitamin A eine Bedeutung haben, sondern auch eine gewisse Schutzfunktion gegenüber freien Radikalen im Körper ausüben. Solche freie Radikale können durch spontane Reaktionen im Körper oder durch die Einwirkung von schädlichen Umwelteinflüssen entstehen und mit bestimmten Verbindungen zu aggressiven und schädlichen, eventuell sogar Krebs erregenden Substanzen reagieren. Den Carotinen und Carotinoiden wird deshalb auch ein gewisser Schutz vor Krebsarten, wie Lungen-, Speiseröhren- oder Magenkrebs, zugeschrieben. Als wirksam werden 2–4 mg Beta-Carotin pro Tag angesehen. Eine gemischte Kost mit reduzierter Fettaufnahme, viel Gemüse, Obst und Getreideprodukten bietet die Möglichkeit, ausreichend Carotine aufzunehmen und eventuellen Krebserkrankungen vorzubeugen. Es gibt allerdings keinen Grund für gesunde Menschen, Präparate mit großen Beta-Carotin-Mengen einzunehmen. Dennoch besteht keine akute Vergiftungsgefahr, wenn der Körper mehr als die Richtmengen an Beta-Carotin verarbeiten muss.

Vitamin A: In zu hoher Dosierung ein Risiko
Da Vitamin A fettlöslich ist, werden überhöhte Mengen im Körper gespeichert. Eine zu hohe Vitamin-A-Zufuhr kann zu gravierenden Folgen wie Knochenveränderungen oder Entzündungen und Blutungen in verschiedenen Geweben führen. Wird in der Schwangerschaft zu viel Vitamin A zugeführt, können Missbildungen beim Embryo auftreten. Deshalb sollen Vitamin-A-haltige Präparate nur auf Anweisung des Arztes eingenommen werden. Über die Nahrung hingegen ist eine überhöhte Aufnahme nicht zu befürchten, außer es werden häufig Innereien wie Leber gegessen. Denn die Leber ist eines der wichtigsten Speicherorgane im Körper für Vitamin A. In der Schwangerschaft soll beispielsweise – wegen des Risikos für den heranwachsenden Embryo – Leber nicht öfter als einmal im Monat gegessen werden.

Vitamin E ist Bestandteil aller Zellmembranen. Als Antioxidans kommt ihm eine wichtige Schutzfunktion gegenüber dem Angriff freier Radikale und somit bei der Vorbeugung von Krebs und Arteriosklerose zu. Über den Vitamin-E-Bedarf des Menschen und eventuelle Schädigungen durch eine zu hohe Zufuhr dieses Vitamins weiß man noch nicht genug, um exakte Werte angeben zu können. Fest steht aber, dass der Bedarf an Vitamin E in engem Zusammenhang mit der Aufnahme an mehrfach ungesättigten Fettsäuren steht. Wird ihre Zufuhr erhöht, steigt auch der Vitamin-E-Bedarf. Neuere Beobachtungen sprechen aber auch dafür, dass es zu einer Überdosierung kommen kann, wenn extrem hohe Mengen

Vitamin E – zum Beispiel über hoch dosierte Präparate – zugeführt werden. Die empfehlenswerte Zufuhr ist der Tabelle auf Seite 79 zu entnehmen.

Vitamin K ist vor allem für die Blutgerinnung wichtig. Allerdings ist es kein echter »essentieller« Nährstoff. Denn in gewisser Menge wird Vitamin K von den Darmbakterien des (gesunden) Menschen gebildet. Nicht ganz klar ist, inwieweit dieses im Körper gebildete (synthetisierte) Vitamin vom Organismus ausgenutzt werden kann. Denn das Vitamin K wird von der Darmflora in den unteren Darmabschnitten gebildet, wo an sich keine nennenswerte Aufnahme (Resorption) von fettlöslichen Vitaminen mehr stattfindet. Daher ist eine Zufuhr mit der Nahrung in bestimmten Grenzen unerlässlich. Andererseits sind bei gesunden Menschen keine ernährungsbedingten Symptome eines Vitamin-K-Mangels bekannt – auch nicht zum Beispiel bei einer vegetarischen Ernährung –, so dass die Eigensynthese im Darm offensichtlich doch einen nennenswerten Beitrag für die Bedarfsdeckung an diesem Vitamin leistet.

Neue Werte für Vitamin K
Da die Analysemethoden hinsichtlich der Bestimmung der Vitamin-K-Gehalte in Lebensmitteln in den letzten Jahren verbessert wurden, gibt es seit einiger Zeit neue Vitamin-K-Werte. Diese Werte sind zwar nicht ganz so umfassend, sie erstrecken sich auf weniger Lebensmittel als die früheren Werte. Da aber andererseits mit einer gewissen Eigensynthese von Vitamin K im Körper zu rechnen ist, stellen »Lücken« in der Kenntnis um den Vitamin-K-Gehalt der Nahrung auch kein Risiko dar. Die aktuellen Werte sind in der Vitamin-Tabelle ab Seite 82 aufgeführt.

Bei einer mangelhaften Bildung von Gerinnungsfaktoren, also bei einer Blutungsneigung, wird eine besonders Vitamin-K-reiche Ernährung empfohlen. Andererseits sollen sich Menschen, die mit gerinnungshemmenden Medikamenten (Antikoagulantien) behandelt werden, eher Vitamin-K-arm ernähren. So war wenigstens bis vor kurzem die offizielle wissenschaftliche Empfehlung. Heute kommt es weniger auf eine Vitamin-K-arme Ernährung an, sondern darauf, die Vitamin-K-Zufuhr während der Dauer der Medikamentenbehandlung konstant zu halten, weil häufige Schwankungen der Vitamin-K-Aufnahme die Behandlung ungünstig beeinflussen.

Vitamine der B-Gruppe ist die Sammelbezeichnung für Verbindungen mit zentralen, aber z.T. sehr unterschiedlichen Wirkungen im Stoffwechsel. Zu den Vitaminen der B-Gruppe zählen die »klassischen« B-Vitamine B_1 (Thiamin), B_2 (Riboflavin), B_6 (Pyridoxin), B_{12} (Cobalamin) sowie die Vitamine Niacin, Folsäure, Pantothensäure, Biotin und die Verbindungen Cholin, Inosit und p-Aminobenzoesäure.
Die Vitamine der B-Gruppe üben im Körper überwiegend die Funktion von Katalysatoren aus, sie unterstützen also bestimmte Prozesse im Stoffwechsel. Eine wichtige Vitamin-B-Quelle sind die Randschichten von Getreidekörnern. Vollkornmehle und Vollkornprodukte sind daher besonders reich an diesen Vitaminen. Bei hellen Mehlen, bei denen der Schalenanteil überwiegend entfernt ist, ist der Vitamin-B-Anteil hingegen relativ gering. Die Vitamine der B-Gruppe kommen auch in anderen Lebensmitteln vor. Zum Beispiel sind Milchprodukte eine Quelle für die Vitamine B_2 und B_{12}. Auch bei den Vitaminen der B-Gruppe ist die Lebensmittelanalytik noch weit davon entfernt, exakte Gehaltsangaben für alle dazugehörigen Vitamine machen zu können. Aus diesem Grund sind in der großen Tabelle lediglich Werte für die Vitamine B_1, B_2 und B_6 sowie Niacin aufgenommen worden. Für Folsäure, Vitamin B_{12}, Pantothensäure und Biotin liegen nur für einen Teil der Lebensmittel Analysenwerte vor. Diese Vitamine werden in der Vitamin-Tabelle ab Seite 82 für ausgewählte Lebensmittel angegeben.
Die Vitamine der B-Gruppe kommen in tierischen und pflanzlichen Nahrungsmitteln vor. Eine Ausnahme macht das Vitamin B_{12}, das ausschließlich von Mikroorganismen gebildet werden kann, und das deshalb – außer in fermentierten Nahrungsmitteln wie zum Beispiel Sauerkraut – nur in tierischen Lebensmitteln enthalten ist. Vitamin B_{12} kommt in pflanzlichen Lebensmitteln nur vor, wenn diese einer mikrobiellen Fermentation unterzogen wurden. Für strenge Vegetarier sind solche fermentierten Produkte die einzigen Quellen für Vitamin B_{12}.

Empfindlichkeit von Vitaminen

Vitamin	Zerstörung durch Hitze	Sauerstoff	Licht	Säure	Kochverluste in %
A	–	++	++	–	10–30
D	–	+	+	–	gering
E	–	+	+	–	50
K	+	–	+	–	–
B_1	++	+	–	–	30–50
B_2	+	–	+	–	0–50
B_6	+	–	+	–	0–40
B_{12}	–	+	+	–	
Folsäure	+	–	–	+	0–90
Niacin	–	–	–	–	0–30
Pantothensäure	+	–	–	+	0–45
C	+	+	+	–	20–80

– = unempfindlich + = empfindlich ++ = sehr empfindlich

Vitamin-B-Mangel nicht selten
Eine unzureichende Zufuhr ist bei den Vitaminen der B-Gruppe, zumindest in manchen Bevölkerungsgruppen, keine Seltenheit. Dies liegt unter anderem daran, dass etliche dieser Vitamine im Körper nur kurzfristig gespeichert werden können und viele Vitamine der B-Gruppe empfindlich sind, also bei einer längeren Lagerung des Lebensmittels oder der Verarbeitung zum Teil verloren gehen. Bei einer unausgewogenen, einseitigen Ernährung muss mit einer mangelhaften Vitamin-B-Zufuhr gerechnet werden.

Bedeutung der B-Vitamine

Die Vitamine der B-Gruppe wirken im Körper überwiegend auf die Funktion der Nerven, auf die Haut und die Schleimhäute. Bei Unterversorgung an **Vitamin B_1** stehen zum Beispiel Störungen der Nervenfunktion, bei einem Mangel an **Vitamin B_2** Schleimhautveränderungen im Vordergrund. Ein Mangel an **Niacin und Vitamin B_6** stört die Nährstoffverwertung von Eiweiß, Fett und Kohlenhydraten, bewirkt aber auch Hautveränderungen. Bei **Folsäure**mangel können neben Anämie (Blutarmut) auch Schleimhautveränderungen in der Mundhöhle sowie Störungen im Magen-Darm-Bereich auftreten. Besondere Bedeutung hat Folsäure in der Schwangerschaft, da sie eine zentrale Rolle in der Zellteilung und Zelldifferenzierung des Fötus spielt. Oft liegt keine optimale Versorgung der Schwangeren mit diesem für den Embryo so wichtigen Vitamin vor. Der Mangel an **Vitamin B_{12}** schädigt die Blutzellen (»megaloblastische Anämie«) und – je nach Stärke des Mangels – die Darmschleimhaut. Ein Vitamin-B_{12}-Mangel kann auch die Ursache für einen Folsäure-Mangel sein. Der sehr selten zu beobachtende Mangel an **Biotin** äußert sich in schuppigen Hautveränderungen an Händen, Armen und Beinen. Um eine Unterversorgung mit B-Vitaminen zu vermeiden, ist eine ausgewogene und abwechslungsreiche Mischkost, die Vollkorngetreide, frisches Gemüse, mageres Fleisch und auch Fisch einschließt, besonders wichtig.

Vitamin C gehört zu den Vitaminen, die als eines der ersten erforscht wurden; dementsprechend früh wurden die Auswirkungen des Vitamin-C-Mangels, des »Skorbut«, der sich durch Zahnfleisch- und Magen-Darm-Blutungen sowie Appetitlosigkeit äußert, untersucht. Vitamin C schützt den Körper – ähnlich wie Vitamin E und Beta-Carotin – vor unkontrollierter Radikalbildung und damit vor Zellschädigung. Sicher ist, dass ein Vitamin-C-Mangel die Leistungsfähigkeit vermindert und die Widerstandsfähigkeit gegen Krankheiten beeinträchtigt.

Bedarf lässt sich über viel Frischkost decken
Bei einer gemischten Kost mit viel frischem Obst und Gemüse erübrigt sich im Allgemeinen die Einnahme hoch dosierter Vitamin-C-Präparate. Ständig überhöhte Dosen können den Bedarf steigern. Und: Sie verbessern zwar die Verwertung (Bioverfügbarkeit) von Eisen und Folsäure im Körper, steigern andererseits aber den Bedarf des Körpers an Kupfer und Selen. Vitamin C kommt in der Nahrung in zwei verschiedenen Formen vor, der Ascorbinsäure und der Dehydroascorbinsäure. Da beide Substanzen Vitamin-C-Wirksamkeit haben, sind sie als »Gesamtascorbinsäure« in der GROSSEN GU NÄHRWERT-KALORIEN-TABELLE aufgeführt.
Die D-A-CH-Referenzwerte für die tägliche Vitamin-C-Zufuhr sind auf den Seiten 78/79 angegeben.

Nahrungsbestandteile ohne eigentlichen Nährstoffcharakter

Neben den vorher genannten Nährstoffen enthalten Nahrungsmittel auch unverdauliche Bestandteile, beispielsweise Ballaststoffe, und etliche andere Verbindungen, von denen die einen gesundheitsfördernd wirken (sekundäre Pflanzeninhaltsstoffe), die anderen eher unerwünschte Wirkungen auf unseren Organismus ausüben (beispielsweise Cholesterin, Oxalsäure, Harnsäure bildende Substanzen). Da die Letzteren für Gesunde keine Rolle spielen, sondern erst, wenn bestimmte Stoffwechselerkrankungen vorliegen, wurde die Beschreibung der Inhaltsstoffe Cholesterin, Oxalsäure und Harnsäure bildende Substanzen in das 3. Buchkapitel (»Richtige Ernährung bei Krankheiten«, S. 100) gezogen. Bei den unerwünschten Nahrungsinhaltsstoffen kann es sich aber auch um Schadstoffe, beispielsweise aus der Umwelt, handeln.

Ballaststoffe

Der Begriff umfasst eine Gruppe von Nahrungsbestandteilen, die man früher für »unnötigen Ballast« hielt, weil der Körper sie mit körpereigenen Enzymen nicht aufschließen kann. Sie können von Darmbakterien teilweise gespalten werden und werden so zu einem kleinen Teil für den Körper verwertbar. Zu den Ballaststoffen zählen Pflanzenfasern wie Zellulose, Pektin sowie der Holzbestandteil Lignin.

Der Verzehr von Ballaststoffen verbessert und reguliert die Verdauung und beugt chronischer Darmträgheit vor. In jüngster Zeit schreibt man ihnen noch eine weitaus größere Bedeutung zu: die Verhütung einer Reihe chronischer Darmkrankheiten bis hin zum Dickdarmkrebs sowie eine Senkung überhöhter Cholesterinwerte. Auch wenn diese Erkenntnisse noch nicht voll gesichert sind und verschiedene Wirkungsmechanismen diskutiert werden, sollte die tägliche Kost ballaststoffreicher als bisher sein (mindestens 30 g Ballaststoffe pro Tag). Sehr gute Quellen für Ballaststoffe sind Vollkorngetreideprodukte sowie bestimmte Obst- und Gemüsesorten.

Vor einigen Jahren verstand man unter Ballaststoffen die Bestandteile der Nahrung, die mit Hilfe von Wasser, Alkohol, Äther, verdünnter Schwefelsäure oder Natronlauge in Lösung gingen (Rohfaser). Heute rechnet man auch andere unverdauliche Stoffe dazu, für deren Bestimmung beispielsweise enzymatische Methoden entwickelt wurden. Die so ermittelten Werte liegen im Allgemeinen viel höher (Faktor 3 bis 4) als die früher als Rohfaser erfassten und ermittelten Bestandteile. Die Ballaststoffgehalte in diesem Tabellenwerk sind größtenteils als Annäherungswerte aufzufassen.

Sekundäre Pflanzeninhaltsstoffe

Diese bislang wenig beachteten sekundären Pflanzenstoffe erzielen vielfältige gesundheitsfördernde Wirkungen. Bekannt sind sie vor allem als Farb- und Aromastoffe wie die Carotinoide und Flavonoide. Auch zum Schutz vor natürlichen Feinden bilden Pflanzen jene Stoffe, die alle unter den Begriff sekundäre Pflanzenstoffe oder bioaktive Substanzen zusammengefasst werden. Im Unterschied zu den Vitaminen und Mineralstoffen zählen diese über 10.000 Substanzen nicht zu den essentiellen Nährstoffen, da keine Mangelerscheinungen auftreten, wenn sie in der Nahrung fehlen. Jedoch tragen sekundäre Pflanzenstoffe dazu bei, das Krankheitsrisiko beispielsweise für Krebs oder Herz-Kreislauf-Erkrankungen zu senken. Zur Gruppe der krebsschützenden Inhaltsstoffe zählen unter anderem die Glucosinolate (z.B. Suforaphan in Broccoli) oder die Monoterpene (z.B. in Limonen). Die Carotinoide (z.B. Lycopin in Tomaten) und die Phenolsäuren (z. B. Quercetin in Traubensaft und Rotwein) schützen die Zellen vor Schäden, die freie Radikale auslösen können. Darüber hinaus scheinen die sekundären Pflanzenstoffe auch günstig auf das Immunsystem, den Cholesterin- und Blutzuckerspiegel, den Blutdruck sowie bei Entzündungen zu wirken. Allerdings ist nicht die Einnahme dieser Stoffe als Präparate, sondern die Aufnahme über Obst, Gemüse, Hülsenfrüchte und Getreide zu empfehlen. Vorkommen und Gehalte einiger sekundärer Pflanzenstoffe in Lebensmitteln zeigt die Tabelle ab Seite 98.

Ubichinone

Ubichinone sind Bestandteile der Mitochondrien, den Energiezentralen der Körperzellen. Dort bilden die Ubichinone energiereiche Verbindungen (ATP), ohne die Energie verbrauchende Vorgänge im Körper nicht ablaufen könnten. In der Natur gibt es zehn unterschiedliche Ubichinone, auch Coenzym Q_1 bis Q_{10} genannt. Der Mensch braucht zur Energiegewinnung das Coenzym Q_{10}. Der Organismus kann Coenzym Q_{10} selbst herstellen und aus der Nahrung aufnehmen. Auch Vorstufen, also Coenzym Q_1 bis Q_9, können in der Leber zum Coenzym Q_{10} umgesetzt werden. Eine Tabelle auf Seite 99 zeigt den Ubichinongehalt wichtiger Gemüsesorten.

Säuglingsernährung

Muttermilch ist trotz der unbestrittenermaßen bestehenden Schadstoffbelastung die beste Nahrung für Säuglinge in den ersten Lebensmonaten. Denn die Muttermilch ist in ihrer Zusammensetzung in idealer Weise den Bedürfnissen des Säuglings angepasst, und sie verändert ihre Zusammensetzung über die ersten Monate je nach den Nährstoffen, die der Säugling in den jeweiligen Phasen seiner Entwicklung braucht. Der enge Kontakt zur Mutter beim Stillen hat auch großen Einfluss auf die psychische Entwicklung des Kindes.

Wenn Stillen nicht möglich ist …
Dennoch gibt es gewichtige Gründe (beispielsweise Frühgeburt, Trinkschwäche, Unverträglichkeiten, Enzymdefekte und Stoffwechselerkrankungen beim Säugling, Medikamentenbehandlung der Mutter etc.), die es notwendig machen, das Stillen einzuschränken oder ganz einzustellen. In diesem Fall muss in Absprache mit dem Kinderarzt ein geeigneter Ersatz für die Muttermilch ausgewählt werden. Im Handel erhältlich sind Säuglingsanfangsnahrungen »Pre« (Milchzucker), »1, B« (Milchzucker, Stärke, teilweise zusätzlich andere Kohlenhydrate), Folgenahrungen »2, 3, C« und Spezialnahrungen (Hypoallergene »H. A.« Anfangs- und Folgemilch, Spezialnahrungen auf Sojabasis, hochgradig hydrolisierte Nahrungen). Angaben zu Empfehlungen und Schätzwerten für die tägliche Nährstoffzufuhr von Säuglingen können den Tabellen ab Seite 78 entnommen werden.

Light-Produkte

Da derzeit noch keine gesetzlichen Regelungen vorliegen, kann der Hinweis »light« oder »leicht« unterschiedliche Bedeutungen haben: Ein Light-Produkt kann leicht bekömmlich, besonders kalorienarm oder kalorienreduziert sein, weniger Alkohol, Kohlensäure oder Koffein enthalten. Am häufigsten werden in Lebensmitteln Energieträger wie Fett, Zucker oder Alkohol durch Stoffe mit weniger Kalorien bei gleichem Sättigungseffekt ersetzt. Der Austausch natürlicher Fette durch energieärmere Stoffe hat vor allem in den USA zugenommen. Zu den »Pseudofetten« gehören Stoffe wie Olestra® (Saccharosepolyester) oder Simplesse® (mikropartikuläre Proteinmischung). Diese Substanzen sind in Deutschland teilweise noch verboten, einige dürften aber rechtlich als Lebensmittel einzustufen sein und an Bedeutung bei der Herstellung von »Light«-Produkten gewinnen. Die Nährstoffe ausgewählter Light-Produkte sowie Hinweise für Lebensmittelallergiker liefert die Tabelle ab Seite 62.

Umweltbelastung und Ernährung

Die zunehmende Technisierung trägt zur Erleichterung des Lebens bei, erhöht aber die Gefährdung durch die Umwelt: So ist die Nahrung nicht nur wichtiger Nährstofflieferant, sondern kann auch Quelle von Schadstoffen sein, die über Luft, Wasser und Boden in die pflanzlichen Lebensmittel und über das Futter in tierische Nahrungsmittel gelangen. Die Nahrung kann auch Lebensmittelzusatzstoffe enthalten, die zum Beispiel zur Verlängerung der Haltbarkeit, für einen bestimmten Geschmack, spezielle Struktur und Beschaffenheit notwendig sind.

Bedeutung von Lebensmittelzusätzen

Früher durften Lebensmitteln zum Zwecke der Haltbarmachung, der Färbung oder aus anderen Gründen bestimmte Substanzen zugesetzt werden, ohne dass besonders nachgeprüft wurde, ob diese gesundheitsschädlich wirken könnten. Dies hat sich grundlegend gewandelt: Heute dürfen nach dem Lebensmittelgesetz, das zu den strengsten in allen Industrieländern zählt, nur noch Substanzen verwendet werden, deren gesundheitliche Unbedenklichkeit nachgewiesen ist. Dies bedeutet etwa bei Konservierungsstoffen, dass insgesamt nur noch Sorbinsäure, Benzoesäure und deren Derivate, PHB-Ester und Propionsäure zugesetzt werden dürfen – und zwar innerhalb bestimmter Höchstwerte und auch nur bei den im Gesetz besonders aufgeführten Lebensmitteln. Außerdem ist eine genaue Kenntlichmachung – das heißt eine Angabe der Bezeichnung oder der E-Nummer der verwendeten Substanz – vorgeschrieben. Eine Gesundheitsgefährdung durch verdorbene Lebensmittel ist heute größer als durch den Verzehr eines zugelassenen Konservierungsmittels.

Die Gefahr, die von etwaigen Schadstoffen in Lebensmitteln ausgeht, hat eine untergeordnete Bedeutung im Vergleich zu dem Risiko, das die weit verbreitete Fehlernährung – zu viel Energie, zu viel Fett, zu viel Alkohol – in unseren westlichen Industrieländern für die Häufigkeit so genannter Zivilisationskrankheiten wie zum Beispiel Herz- und Kreislauferkrankungen darstellt. Eine vollwertige, ausgewogene Ernährung mit vielen Vitaminen und Mineralstoffen und einem höheren Ballaststoffanteil ist die beste Garantie dafür, das Stoffwechselgleichgewicht zu bewahren und lange gesund und leistungsfähig zu bleiben.

Gefährdung durch Umweltschadstoffe

Um den Schadstoffgehalt von Lebensmitteln zu untersuchen, werden zahlreiche Stichproben gezogen. Nur in wenigen Proben werden Reste von Schädlingsbekämpfungsmitteln, welche die Grenze der gesundheitlichen Unbedenklichkeit übersteigen, nachgewiesen. Auf der anderen Seite ist die Anwendung von Schädlingsbekämpfungsmitteln zur Sicherung der Ernte unumgänglich. Das Eindringen toxischer Substanzen in Lebensmittel ist nicht immer zu umgehen. Hier ist es die Aufgabe der Lebensmittelüberwachung und der Erzeuger, zu verhüten, dass solche Lebensmittel zum Verkauf kommen.

Nitrat und Nitrit werden häufig als Beispiel für die mögliche Gefährdung des Menschen durch Umweltschadstoffe und moderne Bewirtschaftungsmethoden herangezogen. Werden nämlich in bestimmten Gebieten große Mengen an stickstoffhaltigen Kunst- und Naturdüngern verwendet, kann der Nitratgehalt im Grund- und Oberflächenwasser sowie im Trinkwasser erhöht sein. Daher wurde in Deutschland für Trinkwasser ein Grenzwert von 50 mg Nitrat pro Liter festgelegt. Es ist Aufgabe der örtlichen oder regionalen Wasserversorgung (Wasserwerke), zu überprüfen, ob dieser Grenzwert auch eingehalten wird. Nitrat stellt für Pflanzen eine wichtige Stickstoff- und damit Nährstoffquelle dar. Es ist deshalb in allen Pflanzenteilen zu finden. Manche Pflanzen können Nitrat in besonders großer Menge speichern, zum Beispiel Spinat, Kopfsalat, Rote Bete, Rettich und verschiedene Kohlarten. Nitrat und dessen Abbaustufe, das Nitrit, kommen aber auch in Lebensmitteln vor, denen Nitrat- und Nitritsalze zum Zwecke der Haltbarmachung und der Farbgebung zugesetzt werden, beispielsweise einige Fleischerzeugnisse wie gepökelte Schinken- und Rohwürste. Der Gehalt an Nitrat im Trinkwasser und einigen Lebensmitteln sowie seine Wirkungen auf den menschlichen Organismus haben in den letzten Jahren eine verstärkte wissenschaftliche Diskussion entfacht. Im Vordergrund stehen dabei die Abbauprodukte des Nitrats, von denen eine Gesundheitsgefährdung ausgehen kann. Nitrat wird im Körper nämlich in Nitrit umgewandelt, das unter anderem blutdrucksenkend und gefäßerweiternd wirkt und den Sauerstofftransport im Blut hemmt – bei Säuglingen kann eine übermäßige Zufuhr von Nitrat sogar lebensgefährlich werden. Nitrit kann im Körper aber auch weiter zu Nitrosaminen umgewandelt werden, die möglicherweise krebserregend sind. Zur Veranschaulichung, welche Lebensmittel möglicherweise besonders viel Nitrat enthalten, ist der Nitratgehalt ausgewählter Nahrungsmittel in der Tabelle auf Seite 97 angegeben.

Auswirkung der Verarbeitung auf den Nähr- und Gesundheitswert

In den Medien wird immer wieder die Ansicht diskutiert, dass Lebensmittel dann für den Menschen am besten seien, wenn sie in möglichst natürlicher, unveränderter und unverarbeiteter Form aufgenommen werden. Durch diese Naturbelassenheit sollen sie ihren vollen Wert für Ernährung und Gesundheit am besten behalten.
Der Mensch hat im Laufe seiner Geschichte gelernt, aus den von der Natur geschaffenen Produkten diejenigen als Nahrung auszuwählen, die dafür besonders geeignet sind. Manche Lebensmittel sind allerdings seit jeher erst nach einer Weiterverarbeitung zum Verzehr und Genuss geeignet. Sie werden erst durch eine bestimmte Behandlung, sei es durch Erhitzen, durch Räuchern, durch Einlegen in Lake, so nahrhaft und verträglich, wie es für den Menschen zweckmäßig ist. Hierfür zwei Beispiele: Rohe Bohnen enthalten toxische Stoffe, die erst durch die mit der Erhitzung verbundenen Zubereitung, also durch das Kochen der Bohnen, entgiftet werden. Rohe Kartoffelstärke wird erst verdaulich, wenn sie durch Erhitzen verquollen ist.

Naturbelassen heißt nicht unbedingt hochwertiger

Bei einem Lebensmittel ist der Begriff »naturbelassen« oder »natürlich« weder eine Garantie für den Nährwert noch für die Verträglichkeit. Hitzeempfindliche Nährstoffe können durch Maßnahmen der Zubereitung und Konservierung in gewissem Ausmaß zerstört werden. Eine solche Zerstörung tritt aber oft auch dann schon ein, wenn zwischen Ernte und Verzehr eine längere Zeit verstreicht. Eine möglichst schnell nach der Ernte vorgenommene, richtig durchgeführte Haltbarmachung insbesondere durch Gefrieren (Tiefkühlkost) ist zwar auch mit Nährwertverlusten verbunden, diese können jedoch bei schonendem Vorgehen geringer sein als die bei unbehandelten, »frischen« Lebensmitteln auftretenden Lagerungsverluste.

Referenzwerte für die tägliche Nährstoff- und Mineralstoffzufuhr

	Energie[1] kcal m/w[2]	Energie[1] MJ m/w[2]	Nährstoffe Protein g pro kg KG[3]	Nährstoffe Essentielle Fettsäuren % der Energie n-6	Nährstoffe Essentielle Fettsäuren % der Energie n-3	Wasser[4] ml	Mineralstoffe Calcium mg	Mineralstoffe Magnesium mg m/w[2]	Mineralstoffe Eisen mg m/w[2, 5]	Mineralstoffe Jod µg	Mineralstoffe Zink mg m/w[2]
Säuglinge											
0 bis unter 4 Monate	500/450	2,0/1,9	2,7/2,0/1,5[a]	4,0	0,5	680	220	24	0,5[c]	40	1
4 bis unter 12 Monate	700/700	3,0/2,9	1,3/1,1[b]	3,5	0,5	1000	400	60	8	80	2
Kinder											
1 bis unter 4 Jahre	1100/1000	4,7/4,4	1,0	3,0	0,5	1300	600	80	8	100	3
4 bis unter 7 Jahre	1500/1400	6,4/5,8	0,9	2,5	0,5	1600	700	120	8	120	5
7 bis unter 10 Jahre	1900/1700	7,9/7,1	0,9	2,5	0,5	1800	900	170	10	140	7
10 bis unter 13 Jahre	2300/2000	9,4/8,5	0,9	2,5	0,5	2150	1100	230/250	12/15	180	9/7
13 bis unter 15 Jahre	2700/2200	11,2/9,4	0,9	2,5	0,5	2450	1200	310/310	12/15	200	9,5/7
Jugendliche und Erwachsene			g pro Tag m/w[2]								
15 bis unter 19 Jahre	2500/2000	10,6/8,5	60/46	2,5	0,5	2800	1200	400/350	12/15	200	10/7
19 bis unter 25 Jahre	2500/1900	10,6/8,1	59/48	2,5	0,5	2700	1000	400/310	10/15	200	10/7
25 bis unter 51 Jahre	2400/1900	10,2/7,8	59/47	2,5	0,5	2600	1000	350/300	10/15	200	10/7
51 bis unter 65 Jahre	2200/1800	9,2/7,4	58/46	2,5	0,5	2250	1000	350/300	10/10	180	10/7
über 65 Jahre	2000/1600	8,3/6,9	54/44	2,5	0,5	2250	1000	350/300	10/10	180	10/7
Schwangere	+255	+ 1,1	58[d]	2,5	0,5	2700	1000[f]	310[g]	30	230	10[d]
Stillende	bis +635*	bis + 2,7*	63	2,5	0,5	3100	1000[f]	390	20[h]	260	11

* nach 4. Monat:
Vollstillende + 525 kcal/2,2 MJ
Teilstillende + 285 kcal/1,2 MJ

1 = Unter Berücksichtigung der Referenzmaße von Körpergröße und Körpergewicht.
Die für Erwachsene angegebenen Werte gelten für Personen mit ausschließlich sitzender Tätigkeit (Leichtarbeiter). Für andere Berufsschweregruppen sind folgende Zuschläge erforderlich:

überwiegend sitzende Tätigkeit	200–400 kcal	(840–1680 kJ)
überwiegend gehende Tätigkeit	500–800 kcal	(2100–3360 kJ)
körperlich anstrengende Tätigkeit	700–1100 kcal	(2940–6620 kJ)

2 = m = männlich; w = weiblich
3 = KG = Körpergewicht
4 = Wasserzufuhr durch Getränke und Nahrung
5 = nicht menstruierende Frauen, die nicht schwanger sind und nicht stillen: 10 mg

a = 0–1/1–2/2–4 Monate
b = 4–6/6–12 Monate
c = ausgenommen unreif Geborene. Ein Eisenbedarf besteht infolge der dem Neugeborenen von der Plazenta als Hämoglobin-Eisen mitgegebenen Eisenmenge erst ab dem 4. Lebensmonat
d = ab 4. Schwangerschaftsmonat
e = empfohlen werden Vitamin-D-Tabletten (täglich 10–12,5 µg) ab Ende der ersten Lebenswoche
f = Schwangere/Stillende < 19 Jahren: 1200 mg Calcium
g = Schwangere < 19 Jahren: 350 mg Magnesium
h = gilt für stillende und nicht stillende Frauen zum Ausgleich der Verluste während der Schwangerschaft
i = Frauen, die schwanger werden könnten, sollten zusätzlich 400 µg synthetische Folsäure (= 800 µg Folsäureäquivalente FÄ) aufnehmen
k = Raucher: 150 mg Vitamin C

Referenzwerte für die tägliche Vitaminzufuhr

Vitamine A (Ret.-Ä.) mg m/w[2]	D (µg)	E (Toc.-Ä.) mg m/w[2]	K µg m/w[2]	B_1 (Thiamin) mg m/w[2]	B_2 (Riboflavin) mg m/w[2]	Niacin mg m/w[2]	B_6 (Pyridoxin) mg m/w[2]	Folsäure FÄ µg	B_{12} µg	C (Asc.-Säure) mg	
											Säuglinge
0,5	10[e]	3	4	0,2	0,3	2	0,1	60	0,4	50	0 bis unter 4 Monate
0,6	10[e]	4	10	0,4	0,4	5	0,3	80	0,8	55	4 bis unter 12 Monate
											Kinder
0,6	5	6/5	15	0,6	0,7	7	0,4	200	1,0	60	1 bis unter 4 Jahre
0,7	5	8/8	20	0,8	0,9	10	0,5	300	1,5	70	4 bis unter 7 Jahre
0,8	5	10/9	30	1,0	1,1	12	0,7	300	1,8	80	7 bis unter 10 Jahre
0,9	5	13/11	40	1,2/1,0	1,4/1,2	15/13	1,0	400	2,0	90	10 bis unter 13 Jahre
1,1/1,0	5	14/12	50	1,4/1,1	1,6/1,3	18/15	1,4	400	3,0	100	13 bis unter 15 Jahre
											Jugendliche und Erwachsene
1,1/0,9	5	15/12	70/60	1,3/1,0	1,5/1,2	17/13	1,6/1,2	400	3,0	100[k]	15 bis unter 19 Jahre
1,0/0,8	5	15/12	70/60	1,3/1,0	1,5/1,2	17/13	1,5/1,2	400	3,0	100[k]	19 bis unter 25 Jahre
1,0/0,8	5	14/12	70/60	1,2/1,0	1,4/1,2	16/13	1,5/1,2	400	3,0	100[k]	25 bis unter 51 Jahre
1,0/0,8	5	13/12	80/65	1,1/1,0	1,3/1,2	15/13	1,5/1,2	400	3,0	100[k]	51 bis unter 65 Jahre
1,0/0,8	10	12/11	80/65	1,0/1,0	1,2/1,2	13/13	1,4/1,2	400	3,0	100[k]	über 65 Jahre
1,1[d]	5	13	60	1,2[d]	1,5[d]	15[d]	1,9[d]	600[i]	3,5	110	**Schwangere**
1,5	5	17	60	1,4	1,6	17	1,9	600	4,0	150	**Stillende**

Referenzwerte für die tägliche Mineralstoff- und Vitaminzufuhr

	Mineralstoffe Natrium[a] (mg)	Kalium[a] (mg)	Phosphor (mg)	Fluorid (mg)	Kupfer (mg)	Mangan (mg)	Chrom (µg)	Selen (µg)	Vitamine Pantothensäure (mg)	Biotin (µg)
Säuglinge										
0 bis unter 4 Monate	100	400	120	0,25	0,2–0,6	*	1–10	5–15	2	5
4 bis unter 12 Monate	180	650	300	0,5	0,6–0,7	0,6–1,0	20–40	7–30	3	5–10
Kinder										
1 bis unter 4 Jahre	300	1000	500	0,7	0,5–1,0	1,0–1,5	20–60	10–40	4	10–15
4 bis unter 7 Jahre	410	1400	600	1,1	0,5–1,0	1,5–2,0	20–80	15–45	4	10–15
7 bis unter 10 Jahre	460	1600	800	1,1	1,0–1,5	2,0–3,0	20–100	20–50	5	15–20
10 bis unter 13 Jahre	510	1700	1250	2,0	1,0–1,5	2,0–5,0	20–100	25–60	5	20–30
13 bis unter 15 Jahre	550	1900	1250	3,2/2,9	1,0–1,5	2,0–5,0	20–100	25–60	6	25–35
Jugendliche und Erwachsene										
15 bis unter 19 Jahre	550	2000	1250	3,2/2,9	1,0–1,5	2,0–5,0	30–100	30–70	6	30–60
19 bis unter 25 Jahre	550	2000	700	3,8/3,1	1,0–1,5	2,0–5,0	30–100	30–70	6	30–60
25 bis unter 51 Jahre	550	2000	700	3,8/3,1	1,0–1,5	2,0–5,0	30–100	30–70	6	30–60
51 bis unter 65 Jahre	550	2000	700	3,8/3,1	1,0–1,5	2,0–5,0	30–100	30–70	6	30–60
über 65 Jahre	550	2000	700	3,8/3,1	1,0–1,5	2,0–5,0	30–100	30–70	6	30–60
Schwangere	550	2000	800[b]	3,1	1,0–1,5	2,0–5,0	30–100	30–70	6	30–60
Stillende	550	2000	900[b]	3,1	1,0–1,5	2,0–5,0	30–100	30–70	6	30–60

a = angegeben ist der geschätzte tägliche Mindestbedarf
* = keine Angaben
b = Schwangere/Stillende < 19 Jahren: 1250 mg Phosphor

Gehalt an Omega-6- (n-6) und Omega-3-Fettsäuren (n-3) in ausgewählten Lebensmitteln
(angegeben in g/100 g Lebensmittel)

Ausgewählte Lebensmittel (je 100 g verzehrbarer Anteil)	n-6	n-3
MILCH, MILCHPRODUKTE UND EIER		
Milch		
Muttermilch	0,42	0,02
Trinkmilch, 3,5% Fett	0,06	0,03
Schafmilch	0,19	0,06
Ziegenmilch	0,11	0,03
Milchprodukte		
Sahne, 30% Fett	0,62	0,21
Saure Sahne	0,33	0,19
Käse		
Camembert, 60% F.i.Tr.	0,57	0,25
Emmentaler, 45% F.i.Tr.	0,54	0,31
Gorgonzola	0,77	0,12
Gruyère, 45% F.i.Tr.	1,30	0,43
Roquefort	0,63	0,52
Eier		
Hühnerei, Gesamtinhalt	1,73	0,10
Hühnereigelb	4,96	0,50
Hühnerei (Gew.-Kl. M)	0,90	0,05
Hühnerei (Gew.-Kl. S)	0,74	0,04
Eidotter, mittelgroß	0,90	0,09
FETTE, ÖLE, NÜSSE, SAMEN		
Pflanzliche und tierische Streichfette		
Butter	1,34	0,48
Milchhalbfett	0,64	0,23
Margarine,		
Standardware	17,60	1,90
Pflanzenmargarine	17,60	2,58
Diätmargarine	33,10	1,80
Schmalz, Gänseschmalz	9,35	1,19
Schweineschmalz	10,80	1,00
Tierische Fette		
Butterschmalz	1,78	0,53
Rindertalg	2,76	0,45

Ausgewählte Lebensmittel (je 100 g verzehrbarer Anteil)	n-6	n-3
Pflanzliche Fette und Öle		
Leinöl	13,90	54,20
Maiskeimöl	55,30	0,93
Olivenöl	8,08	0,86
Rapsöl (Rüböl)	22,30	9,15
Safloröl (Distelöl)	75,10	0,47
Sojaöl	53,10	7,70
Sonnenblumenöl	63,00	0,50
Walnussöl	55,10	12,90
Weizenkeimöl	55,70	7,80
Nüsse und Samen		
Cashewnuss	7,15	0,15
Erdnuss	13,90	0,53
Haselnuss	8,50	0,11
Kürbiskerne	23,40	0,26
Leinsamen	4,20	16,70
Mandel, süß	12,60	0,26
Sesamsamen	18,70	0,67
Sonnenblumenkerne	27,90	0,09
Walnuss	34,20	7,49
FISCHE UND MEERESTIERE		
Seefische		
Heilbutt (schwarz)	0,12	0,81
Heilbutt (weiß)	0,06	0,61
Hering (Atlantik)	0,19	4,03
Kabeljau (Dorsch)	0,03	0,28
Katfisch (Steinbeißer)	0,08	0,50
Makrele	0,34	2,29
Ostseehering	0,46	2,15
Rotbarsch (Goldbarsch)	0,34	0,55
Sardelle (Anchovis)	0,06	0,58
Sardine	0,10	1,52
Scholle	0,10	0,56
Seehecht	0,09	0,83
Seelachs (Köhler)	0,02	0,48
Seezunge	0,07	0,28
Sprotte	0,30	3,79

Ausgewählte Lebensmittel (je 100 g verzehrbarer Anteil)	n-6	n-3
Sonstige Meerestiere		
Austern	0,01	0,25
Garnele (Speisekrabbe)	0,06	0,46
Hummer	0,06	0,62
Languste	0,03	0,52
Miesmuschel	0,06	0,47
Süßwasserfische		
Aal, Flussaal	1,35	1,86
Barsch (Flussbarsch)	0,05	0,19
Felchen (Renke)	0,25	0,74
Forelle (Bachforelle)	0,26	0,75
Hecht	0,08	0,30
Karpfen	0,54	0,57
Lachs (Salm)	0,62	3,57
Wels (Waller)	1,32	0,85
Zander	0,04	0,22
Fischdauerwaren		
Aal, geräuchert	0,27	2,63
Bückling	2,77	1,95
Flunder, geräuchert	0,05	0,37
Heilbutt, geräuchert	0,22	1,41
Hering, mariniert	0,17	3,63
Makrele, geräuchert	0,34	4,06
Ölsardinen in Dosen	0,39	2,82
Rotbarsch, geräuchert	0,52	0,84
Salzhering	0,16	3,49
Schellfisch, geräuchert	0,02	0,19
Schillerlocken	1,14	5,71
Seelachs, geräuchert	0,02	0,44
FLEISCH UND GEFLÜGEL		
Geflügel		
Huhn, Brathuhn	2,10	0,23
Brust, mit Haut	1,26	0,29
Keule, mit Haut	2,37	0,24
Suppenhuhn	4,92	0,64
Herz	1,19	0,04

Ausgewählte Lebensmittel (je 100 g verzehrbarer Anteil)	n-6	n-3
Huhn, Leber	0,64	0,11
Puter (Truthahn)	2,27	0,17
Kalbfleisch		
Muskelfleisch	0,25	0,01
Rindfleisch		
Muskelfleisch	0,08	0,07
Filet	0,15	0,13
Lende (Roastbeef)	0,18	0,05
Herz	0,15	0,06
Niere	0,07	0,06
Schweinefleisch		
Muskelfleisch	0,16	0,10
Herz	0,85	0,18
Leber	0,95	0,44
Niere	0,81	0,26
GEMÜSE		
Blumenkohl, roh	0,03	0,11
Gartenkresse, roh	0,10	0,29
Grünkohl, roh	0,13	0,35
Löwenzahnblätter	0,10	0,28
Petersilienblatt, roh	0,07	0,12
Rosenkohl, roh	0,04	0,16
Schnittlauch, roh	0,13	0,29
Spinat, roh	0,03	0,13
OBST		
Apfel, ungeschält, roh	0,20	0,04
Avocado, roh	1,66	0,17
Birne, roh	0,11	0,02
Erdbeere, roh	0,13	0,11
Feige	0,21	0,00
Himbeere	0,13	0,07
Olive, grün, mariniert	1,12	0,13
Weintrauben, roh	0,11	0,04
Zitrone	0,22	0,09

VITAMINE D, K, PANTOTHENSÄURE, BIOTIN, FOLSÄURE, B_{12}
ausgewählter Lebensmittel (je 100 g verzehrbarer Anteil)

Lebensmittel	D µg	K µg	Pantothensäure mg	Biotin µg	Folsäure µg	B_{12} µg
Milch/Milchprodukte						
Muttermilch	0,07	0,48	0,21	0,58	8,50	0,05
Kuhmilch, H-Milch, 3,5% Fett	0,02	*	0,35	3,50	4,65	0,38
Rohmilch, Vorzugsmilch	0,06	4,00	0,35	3,50	6,70	0,42
Trinkmilch, 3,5% Fett	0,17	4,00	0,35	3,50	6,38	0,41
Trinkmilch, fettarm, 1,5% Fett	0,03	2,00	0,35	3,50	3,55	0,42
Trinkmilch, entrahmt	+	0,01	0,28	1,50	5,00	0,30
Schafmilch	*	*	0,35	9,00	*	0,51
Stutenmilch	*	*	0,30	*	*	0,30
Ziegenmilch	0,25	*	0,31	3,90	0,80	0,07
Sauermilchprodukte						
Buttermilch	*	*	0,30	1,50	5,00	0,20
Joghurt, 3,5% Fett	0,06	0,34	0,35	3,50	13,00	0,40
Joghurt, fettarm, 1,5% Fett	0,03	*	0,33	3,30	–	0,40
Joghurt, Magermilchjoghurt	+	0,50	0,36	3,60	12,00	0,43
Kondensmilch, 7,5% Fett	0,10	*	0,64	6,30	6,00	0,41
10% Fett	0,13	*	0,84	8,20	8,00	0,54
Molke, süß	*	*	0,34	1,40	1.00	0,20
Sahne, 30% Fett (Schlagsahne)	1,10	*	0,30	3,40	4,00	0,40
Saure Sahne (Rahm)	*	*	0,34	3,00	7,00	0,30
Trockenmilchpulver aus						
Vollmilch	1,24	55,00	2,70	24,00	40,00	1,48
Käse						
FRISCHKÄSE – SPEISEQUARK						
Doppelrahmfrischkäse	*	*	0,44	4,40	3,00	0,53
Körniger Frischkäse	*	*	*	*	*	2,00
Mozzarella	*	*	*	2,00	10,00	*
Speisequark, 40% Fett i.Tr.	0,19	50,00	0,61	6,00	28,00	0,72
20% Fett i.Tr.	0,09	23,00	0,68	6,40	16,00	0,81
Magerquark	*	1,20	0,74	7,00	16,00	0,88
HARTKÄSE – SCHNITTKÄSE –						
WEICHKÄSE – SCHMELZKÄSE						
Brie, 50% Fett i.Tr.	*	*	0,69	6,20	65,00	1,70

Lebensmittel	D µg	K µg	Pantothensäure mg	Biotin µg	Folsäure µg	B_{12} µg
Camembert, 60% Fett i.Tr.	*	*	0,70	2,80	38,00	2,40
45% Fett i.Tr.	0,28	*	0,80	4,50	44,00	2,80
30% Fett i.Tr.	0,17	*	0,90	5,00	66,00	3,10
Chester, 50% Fett i.Tr.	0,34	3,00	0,29	1,90	19,00	0,96
Edamer, 45% Fett i.Tr.	*	*	*	*	3,30	2,10
Emmentaler, 45% Fett i.Tr.	1,10	2,60	0,40	3,00	9,00	3,00
Gouda, 40% Fett i.Tr.	1,25	*	0,34	*	21,00	*
Gorgonzola	*	*	*	2,00	31,00	1,20
Gruyère, 45% Fett i.Tr.	*	*	0,52	1,30	10,00	2,00
Limburger, 40% Fett i.Tr.	*	*	1,18	8,60	60,00	*
Parmesan, 32% Fett i.Tr.	0,65	*	0,53	3,00	20,00	*
Roquefort	*	*	1,73	*	49,00	0,60
Schmelzkäse, 45% Fett i.Tr.	3,13	*	0,52	3,60	3,46	0,25
Tilsiter, 45% Fett i.Tr.	*	*	0,35	*	*	2,20
Eier						
Hühnerei, Gesamtinhalt	2,93	47,50	1,60	25,00	67,00	1,86
Hühnereigelb	5,58	147,00	3,72	53,00	160,00	2,00
Hühnereiklar	*	*	0,14	7,00	15,00	0,10
Hühnervollei, getrocknet	5,00	*	7,35	84,00	184,00	9,57
Hühnereigelb, getrocknet	*	*	8,24	110,00	213,00	6,49
Hühnereiklar, getrocknet	*	*	1,96	57,00	96,00	0,05
Pflanzliche und tierische Streichfette						
Butter	1,24	60,00	47,00	+	+	+
Margarine, Pflanzenmargarine	2,50	*	*	*	*	0
Diätmargarine	2,50	*	*	*	*	0
Halbfettmargarine	2,50	*	*	*	*	0
Tierische Fette und Öle						
Butterschmalz	*	8,00	*	*	*	*
Pflanzliche Fette und Öle						
Erdnussöl	*	0,70	*	*	*	0

+ = in Spuren   * = keine Daten

VITAMINE D, K, PANTOTHENSÄURE, BIOTIN, FOLSÄURE, B_{12}
ausgewählter Lebensmittel (je 100 g verzehrbarer Anteil)

Lebensmittel	D µg	K µg	Pantothensäure mg	Biotin µg	Folsäure µg	B_{12} µg
Kokosfett	*	10,00	*	*	*	0
Maiskeimöl	*	60,00	*	*	*	0
Olivenöl	*	49,60	*	*	*	0
Palmöl	*	8,00	*	*	*	0
Safloröl (Distelöl)	*	11,00	*	*	*	0
Sesamöl	*	10,00	*	*	*	0
Sojaöl	*	3,00	*	*	*	0
Sonnenblumenöl	*	7,50	*	*	*	0
Walnussöl	*	15,00	*	*	*	0
Fische – Meerestiere						
Flunder	*	*	*	*	11,00	1,00
Heilbutt	5,00	*	0,31	3,10	8,60	1,00
Hering	26,71	*	0,94	4,50	5,00	8,50
Filet	*	*	*	*	*	*
Kabeljau (Dorsch)	1,30	*	0,26	2,20	7,96	1,16
Katfisch (Steinbeißer)	0,50	*	*	*	*	*
Makrele	4,00	5,00	0,46	4,30	1,24	9,00
Ostseehering	7,80	*	9,30	*	*	11,00
Rotbarsch (Goldbarsch)	2,30	*	*	*	*	3,80
Sardine	10,75	*	*	*	*	0,14
Schellfisch	*	*	0,22	2,50	8,90	0,74
Scholle	*	*	0,80	*	11,00	1,45
Seelachs (Köhler)	*	*	*	*	*	3,50
Thunfisch	4,54	*	0,66	*	15,00	4,25
Sonstige						
Austern	8,00	0,10	0,32	10,00	7,00	14,60
Garnele (Speisekrabbe)	*	*	0,08	0,50	8,00	1,56
Hummer	*	*	2,40	4,50	16,10	0,95
Miesmuschel (Blau- od. Pfahlmuschel)	*	*	*	*	33,00	8,00
Steckmuschel (Klaffmuschel)	*	*	0,62	2,34	2,65	144,00
Süßwasserfische						
Aal, Flussaal	20,00	*	*	*	13,00	1,00

Lebensmittel	D µg	K µg	Pantothensäure mg	Biotin µg	Folsäure µg	B_{12} µg
Forelle (Bachforelle)	*	*	1,72	4,50	9,23	*
Lachs	16,30	*	1,02	7,40	3,40	2,89
Fischdauerwaren						
Aal, geräuchert	*	*	*	*	*	1,00
Bückling	30,00	*	1,00	5,10	*	9,70
Hering, mariniert (Bismarckhering)	13,00	*	*	*	*	*
Kaviar, echt (Russischer Kaviar)	5,87	*	*	*	*	*
Krebsfleisch in Dosen	*	*	0,49	4,60	0,30	0,46
Lachs in Dosen	11,50	*	0,74	9,40	13,60	4,50
Salzhering	*	*	*	*	*	12,55
Stockfisch (Kabeljau, getrocknet)	*	*	*	*	*	1,00
Thunfisch in Öl (ganzer Inhalt)	*	*	0,22	2,10	4,60	1,30
Geflügel						
Gans	*	*	*	*	4,00	*
Huhn, Brathuhn	*	*	0,96	2,00	12,00	0,40
Brust, mit Haut	*	*	0,84	*	9,00	0,40
Keule (Schlegel), mit Haut	*	*	0,84	*	28,00	*
Hühnerherz	*	720,00	2,56	*	*	4,24
Hühnerleber	1,30	80,00	7,16	*	380,00	25,03
Puter (Truthahn), ausgewachsene Tiere	*	*	1,10	*	16,00	*
Brust, ohne Haut	*	*	0,59	*	7,00	0,52
Keule, ohne Haut	*	*	1,13	*	*	*
Jungtiere (Babyputer)	*	*	0,84	*	12,00	*
Hammel – Lamm						
Muskelfleisch (ohne Fett)	*	*	0,48	*	*	2,70
Brust	*	*	*	2,00	*	*
Filet	*	*	*	*	3,00	*
Keule (Schlegel)	*	*	0,59	6,00	3,00	3,00
Herz	*	*	3,00	*	*	5,20
Hirn	*	*	2,60	*	*	7,30

+ = in Spuren   * = keine Daten

VITAMINE D, K, PANTOTHENSÄURE, BIOTIN, FOLSÄURE, B_{12}
ausgewählter Lebensmittel (je 100 g verzehrbarer Anteil)

Lebensmittel	D µg	K µg	Pantothensäure mg	Biotin µg	Folsäure µg	B_{12} µg
Hammel – Lamm, Leber	2,00	*	7,60	130,00	280,00	35,00
Lunge	*	*	1,20	*	*	5,00
Kalbfleisch						
Muskelfleisch (ohne Fett)	*	*	0,85	*	5,00	2,00
Bug (Schulter)	*	*	0,85	*	5,00	1,20
Keule (Schlegel)	*	*	0,91	*	5,00	1,20
Herz	*	*	2,78	7,30	3,10	11,00
Hirn	*	*	2,50	6,10	13,00	5,70
Leber	0,33	88,50	7,90	75,00	240,00	60,00
Lunge	*	*	1,00	5,90	*	3,30
Niere	*	*	4,00	80,00	63,00	25,00
Zunge	*	*	2,00	3,30	5,00	4,00
Rindfleisch						
Muskelfleisch (ohne Fett)	*	12,50	0,60	3,00	3,00	5,00
Filet	*	*	1,00	4,60	10,00	2,00
Lende (Roastbeef)	*	*	0,33	*	*	*
Luncheon meat (Frühstücks-fleisch)	*	*	0,20	*	1,00	2,70
Herz	*	*	2,78	7,30	*	9,90
Hirn	*	*	2,50	6,10	12,00	3,42
Leber	*	74,50	7,30	100,00	592,00	65,00
Lunge	*	*	1,00	5,90	11,00	3,30
Niere	*	*	3,85	58,00	170,00	33,40
Zunge	*	*	2,00	3,30	*	*
Schweinefleisch						
Muskelfleisch (ohne Fett)	*	18,00	0,70	5,00	2,50	2,04
Bug (Schulter)	*	*	*	*	*	0,56
Kamm	*	*	0,65	*	*	0,80
Kotelett	*	*	0,53	5,50	1,60	*
Schnitzel (Oberschale)	*	*	0,68	5,10	9,10	1,00
Herz	*	*	2,50	4,00	4,00	2,70
Leber	+	56,00	6,80	27,00	136,00	39,00

Lebensmittel	D µg	K µg	Pantothensäure mg	Biotin µg	Folsäure µg	B_{12} µg
Niere	*	*	3,10	32 bis 130	93,00	15,00
Zunge	*	*	*	*	*	0,80
Wild – sonstige						
Hase	*	*	0,80	+	5,00	1,00
Pferd	*	*	*	*	*	3,00
Fleischwaren – Wurstwaren						
Frankfurter Würstchen	*	*	0,43	*	*	*
Leberpastete	*	*	1,20	*	60,00	3,20
Salami	*	*	*	*	*	1,40
Schinken, gesalzen und gekocht	*	*	0,58	*	5,10	0,59
Speck, durchwachsen	*	*	*	*	*	0,70
Getreide, Mehle, Mahlprodukte						
Buchweizen, Korn, geschält	*	*	2,90	*	*	0
Grütze	*	*	1,45	*	*	0
Vollmehl	*	*	1,45	*	*	0
Gerste, Korn	*	*	0,68	*	65,00	0
Graupen	*	*	0,50	*	20,00	0
Hafer, Korn	*	50,00	0,71	13,00	33,00	0
Flocken (Vollkorn)	*	63,00	1,09	20,00	87,00	0
Mais, Korn	*	40,00	0,65	6,00	26,00	0
Vollmehl	*	*	0,55	6,60	10,10	0
Reis, Korn, Naturreis	*	*	1,70	12,00	16,00	0
poliert	*	*	0,63	3,00	29,00	0
Mehl	*	*	*	*	10,00	0
Roggen, Korn	*	*	1,50	5,00	143,00	0
Mehl, Type 815	*	*	*	*	15,00	0
Keime, getrocknet	*	*	0,80	*	*	0
Weizen, Korn	*	0 bis 20	1,18	6,00	87,00	0
Mehl, Type 405	*	*	0,21	1,50	10,00	0
Mehl, Type 550	*	*	0,40	1,10	16,00	0
Mehl, Type 1050	*	*	0,63	2,90	22,00	0

+ = in Spuren * = keine Daten

VITAMINE D, K, PANTOTHENSÄURE, BIOTIN, FOLSÄURE, B_{12}
ausgewählter Lebensmittel (je 100 g verzehrbarer Anteil)

Lebensmittel	D µg	K µg	Pantothensäure mg	Biotin µg	Folsäure µg	B_{12} µg
Vollkornmehl/Backschrot,						
Type 1700	*	30,00	1,20	8,30	50,00	0
Keime	*	131,00	1,00	17,00	520,00	0
Speisekleie	*	81,50	2,50	44,00	195,00	0
Brote						
Grahambrot	*	*	0,79	1,74	30,00	0
Roggenbrot	*	*	0,47	*	16,00	0
Rogenmischbrot	*	*	0,26	*	32,00	0
Roggenschrot- und						
Vollkornbrot	*	*	*	*	14,00	0
Weißbrot	*	*	0,69	2,90	15,00	0
Weizenmischbrot	*	*	0,25	*	*	0
Weizenschrot- und						
Vollkornbrot	*	*	0,65	3,50	25,00	0
Weizenbrötchen	*	*	0,50	1,00	36,00	0
Knäckebrot	*	*	1,10	7,00	88,00	0
Pumpernickel	*	*	*	*	23,00	0
Frühstücksflocken						
Cornflakes	*	*	0,17	*	5,70	0
Teigwaren						
Eier-Teigwaren (Nudeln), roh	*	*	0,30	1,00	11,00	*
Hülsenfrüchte						
Bohnen, weiß	*	*	0,87	*	187,00	0
Erbsen	*	81,00	1,99	19,00	151,00	0
Kichererbsen	*	164,00	1,31	*	340,00	0
Limabohnen	*	6,00	1,29	*	360,00	0
Linsen	*	123,00	1,57	*	168,00	0
Sojabohnen	*	39,00	1,86	60,00	240,00	0
Sojakäse (Tofu)	*	*	0,07	*	15,00	0
Sojamehl, vollfett	*	200	1,80	*	190,00	0
Sojasprossen	*	*	1,44	*	160,00	0

Lebensmittel	D µg	K µg	Pantothensäure mg	Biotin µg	Folsäure µg	B_{12} µg
Nüsse und Samen						
Cashewnuss	*	26,00	1,20	*	*	0
Erdnuss	*	*	2,70	34,00	169,00	0
geröstet	*	*	2,14	*	*	0
Haselnuss	*	9,00	1,15	*	71,00	0
Kastanien, Maronen	*	*	0,50	1,50	*	0
Kokosnuss	*	*	0,20	*	30,00	0
Kokosmilch	*	*	0,05	*	*	0
Leinsamen, ungeschält	*	5,00	*	*	*	0
Mandel	*	*	0,58	*	45,00	0
Paranuss	*	*	0,23	*	39,00	0
Pekannuss	*	10,00	*	*	*	0
Pistazienkerne	*	59,50	*	*	58,00	0
Sesamsamen	*	2,00	*	*	*	0
Walnuss	*	2,00	0,82	*	77,00	0
Gemüse und						
Gemüseprodukte						
Aubergine	*	0,50	0,23	*	31,00	0
Bleichsellerie (Stauden-), roh	*	29,00	0,43	0,10	7,00	0
Blumenkohl, roh	*	167,00	1,01	1,50	125,00	0
Bohnen, grün, roh	*	42,83	0,50	7,00	70,00	0
getrocknet	*	*	1,24	*	*	0
in Dosen, Gesamtinhalt	*	*	0,09	*	13,00	0
Broccoli, roh	*	154,00	1,29	0,50	111,00	0
Brunnenkresse, roh	*	250,00	*	*	*	0
Chicorée, roh	*	*	*	4,80	50,00	0
Chinakohl, roh	*	80,00	0,20	*	66,00	0
Endivien, roh	*	*	*	*	109,00	0
Erbsen, grün, Schote und						
Samen, roh	*	33,40	0,72	5,30	159,00	0
Samen in Dosen, Gesamtinhalt	*	*	0,11	1,50	12,00	0
Samen, tiefgefroren	*	33,00	0,74	6,00	25,00	0
Feldsalat, roh	*	*	*	*	145,00	0
Fenchel, roh	*	*	*	2,50	100,00	0

+ = in Spuren * = keine Daten

VITAMINE D, K, PANTOTHENSÄURE, BIOTIN, FOLSÄURE, B_{12}

ausgewählter Lebensmittel (je 100 g verzehrbarer Anteil)

Lebensmittel	D µg	K µg	Pantothen-säure mg	Biotin µg	Fol-säure µg	B_{12} µg
Grünkohl (Braunkohl), roh	*	817,00	0,1 bis 1,4	0,50	187,00	0
Gurken, roh	*	16,14	0,24	0,90	27,00	0
Kartoffeln, roh	*	4,68	0,40	0,40	20,00	0
Knollensellerie, roh	*	41,33	0,51	*	76,00	0
Kohlrabi, roh	*	7,00	0,10	2,70	70,00	0
Kohlrübe, roh	*	*	0,11	0,10	27,00	0
Kopfsalat, roh	*	130,00	0,11	1,90	75,00	0
Kürbis, roh	*	*	0,40	0,40	36,00	0
Mangold, roh	*	*	0,17	*	30,00	0
Möhren (Karotten), roh	*	16,86	0,27	5,00	55,00	0
in Dosen, Gesamtinhalt	*	*	*	1,50	*	0
Paprikafrüchte, roh	*	14,90	0,23	*	60,00	0
Pastinake, roh	*	1,00	0,50	0,10	59,00	0
Petersilienblatt, roh	*	620,00	0,30	0,40	149,00	0
Porree (Lauch), Blätter, roh	*	14,00	0,14	1,60	103,00	0
Portulak, roh	*	381,00	*	*	*	0
Radieschen, roh	*	*	0,18	*	24,00	0
Rettich, roh	*	0,10	0,18	*	24,00	0
Rhabarber, roh	*	11,00	0,08	*	2,50	0
Rosenkohl, roh	*	275,00	0,1 bis 1,4	0,40	182,00	0
Rote Rübe (Bete), roh	*	*	0,13	*	83,00	0
Rotkohl, roh	*	24,50	0,32	2,00	35,00	0
Sauerkraut, roh, abgetropft	*	61,67	0,23	*	31,00	*
Schnittlauch, roh	*	380,00	*	*	*	0
Spargel, roh	*	39,50	0,62	2,00	108,00	0
in Dosen, Gesamtinhalt	*	*	0,13	1,70	55,00	0
Spinat, roh	*	335,00	0,25	6,90	145,00	0
in Dosen, Gesamtinhalt	*	290,00	0,05	*	*	0
Süßkartoffel (Batate), roh	*	*	0,83	4,30	12,00	0
Tomaten, roh	*	8,00	0,31	4,00	44,50	0
Saft	*	4,00	0,20	2,50	13,00	0
Weiße Rübe, roh	*	*	0,20	2,00	20,00	0
Weißkohl, roh	*	79,50	0,26	3,08	31,00	0
Wirsing, roh	*	*	0,21	0,10	90,00	0
Zucchini, roh	*	11,00	*	*	*	0

Lebensmittel	D µg	K µg	Pantothen-säure mg	Biotin µg	Fol-säure µg	B_{12} µg
Zuckermais, roh	*	3,00	0,89	*	43,00	0
Zwiebel, roh	*	*	0,17	3,50	7,00	0
getrocknet	*	*	1,05	28,00	110,00	0
Pilze						
Champignon (Zucht-)	1,94	14,00	2,10	16,00	25,00	0
in Dosen, Gesamtinhalt	*	*	0,80	*	*	0
Morchel (Speise-)	3,10	*	*	*	*	0
Pfifferling	2,10	*	*	*	*	0
Steinpilz	3,10	*	2,70	*	*	0
Obst						
Acerola, roh	*	*	0,33	2,50	*	0
Ananas, roh	*	0,10	0,18	*	4,00	0
in Dosen, Gesamtinhalt	*	*	0,03	*	2,00	0
Saft	*	*	0,10	*	2,00	0
Apfel, ungeschält, roh	*	2,20	0,10	4,50	12,00	0
Mus	*	*	0,07	0,30	4,00	0
Saft	*	0,10	0,06	1,00	3,10	0
Apfelsine, roh	*	3,75	0,24	2,30	42,00	0
Saft, frisch gepresst	*	*	0,23	1,40	41,00	0
Saft-Konzentrat	*	*	*	*	33,00	0
Saft, ungesüßte Handelsware	*	*	0,16	0,80	24,00	0
Aprikosen, roh	*	*	0,29	*	3,60	0
getrocknet	*	*	0,83	*	5,10	0
in Dosen, Gesamtinhalt	*	5,00	0,10	*	*	0
Avocado, roh	*	20,33	1,10	10,00	30,00	0
Banane, roh	*	0,50	0,23	5,50	17,00	0
Birne, roh	*	*	0,06	0,10	14,00	0
in Dosen, Gesamtinhalt	*	*	0,02	*	5,90	0
Brombeere, roh	*	*	0,22	*	*	0
Cashew-Apfel (-Birne)	*	*	0,11	1,50	*	0
Dattel, getrocknet	*	*	0,80	*	21,00	0
Erdbeere, roh	*	13,50	0,30	4,00	65,00	0

+ = in Spuren   * = keine Daten

VITAMINE D, K, PANTOTHENSÄURE, BIOTIN, FOLSÄURE, B_{12}
ausgewählter Lebensmittel (je 100 g verzehrbarer Anteil)

Lebensmittel	D µg	K µg	Pantothen-säure mg	Biotin µg	Fol-säure µg	B_{12} µg
Erdbeere, in Dosen	*	*	0,21	1,00	12,00	0
Feige, roh	*	*	0,30	*	6,70	0
getrocknet	*	*	0,39	*	14,00	0
Grapefruit, roh	*	*	0,25	0,35	11,00	0
Saft, frisch gepresst	*	*	0,16	0,53	1,00	0
Saft, Handelsware	*	*	0,15	0,52	8,80	0
Hagebutten, roh	*	92,00	*	*	*	0
Heidelbeeren, roh	*	*	0,16	1,10	6,00	0
in Dosen, gesüßt, Gesamtinhalt	*	*	*	*	15,00	0
Himbeeren, roh	*	*	0,30	*	30,00	0
in Dosen, gesüßt	*	*	0,17	*	13,00	0
Sirup	*	*	0,03	*	*	0
Holunderbeeren, schwarz, roh	*	*	0,18	1,80	17,00	0
Saft, frisch gepresst	*	*	0,21	0,70	6,00	0
Honigmelone, roh – Fruchtfleisch	*	1,00	*	*	30,00	0
Johannisbeeren, rot	*	*	0,06	2,60	11,00	0
schwarz	*	*	0,04	2,40	16,00	0
Kirschen, süß, roh	*	*	0,19	0,40	52,00	0
sauer, roh	*	*	*	*	75,00	0
Kiwi, roh	*	28,50	*	*	*	0
Mandarinen, roh	*	*	*	0,45	7,00	0
Mango, roh	*	*	*	*	36,00	0
Olive, grün, mariniert	*	*	0,56	*	*	0
Pfirsich, roh	*	3,00	0,14	1,90	2,70	0
in Dosen, Gesamtinhalt	*	*	0,05	0,20	5,00	0
Pflaumen, roh	*	12,00	0,18	0,10	2,00	0
getrocknet	*	*	0,46	*	4,00	0
Preiselbeeren, roh	*	*	25 bis 220	*	2,60	0
Sanddornbeeren, roh	*	*	0,15	3,30	10,00	0
Stachelbeeren, roh	*	*	0,20	0,50	19,00	0
Wassermelone, roh	*	*	1,60	*	5,00	0
Weintrauben, roh	*	3,00	0,06	1,50	43,00	0
getrocknet	*	*	0,10	*	4,00	0
Saft, Handelsware	*	*	0,05	1,20	0,2 bis 3,0	0
Zitrone, roh, geschält	*	0,20	0,27	*	6,30	0
Saft	*	*	0,10	0,30	0,90	0
Süßwaren						
Honig	*	25,00	0,07	*	*	*
Marzipan	*	*	0,35	2,00	*	*
Schokolade, milchfrei,						
mind. 40% Kakaomasse	*	*	0,35	6,00	10,00	*
Milchschokolade	*	*	0,90	3,00	10,00	*
Zucker						
Rohzucker aus Zuckerrohr,	*	*	0	0	0	0
Brauner Zucker	*	*	0	*	*	*
Getränke						
Alkoholfreies Bier	*	*	0,08	0,70	15,00	*
Malzbier	*	*	0,09	0,50	*	*
Pilsener Lagerbier	*	*	0,15	1,20	6,30	*
Vollbier, dunkel	*	*	0,08	0,50	*	*
hell	*	*	0,08	0,50	2,67	*
Rotwein, schwere Qualität	*	*	0,20	1,40	0,20	0
Weißwein, mittlere Qualität	*	*	0,02	0,50	7,00	0
Sonstige						
Bäckerhefe	*	*	3,46	33,00	716,00	*
Bierhefe	*	*	7,21	115,00	3170,00	*
Kakaopulver, schwach entölt	*	*	1,10	20,00	38,00	0
Kaffee, geröstet	*	10,00	0,23	*	22,00	0
-Extrakt-Pulver	*	*	0,40	*	*	0
Tee, schwarz	*	*	1,30	*	*	0

+ = in Spuren   * = keine Daten

Spurenelemente: Jod-, Fluor-, Zink-, Kupfer-, Mangan-, Chrom- und Selengehalte ausgewählter Lebensmittel (angegeben in µg / 100 g Ware)

Lebensmittel	Jod	Fluor	Zink	Kupfer	Mangan	Chrom	Selen
MILCH							
Muttermilch	6	17	148	35	1	4	3
Kuhmilch, Rohmilch	4	17	380	10	3	3	1
– Trinkmilch, 3,5% Fett	3	17	358	7	3	2	*
– Trinkmilch, 1,5% Fett	3	17	370	10	3	*	*
– Trinkmilch, entrahmt	3	17	400	2	5	1	2
Schafmilch	*	*	426	26	7	+	1
Stutenmilch	*	*	150	30	*	*	*
Ziegenmilch	4	*	260	11	6	5	1
MILCHPRODUKTE							
Buttermilch	2	10	370	20	*	*	1
Joghurt, 3,5% Fett	4	14	450	10	3	4	2
– 1,5% Fett	4	16	360	9	2	*	*
– 0,3% Fett	4	20	450	12	3	*	*
Kondensmagermilch	*	*	1200	30	*	*	*
Kondensmilch, 7,5% Fett	8	35	780	21	5	*	1
– 10% Fett	10	46	1000	27	7	*	1
– gezuckert, 8% Fett	*	*	1000	40	*	*	*
Molkenpulver	*	*	723	300	*	*	7
Sahne, 10% Fett	3	17	300	22	3	*	*
– 30% Fett	3	12	260	6	2	*	1
Trockenmagermilch	36	*	4100	29	5–700	13	10
Trockenvollmilch	27	120	3100	160	142	36	7
KÄSE							
Appenzeller, 50% Fett i. Tr.	*	*	4000	1300	25	*	*
Camembert, 30% Fett i. Tr.	*	28	3400	80	*	*	3
– 45% Fett i. Tr.	*	25	3100	70	*	*	3
– 60% Fett i. Tr.	*	22	2700	*	*	*	3
Chester (Cheddar), 50% Fett i. Tr.	*	*	3900	80	17	12	11
Edamer, 30% Fett i. Tr.	5	40–170	5300	54	39	*	*
– 45% Fett i. Tr.	4	40–140	4600	46	34	*	*
Edelpilzkäse, 50% Fett i. Tr.	*	50	4100	140	190	1	2
Emmentaler, 45% Fett i. Tr.	*	60	4630	1500	27	5	11

Lebensmittel	Jod	Fluor	Zink	Kupfer	Mangan	Chrom	Selen
Gouda, 45% Fett i. Tr.	*	*	3900	70	*	95	*
Limburger, 40% Fett i. Tr.	*	*	2100	110	*	*	*
Parmesan	*	*	3000	360	*	*	*
Sauermilchkäse	*	*	2000	80	*	*	*
Speisequark, mager	4	25	570	15	70	*	*
– 20% Fett i. Tr.	4	23	500	14	60	1	5
– 40% Fett i. Tr.	3	22	500	13	60	*	*
Tilsiter, 45% Fett i. Tr.	*	*	3500	70	45	*	*
EI							
Hühnerei (Gesamtinhalt)	10	110	1350	65	71	3	10
– Eigelb	12	30	3800	*	125	6	19
– Eiklar	7	14–150	20	*	40	*	5
Hühnervollei, getrocknet	*	403	5000	238	*	*	37
– Eigelb, getrocknet	*	58	6150	*	242	12	37
– Eiklar, getrocknet	*	*	150	*	287	16	39
FETTE UND ÖLE							
Baumwollsamenöl	*	*	*	5	13	*	*
Butter	3	71	230	2–15	3–40	6	1
Erdnussöl	*	*	*	3	2	*	*
Halbfettmargarine	*	*	*	3	+	*	*
Schweineschmalz	10	*	*	0–20	*	*	*
FISCH							
Aal, Flussaal	4	30	2000	89	25	10	31
Aal, geräuchert	5	180	470	124	28	*	*
Austern	120	120	22000	916	140	55	28
Barsch (Flussbarsch)	4	100	613	30	57	1	27
Bismarckhering	91	70	530	120	*	*	*
Bückling	72	360	*	330	*	*	*
Felchen (Renke)	*	100	1530	156	38	1	17
Flunder	6	110	500	47	39	2	35
Forelle	3	30	514	150	15	2	25

+ = in Spuren   * = keine Daten

Spurenelemente: Jod-, Fluor-, Zink-, Kupfer-, Mangan-, Chrom- und Selengehalte ausgewählter Lebensmittel (angegeben in µg / 100 g Ware)

Lebensmittel	Jod	Fluor	Zink	Kupfer	Mangan	Chrom	Selen
Garnele (Nordsee)	130	160	2170	1100	30	26	50
Hecht	*	80	665	32	28	3	18
Heilbutt (Schwarzer Heilbutt)	20	*	*	80	*	*	*
Heilbutt (Weißer Heilbutt)	52	*	405	41	12	1	*
Hering, Atlantikhering	40	*	585	123	20–120	2	43
– Ostseehering	50	100	*	12	21	1	18
Hummer	100	210	1600	700	34	*	130
Kabeljau (Dorsch)	170	127	399	53	17	1	27
Karpfen	2	32	900	87	55	*	7–130
Kaviar, echt	*	*	950	100	50	*	*
Lachs	34	30	511	129	14	*	26
Makrele	49	30	519	114	31	1	39
Miesmuschel	130	480	105	1800	180	2300	56
Rotbarsch (Goldbarsch)	99	*	*	*	*	*	44
Sardine	32	*	*	170	*	*	60
Sardinen in Öl, abgetropft	96	530	*	40	*	*	13
Schellfisch	243	35	300	34	20	*	29
Scholle	52	*	529	42	30	*	33
Seelachs (Alaska)	13	*	433	35	*	*	20
Seelachs (Köhler)	200	*	*	*	*	*	31
Seezunge	17	*	570	39	*	2	24
Sprotte	*	170	1280	59	28	1	10
Steckmuschel	120	*	1600	431	*	80	*
Thunfisch	50	28	80	51	30	*	82
Zander	*	40	576	52	75	1	24
GEFLÜGEL UND WILD							
Ente	*	*	1840	242	47	*	*
Gans	4	*	1300	330	50	*	*
Hase	*	*	2200	215	40	*	17
Huhn, Brathuhn	*	33	995	42	15	3	10
– Leber	*	*	3200	322	291	*	55
Truthahn, ausgewachsene Tiere	*	*	2400	70	19	1	5
– Jungtiere	*	*	2100	110	37	*	*
– Brust	*	*	1800	130	30	*	*

Lebensmittel	Jod	Fluor	Zink	Kupfer	Mangan	Chrom	Selen
– Keule	*	*	2400	160	50	*	*
FLEISCH							
Hammel- und Lammfleisch							
– Muskelfleisch ohne Fett	*	20	2300	90	13	4	1
– Filet	*	20	2300	90	13	4	1
– Keule	2	*	3700	100	15	5	2
– Herz	*	15	2120	450	50	1	3
– Leber	3	*	4350	7640	330	*	*
Kalbfleisch							
– Muskelfleisch ohne Fett	3	25	3000	160	30	*	4
– Bug	3	90	*	250	30	*	*
– Hals	3	20	*	250	30	*	*
– Keule	3	20	*	250	30	*	*
– Kotelett	3	20	2300	250	30	*	*
– Herz	*	*	200	320	30	*	*
– Hirn	*	*	1280	140	40	*	*
– Leber	*	19	8400	5500	280	*	24
– Niere	*	200	1800	370	50	*	40
Rindfleisch							
– Muskelfleisch ohne Fett	7	2	4200	88	18	5	5
– Filet	*	100	4410	70	20	*	35
– Hochrippe	*	*	4810	56	30	*	*
– Keule	*	*	3300	68	18	*	*
– Lende (Roastbeef)	*	*	4070	79	*	*	*
– Herz	30	60	1400	314	33	1	15
– Leber	14	130	4830	3150	332	5	21
– Niere	*	200	2080	434	110	2	112
Schweinefleisch							
– Muskelfleisch ohne Fett	5	10	2400	87	27	3	12
– Kamm	*	59	2800	*	50–200	*	*
– Kotelett	*	50	1390	*	60	10	*
– Schnitzel (Oberschale)	*	60	2600	310	40	*	*
– Herz	3	60	2200	410	24	1	5
– Hirn	*	*	1600	540	48	*	17

+ = in Spuren   * = keine Daten

Spurenelemente: Jod-, Fluor-, Zink-, Kupfer-, Mangan-, Chrom- und Selengehalte ausgewählter Lebensmittel (angegeben in µg / 100 g Ware)

Lebensmittel	Jod	Fluor	Zink	Kupfer	Mangan	Chrom	Selen
– Leber	14	290	6350	1330	308	4	58
– Niere	*	*	2730	789	149	1	203
Fleischwaren							
Leberpastete	*	*	*	400	120	*	*
Luncheon meat	*	*	*	50	70	*	7
GETREIDE UND GETREIDEPRODUKTE							
Buchweizen, Korn, geschält	*	50	2700	584	1500	9	8
Gerste, Korn	7	120	2800	419	1650	13	7
Hafer, Korn	8	95	3200	422	3100	4	7
– Flocken	5	75	4060	530	4540	*	10
Hirse, geschält	3	50	2900	610	1100	3	2
Mais, Korn	3	43	1700	24	415	9	11
– Cornflakes	1	*	280	200	50	*	3
Reis, Naturreis	2	42	1520	288	2100	3	11
– poliert	2	50	976	203	989	2	7
Roggen, Korn	7	150	2900	463	2900	7	1
– Mehl, Type 815	*	*	1460	207	2000	*	*
Weizen, Korn	7	90	2690	369	3100	3	2
– Mehl, Type 405	*	*	705	151	538	1	*
– Mehl, Type 1700	*	60	3200	459	3350	2	1
– Keime	*	140	17000	1100	16000	6	3
– Kleie	31	156	9400	1300	13000	3	2
BACK- UND TEIGWAREN							
Brötchen	2	1	1100	260	890	*	*
Eierteigwaren	3	80	1300	195	644	4	20
Knäckebrot	6	*	3100	400	*	*	*
Roggenbrot	9	13	1240	*	920	8	3
Roggenvollkornbrot	*	*	1500	238	1500	*	1
Weizenbrot	6	72	661	220	600	7	5
Weizenmischbrot	*	42	1300	180	1100	*	1
Weizenvollkornbrot	*	*	1500	245	1500	*	2
GEMÜSE UND HÜLSENFRÜCHTE							
Artischocke	*	*	*	320	380	*	1
Aubergine	1	*	142	90	112	*	4
Batate (Süßkartoffel)	2	*	385	133	240	*	4
Bleichsellerie	1	*	139	38	101	*	*
Blumenkohl	1	9	292	42	170	2	1
Bohnen, grün	3	12	336	84	221	2	1
– in Dosen[a]	1	*	*	230	170	*	1
Bohnen, weiß, getrocknet	2	95	2640	635	1620	20	14
Broccoli	15	10	494	56	454	16	1
Chicorée	*	*	163	101	300	*	*
Chinakohl	+	15	280	56	167	1	*
Endivien	3	*	355	44	153	*	3
Erbsen, Schote und Samen	4	27	861	246	352	1	1
– Samen, in Dosen[a]	2	*	650	130	200	*	*
– Samen, in Dosen[b]	3	*	*	180	280	*	*
– getrocknet	14	40	3450	740	1250	4	3
– Samen, tiefgefroren	4	26	738	372	646	*	*
Feldsalat	*	*	442	110	*	*	*
Grünkohl	5	20	330	55	550	8	1
Gurke	3	11	160	39	84	14	1
Kartoffel	3	10	347	90	140	3	2
– Knödel, roh (Trockenprodukt)	*	*	650	*	390	*	*
– Kroketten (Trockenprodukt)	*	*	2410	*	570	*	*
– Chips, ölgeröstet, gesalzen	*	*	972	730	460	*	4
– Sticks, ölgeröstet, gesalzen	*	*	1070	840	530	*	*
Knoblauch	3	*	575	149	460	*	6
Kichererbsen, Samen, grün	*	*	2400	449	2700	5	9
Kohlrabi	1	*	260	47	119	*	1
Kohlrübe	4	30	94	80	67	*	*
Kopfsalat	2	23	372	49	176	8	+
Kürbis	1	*	200	80	66	2	*
Limabohnen, getrocknet	*	*	2970	804	1790	*	1
Linsen, getrocknet	*	26	3730	715	1490	5	10
Löwenzahnblätter	*	*	883	249	848	*	1
Mangold	*	*	343	77	*	*	*

+ = in Spuren   * = keine Daten   a = Gesamtinhalt   b = abgetropft

Spurenelemente: Jod-, Fluor-, Zink-, Kupfer-, Mangan-, Chrom- und Selengehalte ausgewählter Lebensmittel (angegeben in µg / 100 g Ware)

Lebensmittel	Jod	Fluor	Zink	Kupfer	Mangan	Chrom	Selen
Meerrettich	1	*	1400	200	460	3	+
Möhren	2	19	273	51	175	4	1
Möhren, in Dosen[a]	*	20	377	80	157	*	1
Paprikaschote	1	*	146	71	125	*	4
Pastinake	4	10	850	132	400	4	2
Petersilie, Blatt	3	89	735	142	756	7	1
Porree (Lauch)	9	10	310	53	190	5	1
Radieschen	1	70	199	26	49	*	2
Rettich	8	*	265	37	77	1	2
Rhabarber	2	40	186	42	155	4	+
Rosenkohl	1	*	590	65	304	14	1
Rote Bete (Rübe)	+	12	344	80	244	3	1
Rotkohl	3	12	240	42	160	+	1
Sauerkraut[b]	*	*	320	130	140	5	*
Schnittlauch	4	*	490	59	*	*	*
Schwarzwurzel	*	*	220	300	410	*	*
Sellerie, Knolle	3	11	369	116	150	4	1
Sojabohne, getrocknet	6	*	4180	1200	2710	6	19
Sojamehl, vollfett	1	110	4900	*	4000	*	*
Spargel	7	48	400	156	102	*	1
Spinat	12	75	585	96	643	9	1
Tomaten	1	24	168	60	109	19	1
– in Dosen[a]	*	2	230	80	100	3	1
– Saft	*	*	86	120	8	*	1
Weiße Rübe	8	*	230	70	68	8	3
Weißkohl	3	12	224	33	200	8	3
Wirsingkohl	3	*	262	35	167	*	1
Zucchini	2	*	260	45	125	*	1
Zuckermais	3	*	562	45	160	*	1
Zwiebel	2	42	220	46	127	14	2
PILZE							
Austernpilze	*	*	866	118	158	7	*
Champignons	18	20	540	390	77	17	7
– in Dosen	*	*	*	135	50	*	9
Pfifferlinge	*	50	650	200–1000	180	4	1
Steinpilze	4	63	1500	277	115	5	184
OBST							
Ananas	bis 10	14	123	61	320	*	1
– in Dosen[a]	*	*	120	50	*	*	1
Apfel	1	9	98	53	48	4	1
– Mus	*	4	100	30–260	30	*	+
– Saft (Handelsware)	1	10	120	59	120	3	*
Apfelsine	1	5	87	59	38	1	1
– Saft (frisch gepresst)	1	1	42	80	30	1	6
– Saft (Handelsware)	*	*	120	57	30	13	*
Aprikosen	1	10	139	134	167	*	1
– getrocknet	3	50	400	800	1500	*	*
– in Dosen[a]	*	*	100	50	*	4	1
Avocado	1	*	625	225	162	*	*
Banane	2	14	210	105	286	2	1
Birne	1	10	126	72	59	27	1
– in Dosen[a]	*	30	*	70	20	*	+
Brombeeren	+	*	190	108	895	*	*
Dattel, getrocknet	1	*	400	289	150	29	*
Ebereschenfrucht	*	30	260	90	1600	3	*
Erdbeeren	3	16	269	46	388	1	1
– in Dosen[a]	*	*	200	40	190	*	*
Feigen	2	20	237	81	43	*	2
– getrocknet	4	*	*	380	350	*	6
Grapefruit	1	24	66	37	26	1	1
– Saft (Handelsware)	1	*	110	12	10	*	*
– Saft (frisch gepresst)	1	15	*	30	8	*	*
Hagebutten	1	60	920	1800	1200	3	+
Heidelbeeren	*	2	131	77	4200	+	*
– in Dosen[a]	*	*	*	390	1900	*	*
Himbeeren	3	*	361	93	384	1	1
Johannisbeeren, rot	1	23	240	140	240	2	1
– schwarz	1	29	250	103	336	1	2

Spurenelemente: Jod-, Fluor-, Zink-, Kupfer-, Mangan-, Chrom- und Selengehalte ausgewählter Lebensmittel (angegeben in µg / 100 g Ware)

Lebensmittel	Jod	Fluor	Zink	Kupfer	Mangan	Chrom	Selen
Kirschen, süß	1	18	87	99	86	3	1
– in Dosen[a]	*	*	*	110	50	*	*
Kiwi	*	*	110	45	94	*	*
Mandarinen	1	10	63	56	37	1	2
Mango	2	*	118	64	170	*	1
Papaya	*	*	155	32	22	*	*
Pfirsich	3	12	145	72	64	2	1
– getrocknet	1	*	*	630	*	*	*
– in Dosen[a]	*	8	60	93	33	5	+
Pflaumen	1	2	102	71	68	2	1
– getrocknet	1	*	*	400	*	*	3
Preiselbeeren	5	*	190	170	260	1	*
Stachelbeeren	1	11	150	163	97	1	1
Wassermelone	10	11	84	29	35	*	+
Weintraube	1	13	55	94	72	2	2
– getrocknet, Rosine	*	62	250	370	464	*	7
– Saft	+	10	40	48	50	3	4
Zitrone	2	10	106	129	42	*	1
– Saft (frisch gepresst)	5	*	25–200	200	bis 50	*	*
GETRÄNKE							
Alkoholfreies Bier	*	*	8	5	16	*	*
Malzbier	*	*	5	8	13	*	*
Pilsener Lagerbier	*	*	6	10	16	*	*
Vollbier, hell	1	50	20	40	29	1	bis 19
Dessertweine	*	*	270	10	*	*	*
Rotwein, leichte Qualität	*	6–40	180	80	bis 200	*	+
Rotwein, schwere Qualität	*	12	130	40	200	1	*
Sekt	*	*	90	50	80	*	*
Weißwein, mittlere Qualität	*	30	230	70	140	*	+
VERSCHIEDENES							
Bäckerhefe	1	*	4300	150	295	5	1
Bierhefe, getrocknet	4	*	8000	3320	530	*	8–90

Lebensmittel	Jod	Fluor	Zink	Kupfer	Mangan	Chrom	Selen
Cashew-Kerne	10	140	2090	3700	840	*	*
Erdnuss	13	130	3070	764	1600	8	2
– geröstet	14	140	3380	610	1240	*	bis 40
Haselnuss	2	17	1870	1280	5700	12	5
Honig	1	7	350	90	30	13	*
Kakaopulver, mind. 20% Fett	3	120	8200	3810	2500	159	*
Kaffee, geröstet	3	90	710	1730	*	5	5
– Extrakt-Pulver	*	400	500	59	1800	*	9
Kokosnuss	1	*	785	300–7000	1310	*	810
Kürbiskerne	12	90	7030	1480	100	*	*
Mandel, süß	2	90	2170	850	1900	6	3
Marone	+	*	*	230	750	*	2
Marzipan	*	*	1500	80	*	*	*
Paranuss	+	*	4000	1300	600	100	100
Salz							
– jodiertes Speisesalz	1,5–2,5 mg	*	*	*	*	*	*
– Meersalz	18	*	*	*	*	*	*
– Steinsalz	11	*	*	*	*	*	*
Schokolade, milchfrei	6	75	2000	1400	920	30	2
– Milchschokolade	6	75	1700	453	240	6	3
Tee (Schwarzer Tee)	11	10	3190	2500	73400	148	5
Walnuss	3	680	2700	880	1970	*	6

+ = in Spuren   * = keine Daten

Mineralstoffgehalte ausgewählter Mineral- und Heilwässer
(angegeben in mg/Liter)

Quelle	Natrium	Kalium	Calcium	Magnesium	Chlorid	Fluorid
Adelheidquelle	966	44	132	102	131	0,7
Adelholzener	10	1	70	31	23	0,2
Adelholzener Primus Heilquelle	5	1	94	31	4	0,1
Alpquell (Österreich)	4	2	243	41	3	*
Apollinaris	380	30	90	110	100	*
Bad Dürrheimer Bertoldsquelle	8	2	325	55	18	*
Bad Dürrheimer Johannisquelle	13	*	289	50	*	*
Bad Nauheimer Mineralwasser	15	3	64	16	7	*
Bad Tönissteiner Heilbrunnen	104	14	166	123	29	*
Bad Vilbeler Elisabethen Quelle	6	5	107	20	9	0,9
Bad Vilbeler UrQuelle	87	13	164	25	69	*
Bad Wildunger Helenenquelle	39	4	184	95	17	*
Brohler Classig Mineral- u. Heilbrunnen	370	22	88	78	190	*
Brohler Highlight	61	11	42	40	45	*
Caspar Heinrich Quelle Heilwasser	24	3	281	83	38	*
Celtic (Frankreich)	2	2	8	2	5	*
Christinenbrunnen	371	10	55	6	304	3,0
Contrex (Frankreich)	9	3	486	84	8	*
Diemeltaler Heil- u. Mineralquelle	12	2	125	35	24	*
Dreikönigsquelle	10	20	60	20	20	*
Evian (Frankreich)	5	1	78	24	5	*
Finkenbach Quelle	1	3	12	3	1	0,1
Franken Brunnen Hochsteinquelle	38	6	267	66	94	0,2
Franken Brunnen Theresienquelle	507	30	110	40	630	*
Fürst Bismarck Quelle	14	*	79	5	22	*
Gasteiner Kristallklar Heilw. (Österreich)	74	3	12	1	25	*
Gemminger Mineralquelle	41	5	426	71	11	*
Gerolsteiner	118	11	348	108	40	0,2
Güstrower Schloßquell	16	2	98	12	20	0,3
Harzer Grauhof Brunnen	16	*	116	10	32	*
Hassia Sprudel	236	25	193	40	124	*
Henniez (Schweiz)	6	1	108	20	12	*
Heppinger	856	53	116	165	245	*
Hirschquelle	261	12	216	29	41	1,3
Ileburger Sachsenquelle	12	2	71	11	14	*
Kaiser Friedrich Quelle	1020	30	130	90	1034	*
Kisslegger Sprudel	188	1	2	1	9	2,1
Krumbach	8	3	104	22	12	0,1
Lauchstädter Heilbrunnen	56	12	177	45	67	*

* = keine Daten

Mineralstoffgehalte ausgewählter Mineral- und Heilwässer
(angegeben in mg/Liter)

Quelle	Natrium	Kalium	Calcium	Magnesium	Chlorid	Fluorid
Lichtenauer Mineralquelle	12	2	62	9	20	0,2
Luisen Brunnen	232	20	344	45	313	*
Margonwasser	20	1	84	18	31	*
Märkischer Mineralbrunnen	58	2	44	7	15	*
Neuselters Mineralquelle	90	6	100	27	60	0,5
Passugger Heilwasser (Schweiz)	46	3	286	24	19	*
Perrier (Frankreich)	14	1	140	4	31	*
Prinzenburger Felsenquelle Karat	5	1	55	6	13	0,1
Ramlösa (Schweden)	222	2	2	1	23	2,8
Reginaris Mineralbrunnen	300	20	190	110	38	*
Rennsteig Sprudel	12	4	73	27	15	*
Rhäzünser Heilwasser (Schweiz)	109	7	198	41	12	*
Rhenser Mineralbrunnen	80	4	118	31	120	0,5
Rhön Sprudel	3	17	45	26	9	0,6
Rietenauer	35	7	412	80	20	*
Römerquelle Niedernau	11	2	417	49	18	*
Römerquelle (Österreich)	13	2	146	65	5	*
Rosbacher Klassisch	85	4	209	93	141	*
Rosbacher UrQuell	40	3	262	131	50	0,1
San Pellegrino (Italien)	45	3	208	56	74	*
Sankt Martin Heilwasser	123	9	217	27	104	0,3
Schillerbrunnen Bad Lauchstädt	42	12	151	39	47	*
Schlossquelle Friedrichsroda	188	3	296	106	205	*
Schwarzwald Sprudel	120	7	190	20	10	*
Selters Mineralwasser	290	10	110	40	260	*
Spa Reine (Belgien)	3	1	4	1	5	*
Spreequell Mineralwasser	48	4	208	23	94	*
St. Gero Heilwasser	119	11	347	108	40	0,2
St. Margareten	19	2	566	47	90	0,4
Staatlich Fachingen	602	28	122	53	151	*
Sylt-Quelle Heil- u. Mineralwasser	126	17	22	22	186	*
Teinacher	100	6	100	20	20	0,9
Thüringer Waldquell	28	3	106	50	40	*
Überkinger	1090	18	20	16	100	3,0
Valser Mineralquelle (Schweiz)	11	2	436	58	3	*
Vera (Italien)	2	1	36	13	2	*
Volvic (Frankreich)	8	5	10	6	8	*
Wernigeröder Mineralquelle	25	2	93	27	35	*
Wüteria Heiligenquelle	11	3	118	48	43	0,2

* = keine Daten

Durchschnittliche Vitaminverluste in verschiedenen Fleisch- und Gemüsearten bei unterschiedlichen Garverfahren

(nach Bognár)

Fleisch Gargut und Garflüssigkeit	Thiamin (Verluste in %)			Riboflavin (Verluste in %)		
	Kochen	Schmoren	Braten	Kochen	Schmoren	Braten
Kalbfleisch	46	38	26	+ 5	+ 1	3
Rindfleisch	49	48	34	5	2	20
Schweinefleisch	28	36	36	6	3	9
Fleisch im Durchschnitt	41	41	35	2	1	10

+ = Zunahme
Die Zunahme deutet auf eine Freisetzung von Riboflavin während des Garens aus gebundenen Formen hin.

Gemüse Gargut und Garflüssigkeit		Thiamin (Verluste in %)			Ascorbinsäure (Verluste in %)		
		Kochen	Druckdämpfen	Dünsten	Kochen	Druck-dämpfen	Dünsten
Blumenkohl,	Gargut	46	22	12	42	23	18
	+ Garflüssigkeit	12	16	12	15	17	18
grüne Bohnen,	Gargut	41	23	11	43	31	20
	+ Garflüssigkeit	17	18	11	16	21	18
Kartoffeln, mit der Schale	Gargut	15	12[a]	2	16	15[a]	2
Kartoffeln, geschält	Gargut	27	11	10	32	13	15
	+ Garflüssigkeit	11	9	10	14	4	15
Kohlrabi,	Gargut	32	21	*	53	37	14
	+ Garflüssigkeit	11	7	*	2	8	14
Spinat,	Gargut	63	33	16	58	35	29
	+ Garflüssigkeit	23	*	16	*	*	29
Weißkohl,	Gargut	46	22	19	52	28	28
	+ Garflüssigkeit	*	19	19	31	*	28
Gemüse im Durchschnitt,	Gargut	40	21	14	45	26	23
	+ Garflüssigkeit	15	13	14	16	15	23

a = auch Backen * = keine Daten

Gewichtsverlust beim Garen von Lebensmitteln (in %)

Fleisch	Kochen	Schmoren bzw. Dünsten	Braten[1)]	Grillen
Rind, Kochfleisch mager (ohne Knochen)	35			
Kochfleisch, fett (ohne Knochen)	22			
Braten (Keule)		40	42	
Braten (Lende)			43	
Rouladen		37		
Steak (halbgar)			21	11
Kalb, Kochfleisch	30			
Kotelett, Schnitzel (unpaniert)			25	15
Kotelett, Schnitzel (paniert)			6	
Schwein, Braten (Schulter)		30	26	30
Rouladen		39		
Gulasch		46		
Kotelett, Schnitzel (unpaniert)			30	24
Kotelett, Schnitzel (paniert)			5	9
Huhn	30		30	30
Fisch				
Schellfisch		18		
Kabeljaufilet	20	15	5	18
Rotbarschfilet	23	20	5	20

1) auf dem Rost bzw. in der Pfanne

Gewichtsveränderung durch Garen (in %)

Gemüse	»Frische Rohware«			Tiefgefrorene Gemüse[1)]		
	Kochen	Dämpfen	Dünsten	Kochen	Dämpfen	Dünsten
Blumenkohl	− 2	− 6		+ 0,2	− 5	
Bohnen, Brech-	− 8	− 9	− 8	− 9	−12	
Gemüseerbsen	−12	−15	−14	−10	− 4	−10
Grünkohl	+18	+30	+15	+18	+ 9	+10
Kohlrabi in Streifen	−10	−10	− 6	− 5	− 5	− 4
Möhren/Karotten, gewürf.	− 8	−10	− 4	−14	−10	−13
Rosenkohl	+10	− 1	+ 3	+ 4	−10	− 1
Rotkohl	− 8	− 6	− 8	− 6	−12	− 9
Sauerkraut	+ 3		− 4			
Spinat		− 7	−16			−33
Wirsingkohl	+ 1		− 2			
Kartoffeln, ohne Schale	− 3	− 3				
mit Schale	− 2	− 2				

1) vor dem Garen nicht aufgetaut

ABFALLMENGE UND LAGERFÄHIGKEIT

Abfallmenge bei ausgewählten Lebensmitteln (in %) und Menge an einzukaufender Rohware (in g)
(nach Zacharias und Dürr)

Lebensmittel	Abfallmenge (in %) Schwankungsbreite	Menge einzukaufender Rohware (in g) für 100 g essbaren Anteil
GEMÜSE, KARTOFFELN		
Blumenkohl	25 – 55	160
Bohnen (grün)	3 – 10	105
Broccoli	23 – 55	160
Chinakohl	13 – 28	125
Chicorée	9 – 14	110
Endiviensalat	14 – 44	130
Erbsen (grün)	55 – 75	250
Feldsalat	0 – 6	100
Gurke	14 – 42	135
Kartoffeln	15 – 25	125
Kohlrabi	20 – 46	150
Möhren	10 – 25	120
Paprika (Schoten)	16 – 28	130
Porree (Lauch)	35 – 48	170
Radieschen	20 – 46	160
Rhabarber	14 – 30	130
Spargel	20 – 33	135
Spinat	8 – 22	120
Weißkohl	8 – 42	130
Zwiebel	3 – 14	110
OBST		
Ananas	36 – 57	185
Apfel*	2 – 30	110
Apfelsinen	20 – 41	140
Aprikosen	6 – 11	110
Bananen	29 – 42	150
Erdbeeren	2 – 5	105
Grapefruit	27 – 43	150
Heidelbeeren	0 – 8	105
Honigmelonen	20	125
Kirschen	8 – 17	115
Kiwi	5 – 20	115
Mango	28 – 34	145
Pfirsiche	6 – 10	110
Pflaumen	4 – 10	110
Wassermelonen	40 – 71	230
Zitronen	20 – 53	155
NÜSSE		
Kokosnuss	19 – 37	135

Lebensmittel	Abfallmenge (in %) Schwankungsbreite	Menge einzukaufender Rohware (in g) für 100 g essbaren Anteil
Mandeln, süß	44 – 53	200
Erdnüsse	27 – 33	145
FLEISCH, GEFLÜGEL		
Kalbfleisch		
Brust	35 – 51	175
Bug, Schulter	19 – 26	130
Filet	0 – 8	105
Halsgrat	20 – 29	135
Keule, Schlegel	16 – 26	130
Leber	0 – 6	105
Rindfleisch		
Bug, Schulter	13 – 19	120
Brust	21	125
Filet	1 – 3	100
Kamm, Hals	24 – 27	135
Keule, Schlegel	10 – 20	120
Lende, Roastbeef	6 – 12	110
Leber	2 – 11	105
Schweinefleisch		
Bauch	9 – 54	140
Bug, Schulter	10 – 15	115
Eisbein	26 – 51	155
Filet	0 – 3	100
Kamm, Halsgrat	0 – 24	120
Kassler	10 – 21	120
Kotelett	16 – 22	125
Geflügel		
Huhn, Brathuhn	23 – 30	135
Huhn, Suppenhuhn	27	135
Truthahn, Brust	9 – 13	110
Truthahn, Keule, Schlegel	14 – 24	125
FISCH, MEERESTIERE		
Forelle, Bachforelle	44 – 52	190
Kabeljau, Dorsch	20 – 30	135
Rotbarsch	46 – 64	210
Schellfisch	38 – 54	175
Garnele	49 – 66	235
Hummer	64	275
Miesmuschel	80 – 83	555

* = Entfernen nur des Kerngehäuses

Lagerfähigkeit von Lebensmitteln in unterschiedlichen Temperaturbereichen
(nach Zacharias und Dürr)

Vorratsraum, Temp. 15 bis 20 °C	
BROT	
Knäckebrot[a]	6 Monate
Roggenbrot	6–10 Tage
Weizenbrot	1 – 3 Tage
FETT	
Plattenfette[a]	1 Jahr
Speiseöl[a]	1 Jahr
Hülsenfrüchte	1 Jahr
NÄHRMITTEL	
Haferflocken	1/2 – 1 Jahr
Mehl	1/2 Jahr
Reis	2 Jahre
Teigwaren	1/2–1 Jahr
Trockensuppen	3/4–1 Jahr
Kartoffeltrocken-produkte[a]	1–2 Jahre
KONSERVEN	
Gemüsekonserven	2 Jahre
Fleischkonserven	3–5 Jahre
Schmelzkäse	1–2 Monate
Trockenobst	1 Jahr
Kühlschrank, Temp. 2 bis 6 °C	
Butter	10–15 Tage
Eier	3–4 Wochen
FLEISCH	
roh	2–5 Tage
gegart	2–6 Tage
FLEISCHWAREN	
Schinken gekocht	3–5 Tage
Schinken, geräuchert, roh	4–10 Tage
Wurst	3–5 Tage

FISCH	
roh	bis 24 Stunden
gegart	2–3 Tage
GEFLÜGEL	
roh	2–4 Tage
gegart	2–5 Tage
HACKFLEISCH	
roh	6–8 Stunden
gegart	2–4 Tage
KÄSE	
Frischkäse	4–5 Tage
Hartkäse	10–14 Tage
Weichkäse	4–10 Tage
Milchprodukte	4–5 Tage
GEMÜSE	
roh	3–8 Tage
gegart	1–3 Tage
OBST	
roh	2–10 Tage
gegart	2– 5 Tage
Gefriergerät, Temp. –18 bis – 20 °C	
Backwaren	4–6 Monate
Fisch	2–4 Monate
Fertigspeisen	3–6 Monate
Geflügel	8–10 Monate
Gemüse	8–10 Monate
Hartkäse	2– 4 Monate
MILCHERZEUGNISSE	
Butter	6– 8 Monate
Quark	10–12 Monate
Sahne	2– 3 Monate
Obst	10–12 Monate
Rindfleisch	10–12 Monate
Schweinefleisch	5– 7 Monate
Speiseeis	2– 3 Monate
Wurst	2– 4 Monate

a = in Originalverpackung

Nitratgehalt ausgewählter Lebensmittel

(angegeben in mg Nitrat/100 g Ware, Durchschnittswerte.
RW = Richtwerte; diese vom Bundesinstitut für Verbraucherschutz empfohlenen Richtwerte sollten nicht überschritten werden.)

Lebensmittel	Durchschnittswerte	Tiefster Einzelwert	Höchster Einzelwert	RW
Milch und Milchprodukte				
Buttermilch	0,28			
Joghurt, 3,5 % Fett	0,24			
Kuhmilch	0,08			
Sahne, 30 % Fett	0,19			
Sauerrahm, extra	0,17			
Käse				
Camembert, alle Fettstufen	0,20			
Edamer, alle Fettstufen	0,1–3,3			
Gouda, 45% Fett i. Tr.	0,4–4,0			
Romadur, alle Fettstufen	0,15			
Speisequark, mager	0,14			
Tilsiter, 30% und 45% Fett i. Tr.	0,7			
Gemüse und Gemüseprodukte				
Aubergine	20			
Bleichsellerie	223			
Blumenkohl, biolog. Anbau (Feldanbau)	35 (42)	1 (4)	94 (103)	
Broccoli	71			
Bohnen, grün	25			
Chicorée	15			
Chinakohl, biolog. Anbau (Feldanbau)	76 (112)	18 (20)	218 (261)	
Endivien, biolog. Anbau (Feldanbau)	49 (106)	7 (7)	112 (259)	
Erbsen, Schote und Samen	3			
Feldsalat, biolog. Anbau (Feldanbau)	71 (117)	1 (18)	195 (298)	} 250
– aus Glashausanbau	320	225	433	} 250
Fenchel	127			
Gartenkresse, biolog. Anbau (Feldanbau)	70 (155)	39 (63)	100 (243)	
– aus Glashausanbau	334	234	463	
Grünkohl, biolog. Anbau (Feldanbau)	96 (106)	1 (1)	174 (364)	
Gurke	19			
Kartoffeln	13			
Kohlrabi, biolog. Anbau (Feldanbau)	112 (133)	39 (36)	233 (295)	
– aus Glashausanbau	250	90	438	
Kopfsalat, biolog. Anbau (Feldanbau)	119 (159)	6 (23)	231 (329)	} *
– aus Glashausanbau	368	157	661	} *
Kürbis	68			
Mangold	487			
Möhren (Karotten), biolog. Anbau	20	2	52	
– aus Feldanbau	50	9	110	
– Saft (0,04 mg Nitrit)	23			
Paprikafrüchte (grün, gelb)	12			
Petersilie (Blatt), biolog. Anbau	11	6	15	
– aus Feldanbau	84	10	260	
– aus Glashausanbau	340	217	564	
Petersilie (Wurzel), biolog. Anbau	40	1	96	
– aus Feldanbau	120	1	496	
Porree (Lauch)	51			
Portulak	615			} 300
Radieschen, biolog. Anbau (Feldanbau)	131 (153)	27 (8)	337 (383)	} 300
– aus Glashausanbau	286	108	453	} 300
Rettich, biolog. Anbau (Feldanbau)	123 (168)	42 (30)	322 (377)	} 300
– aus Glashausanbau	358	292	496	
Rhabarber	215			
Rosenkohl	12			
Rote Bete, biolog. Anbau (Feldanbau)	158 (195)	10 (18)	430 (536)	} 300
– Saft (0,64 mg Nitrit)	23			} 300
Rotkohl	28			
Schwarzwurzel	31			
Sellerie, Knolle, biolog. Anbau	36	3	108	
– aus Feldanbau	98	7	364	
Spargel	66			
Spinat, biolog. Anbau (Feldanbau)	97 (84)	2 (2)	273 (272)	250
Tomaten	5			
Weißkohl, biolog. Anbau (Feldanbau)	74 (107)	11 (1)	211 (323)	
Wirsingkohl	48			
Zwiebel	20			
Obst und Obstprodukte				
Apfel	3,0			

Für Eier; Fette und Öle; Fisch und andere See- und Meerestiere; Fleisch und Geflügel; Getreide und Getreideprodukte; Hülsenfrüchte; Samen; Nüsse; Süßwaren; Getränke liegen keine Daten vor.

Der Nitratgehalt ist sehr hoch, wenn er über 250 mg/100 g liegt;
hoch, wenn er bei 100–250 mg/100 g liegt; mittel, wenn er bei 50–100 mg/100 g liegt;
niedrig, wenn er unter 50 mg/100 g liegt.

* = Mai–Okt.: 250, Nov.–April: 350

Carotinoidgehalt ausgewählter Lebensmittel
(in µg/100g verzehrbarer Anteil)

Lebensmittel	ß-Carotin	a-Carotin	Lutein	Zeaxanthin	Canthaxanthin/ Lykopin	total
Blumenkohl	7		18			40
Broccoli	300		1210			1560
Buschbohnen	280	70	630			
Chicorée	3430					
Chinakohl	140					
Dill	4500		6700[1]			
Eisbergsalat	440		690			
Endivien	1090		2080			3600
Erbsen	360		1633			
Feldsalat	3980		9650			
Grünkohl	8680		18630			
Karotte	8480	3370	290			
Kartoffel	5		100	16		450
Kohlrabi	10	3	11	3		70
Kopfsalat	1450	40	2270			8480
Kürbis	3100	3800	1500[1]			
Lauch	69		161			
Mais	48	55	522			
Paprika, grün	120	10	410			700
Paprika, rot	3500	510		2200	130	30370
Petersilie	5940	170	13780	340		25470
Radieschen	9		12[1]			
Rhabarber	30		130			
Rosenkohl	540	50	2160			6150
Rotkohl	50		150			430
Sellerie (Bleichsellerie)	710		3600[1]			
Spargel	1		28			60
Spinat	3250	90	8540	350		17310
Tomate	610	150	210		11440	12690
Tomatensaft (in Dosen)	900				8580	
Weißkohl	25		80	4		250
Wirsing	4700		21900[1]			
Zucchini	220		1330			
Zwiebel	2		18			20

Carotinoidgehalt in Hühnereiern (in µg/100 g)

Lebensmittel	ß-Carotin	a-Carotin	Lutein	Zeaxanthin	Canthaxanthin/ Lykopin	total
Freilandeier (Sommer/Winter)	5	2	586	414	92/–	1115*
Eier aus Bodenhaltung	2	2	270	68	57/–	423*
Eier aus Käfighaltung	2	–	374	259	68/–	703*

Lebensmittel	ß-Carotin	a-Carotin	Lutein	Zeaxanthin	Canthaxanthin/ Lykopin	total
Apfel	35		84	13		
Aprikose	800	27	70	18	–/5	1130
Avocado	35	10	275			590
Banane	30	35	26	4		60
Birne	7		60			80
Blut-Grapefruit	1310				–/3362	
Brombeere	120	20	650			900
Clementine	30	5	60			1020
Erdbeere	8	1	40			50
Grapefruit	590	1	20	9	–/2770	3500
Heidelbeeren	10		140			
Himbeere	11	25	210	11		330
Kiwi	43		180[1]			
Mandarinen	274	12	50	142		
Mango	1230					
Mirabellen	250		200			
Nektarine	370	140	980	80		2400
Oliven, grün	280					
Orange	11	6	20	8		400
Papaya	380	50	8	9	–/2070	3440
Pfirsich	90		55	51		770
Pflaume	80		160			430
Rote Johannisbeere	10	3	70	2		100
Satsumas	23		44	41		
Sauerkirsche	400	60	50	20		1000
Schwarze Johannisbeere	17		180			230
Stachelbeere	70	5	260			400
Süßkirsche	25	6	60	12		330
Wassermelone	230		14[1]			
Weintraube	4	0,3	10	3		30
Zitrone	3	3	9	1		40
Zwetschge	105	12	110			480

Carotinoidgehalt einiger Fischarten

Lebensmittel	Asthaxanthin	Canthaxanthin
Lachs, Filet oder Steak, Zuchtlachs (roh)	438	0
Lachs (Stremel-, Zucht- oder Wildlachs), geräuchert	360	115
Forelle, Filet (roh)	72	7
Lachsforelle, Filet (roh)	277	167

– = wurde nicht untersucht freie Felder = nicht nachgewiesen * Cryptoxanthin enthalten (12 µg/100 g) [1] = Lutein + Zeaxanthin

Flavonoidgehalte verschiedener Obst- und Gemüsesorten
(in mg/100 g Frischgewicht) bzw. in Fruchtsäften (in mg/100 ml) (Flavonolgehalte)

Lebensmittel	Quercetin	Kämpferol	Myricetin
Apfel	3,6		
Apfelsaft	0,3		‹ 0,05
Aprikose	2,5		
Birne	0,6		
Erdbeere	0,9	1,2	
Kirsche	3,2		
Pfirsich			
Pflaume	0,9		
Rote Johannisbeere	1,3		
Süßkirsche	1,5		
Weintraube	bis 1,5		0,5
Orangensaft	0,3		‹ 0,05
Pampelmusensaft	0,5		‹ 0,05
Traubensaft	0,4		0,6
Zitronensaft	0,7		‹ 0,05
Broccoli	bis 3	7,2	
Endivien		bis 4,6	
Bohnen, grüne	bis 4	1,2	
Grünkohl	11	21,1	
Knoblauch	0,4	0,6 (grüne Teile)	
	2,8 (weiße Teile)		
Kopfsalat	1,4		
Porree		bis 3,0	
Radieschen		bis 0,6	
Rosenkohl		0,7	
Rotkohl	0,5		
Tomate	0,8		
Zwiebel	bis 35		

Weitere sekundäre Pflanzenstoffe (mg/100g)

Protease-Inhibitoren	
Sojabohne	bis 2000
weiße Bohne	bis 360
Kartoffel	100 – 200
Getreidekorn	200 – 300
Phytoöstrogene (Lignane)	
Leinsamen	bis 80
Roggenmehl	0,6
Gemüse	0,14
Maismehl	0,04
Sulfide (Alliin) Knoblauch	bis 400
Phytinsäure	
Weizenkeimflocken	1500 – 1800**
Vollkorngetreide, Dinkel,	
Grünkern, Buchweizen,	
Amaranth, Quinoa	800 – 1500**
Reis, Graupen	bis 200**

Ubichinongehalte ausgewählter Gemüsesorten
Ubichinongehalt mg/100g Frischgewicht

Lebensmittel	Coenzym Q_9	Coenzym Q_{10}
Aubergine		0,21
Blumenkohl		0,14
Broccoli	0,03	0,86
Chinakohl		0,21
Gurke	0,13	
Kopfsalat	0,14	0,22
Kürbis	0,22	
Möhre		1,02
Paprika	0,02	0,33
Spinat		0,36
Süßkartoffel		0,1
Weißkohl		0,16
Zwiebel		0,1

– = wurde nicht untersucht freie Felder = nicht nachgewiesen ** = in 100 g Trockensubstanz + = in Spuren * = keine Daten

Richtige Ernährung bei Krankheiten

Eine ganze Reihe von Erkrankungen des Menschen ist ernährungsbedingt und lässt sich durch die Einhaltung einer bestimmten Diät günstig beeinflussen. Dabei ist es gleichgültig, ob die Erkrankung durch eine Fehlernährung ausgelöst wurde oder ob diese Erkrankung angeboren ist. Spezielle Diäten können helfen, die Krankheit besser in den Griff zu bekommen.

Wenn der Stoffwechsel entgleist

Unsere Nahrung enthält – natürlicherweise – einige Bestandteile, die für den Gesunden kein Problem darstellen, die aber für Menschen mit einer entsprechenden Veranlagung (man sagt auch: Disposition) zu einer mehr oder minder massiven Beeinträchtigung des Wohlbefindens oder zu Erkrankungen führen können. Bei einigen Menschen ist diese Neigung zu bestimmten Stoffwechselerkrankungen, wie Herz-Kreislauf-Erkrankungen oder Diabetes, angeboren. Bei anderen wird eine solche »Stoffwechselschwäche« im Laufe des Lebens erworben – zum Beispiel, weil bestimmte Drüsen nicht mehr richtig arbeiten oder weil bestimmte Enzyme nicht mehr in ausreichendem Maße gebildet werden. Stoffwechselerkrankungen sind vielgestaltig. Der Begriff umfasst alle Krankheiten, die durch Störungen des normalen Stoffwechselgeschehens gekennzeichnet sind, egal, welche Faktoren diese Stoffwechselschwäche ausgelöst haben. Zu den klassischen Stoffwechselkrankheiten zählen zum Beispiel Diabetes (= Störung im Zucker- bzw. Kohlenhydratstoffwechsel), Fettstoffwechselstörungen (= Störung des Fett- und/oder Cholesterinstoffwechsels), Bluthochdruck (sofern er durch die Ernährung mit ausgelöst ist) oder Gicht.
Im Folgenden werden einige Nahrungsinhaltsstoffe näher beschrieben, die im Zusammenhang mit den häufigsten Stoffwechselerkrankungen eine Rolle spielen.

Kohlenhydratzufuhr und Diabetes

Beim Diabetes (wissenschaftlich: Diabetes mellitus) ist die Fähigkeit des Körpers, Kohlenhydrate und insbesondere Zucker zu verstoffwechseln, gestört. Als Folge davon weist das Blut erhöhte Blutzuckerkonzentrationen auf, die zu bestimmten, typischen Folgeerkrankungen und -schäden führen können. Der Diabetiker muss daher die Aufnahme von Kohlenhydraten und vor allem von Zucker (Haushaltszucker = Saccharose und Traubenzucker = Glucose) auf mehrere Mahlzeiten verteilen. Die Zuckeraufnahme ist vor allem deshalb ein Problem für den Diabetiker, weil Saccharose und Glucose besonders schnell ins Blut übergehen und einen starken und raschen Blutzuckeranstieg bewirken. Im Rahmen der Diabetesdiät macht der Arzt genaue Vorgaben für die tägliche Kohlenhydrat- und Zuckeraufnahme.

Die Kohlenhydrat-Einheiten (KE)
Für Diabetiker ist es wichtig, die empfohlene Menge an Kohlenhydraten in kleinen Portionen und verteilt auf mindestens 6 Mahlzeiten pro Tag aufzunehmen. Für die Berechnung und gleichmäßige Verteilung der Kohlenhydrate haben sich so genannte Kohlenhydrat-Austauschtabellen als hilfreich erwiesen. In der Tabelle ab Seite 106 wurden ausgewählte kohlenhydrathaltige Lebensmittel zusammengestellt und deren Kohlenhydratgehalt in so genannte Kohlenhydrateinheiten (KE) umgerechnet. Dabei entspricht 1 KE 10–12 g verfügbaren Kohlenhydraten. Die Tabelle ermöglicht so eine schnelle Berechnung der KE, die im Rahmen des vom Arzt oder einer autorisierten Ernährungsfachkraft erstellten Diätplans empfohlen sind.

Cholesterinaufnahme und Fettstoffwechselstörungen

Cholesterin ist eine fettähnliche Substanz, die in vielen Lebensmitteln tierischer Herkunft vorkommt, aber in sehr kleinen Mengen auch in pflanzlichen Fetten und Ölen enthalten ist, dort aber praktisch vernachlässigt werden kann.
Cholesterin wird auch im Organismus selbst – im Rahmen des Fettstoffwechsels – gebildet. Denn es hat im Körper große Bedeutung als Ausgangssubstanz beispielsweise für Gallensäuren, Vitamin D und für eine Reihe von Hormonen der Keimdrüsen und der Nebennierenrinde, außerdem als Bestandteil der Zellmembranen. Eine unerwünschte Rolle spielt es nur dann, wenn es in Blut und Gefäßwänden in zu hoher Konzentration vorkommt, vor allem bei Menschen mit einer Fettstoffwechselstörung (Hyperlipoproteinämie, Hypercholesterinämie).

Fettzufuhr einschränken

Menschen mit Neigung zu Herz- und Gefäßerkrankungen sowie ältere Personen sollten die Aufnahme cholesterinreicher Lebensmittel (wie zum Beispiel Eier oder Innereien) sowie von Nahrungsmitteln, die die körpereigene Cholesterinbildung anregen – also Lebensmittel mit einem hohen Anteil gesättigter Fettsäuren und fettreiche Lebensmittel – beschränken. Letzteres ist sogar besonders wichtig: Denn die körpereigene Cholesterinbildung kann das Mehrfache der Zufuhr durch cholesterinhaltige Nahrung ausmachen. Um die Cholesterinbildung im Körper einzuschränken, sollte man die Zufuhr von Fetten allgemein und besonders von Fetten mit einem hohen Gehalt an gesättigten Fettsäuren reduzieren sowie die gesamte Energiezufuhr (Kalorienzufuhr) senken. Für den Herz-Kreislauf-Gefährdeten sind die Beschränkung der Energiezufuhr und der Abbau von Übergewicht ebenso wichtig wie der Verzicht auf cholesterinreiche Speisen. Die Zufuhr an essentiellen Nährstoffen, also an ungesättigten Fettsäuren, Vitaminen und Mineralstoffen sowie den essentiellen Aminosäuren, sollte dabei unverändert bleiben.

Purin-(Harnsäure-)Zufuhr und Gicht

Die Harnsäure ist kein Inhaltsstoff der Nahrung, sie ist aber für die Ernährung bei Stoffwechselerkrankungen dennoch von Bedeutung. Die Harnsäure wird erst im Stoffwechsel aus bestimmten Nahrungsbestandteilen, den so genannten Purinen, gebildet. Sie spielt vor allem in Zusammenhang mit der Gicht eine Rolle, einer Stoffwechselerkrankung, die meist angeboren ist und sich zum Beispiel in schmerzhaften Gelenkveränderungen sowie in Nierenschädigungen äußert. Klassisches Symptom der Gicht ist die so genannte »Hyperurikämie«, eine Erhöhung des Harnsäuregehaltes im Blut. Diese Hyperurikämie kann auch die Bildung von Harnsäuresteinen zur Folge haben; ca. 20–40% der Gichtpatienten weisen zugleich auch Harnsäuresteine auf. Bei Menschen mit einer Neigung zu Gicht ist der so genannte »Purinstoffwechsel« gestört. Dieser Personenkreis sollte deshalb Speisen meiden, die zur Harnsäurebildung führen, so genannte »purinreiche« Lebensmittel. Das sind in erster Linie Innereien wie zum Beispiel Leber, Niere und andere Organe. Eine Übersicht über den Puringehalt ausgewählter Lebensmittel gibt die Tabelle ab Seite 118. Purinarme Ernährung wird auch empfohlen für Menschen mit Nierensteinen, sofern es sich um die so genannten »Harnsäuresteine« handelt.

Nierensteine durch Oxalsäure

Andere Arten von Nierensteinen enthalten vorwiegend Oxalsäure. Das heißt, dass es durch die Aufnahme von oxalsäurereichen Lebensmitteln bei entsprechend veranlagten Personen zur Ausbildung von Oxalsäuresteinen und als Folge davon zur Beeinträchtigung der Nierenfunktion kommen kann. Deshalb ist bei diesem Personenkreis eine Zurückhaltung in der Aufnahme oxalsäurehaltiger Nahrungsmittel wie Spinat oder Rhabarber angebracht.

Oxalsäuregehalt ausgewählter Lebensmittel
(mg/100 g)

Tee, schwarz	910
Rhabarber	460
Spinat	442
Kakaopulver	396
Rote Bete	181
Schokolade, (Kakaoanteil 40%)	88
Milch-Schokolade (Kakaoanteil 30%)	56
Bohnen, grün	44
Nuss-Nougat-Creme (Kakaoanteil 2,8–5,6%)	36
Brot, Vollkorn	21
Stachelbeeren	19
Himbeeren	16
Erdbeeren	16
Brombeeren	12
Pflaumen	12
Johannisbeeren, rot	10
Aubergine	10
Tomaten	8
Weintrauben	8
Rotkohl	8
Grünkohl	8
Kirschen, süß	7
Sellerie	7
Aprikose	7
Blumenkohl	6
Apfelsine	6
Birne	6
Möhren	6
Rosenkohl	6
Wirsingkohl	5
Kirschen, sauer	5
Kohlrabi	3
Rotwein	2
Schwein, gebraten	2
Sardinen, in Dosen	2
Lamm, gebraten	2
Rind, gebraten	2
Schokolade, weiße	2
Huhn, gebraten	1
Schweineschinken, gekocht	10

Allergische Symptome durch Nickel und Salicylsäure

Nickel zählt zu den Spurenelementen. Da einige Menschen auf den Kontakt mit Nickel oder nach der Aufnahme löslicher Nickelverbindungen über die Nahrung allergisch reagieren, informiert eine Tabelle auf Seite 102 über die Nickelgehalte ausgewählter Lebensmittel.

Bei bestimmten allergischen Erkrankungen, die sich durch Hautrötungen und andere Hautveränderungen äußern, kann die mit der Nahrung zugeführte Salicylsäure eine das Krankheitsbild verstärkende Rolle spielen. Besonders reich an Salicylsäure sind bestimmte Heilpflanzen, Gewürze sowie einige Lebensmittel (Tabelle auf Seite 103).

Nickelgehalt ausgewählter Lebensmittel

(angegeben in µg Nickel/100 g Ware)

Milch, Milchprodukte und Käse	
Butter	10
Chester (Cheddar), 50% Fett i. Tr.	1
Edamer, alle Fettstufen	89
Emmentaler, 45% Fett i. Tr.	20
Muttermilch	3
Gouda, 45% Fett i. Tr.	89
Joghurt, 3,5% Fett	1
Kondensmagermilch	15
Kuhmilch, Magermilch	1
– Rohmilch	3
– Trinkmilch, 3,5% Fett	1
Molke, süß	4
Molkenpulver	80
Schafmilch	6
Speisequark, 20% Fett i. Tr.	1
40% Fett i. Tr.	5–26
Ei (Angaben bezogen auf 1 Ei)	
Hühnerei (Gesamtinhalt), ca. 50 g	5
Fisch	
Aal, Flussaal	9
Austern	8
Bückling	170
Flunder	3
Felchen (Renke)	2
Forelle	2
Garnele	23
Hecht	13
Hering	7
Hummer	66
Kabeljau	4
Karpfen	24
Lachs	2
Miesmuschel	30–120
Pilgermuschel	340
Sardine	21
Schleie	75
Seezunge	3
Steckmuschel	60–150
Zander	10
Fleisch und Innereien	
Brathuhn	4
Hammel, Filet	2
– Herz	2
– Leber	26
Rinderleber	bis 480
– Niere	46
Schweinekotelett	2
– Leber	bis 27
Getreide und Getreideprodukte	
Buchweizen, Korn	190
Eierteigwaren	19
Gerste, Korn[a]	28
Hafer, Korn[a]	210
– Flocken	172
Mais, Korn	47
Reis, poliert	10
– unpoliert	37
Roggen, Korn	20–270
– Brot	19
Weizen, Korn	13
– Mehl, Type 405	4
– Mehl, Type 1050	9
– Mischbrot	9
– Vollkornbrot	17
Gemüse und Hülsenfrüchte	
Aubergine	11
Blumenkohl	15
Bohnen, grün	10
– in Dosen	25
– weiß	183
Broccoli	18
Chicoree	20
Erbsen, grün, in Dosen	16
– Samen, getrocknet	93
Grünkohl	16
Gurke	4
Kartoffel	6
Knoblauch	10
Kopfsalat	6
Linsen, getrocknet	310
Meerrettich	30
Möhre	6
Pastinake	20
Petersilie, Blatt	55
Porree (Lauch)	10
Radieschen; Rettich	8
Rhabarber	10
Rosenkohl	16
Rote Rübe (Bete)	10
Rotkohl	8
Sauerkraut, abgetropft	5
Sellerie, Knolle	7
Sojabohnen	480
Sojamehl, vollfett	410
Spinat	26
Tomaten	6
– Saft	6
Weiße Rübe	1
Weißkohl	10
Wirsing	5
Zwiebel	7
Pilze	
Champignon	7
Pfifferling	10
Steinpilz	10
Obst	
Ananas	16
Apfel	3
– Saft	5–55
Apfelsine	4
– Saft, frisch gepresst	1
Aprikose	17
Banane	10
Birne	12
Ebereschenfrucht	10
Erdbeere	6
Grapefruit	10
Hagebutte	40
Heidelbeere	10
Johannisbeere, rot	5
– schwarz	16
Kirsche, süß	5
Mandarine	3
Pfirsich	22
Pflaume	13
Preiselbeere	5
Wassermelone	14
Weintraube	5
– Saft	4
Zitrone	20
Getränke	
Rotwein, leichte Qualität	6
Rotwein, schwere Qualität	5
Vollbier, hell	1–200
Weißwein, mittlere Qualität	6
Verschiedenes	
Cashew-Kerne	500
Erdnuss	200
Haselnuss	120
Honig	2
Kaffee, geröstet	77
– Extrakt-Pulver	96
Kakaopulver, schwach entölt	940
Mandel, süß	130
Pecannuss	1500
Pistazie	80
Schokolade, milchfrei	360
– Milchschokolade	150
Tee (Schwarzer Tee)	650
Walnuss	130

a = entspelzt

Salicylsäuregehalt ausgewählter Lebensmittel, Gewürze und Gewürzkräuter

(angegeben als mg Salicylsäure/100 g Ware; nach Swain; Souci, Fachmann, Kraut)

Milch, Milchprodukte, Eier		Aubergine, roh, mit Haut	0,88	– Saft	0,18	Chillies, gemahlen	1,3
Blauschimmelkäse	0,05	ohne Haut	0,30	Aprikose, roh	2,58	Currypulver	218
Camembert	0,01	Blumenkohl, roh	0,16	– in Dosen	1,42	Dill, gemahlen	94,4
Hühnerei	(0)	Bohnen, grün, roh	0,11	– Nektar	0,14	– frisch	6,9
Hüttenkäse	(0)	Broccoli, roh	0,65	Avocado, roh	0,60	Fenchel, gemahlen	0,8
Mozzarella	0,02	Champignons, roh	0,24	Banane, roh	(0)	Knoblauch, frisch	0,10
Vollmilch, Vollmilch-Joghurt	(0)	Chicorée, roh	1,02	Birne, mit Schale	0,29	Ingwerwurzel, frisch	4,50
		Endivien, roh	1,90	Brombeeren, in Dosen	1,86	Kümmel, gemahlen	2,82
Fleisch, Geflügel, Innereien		Erbsen, grün, roh	0,04	Datteln, roh	3,73	Lorbeerblatt	2,52
Hähnchenfleisch	(0)	Grünkohl, roh	(0)	– getrocknet	4,50	Minze, frisch	9,4
Lamm-, Rind-, Schweinefleisch	(0)	Gurke, roh, geschält	0,78	Erdbeeren, roh	1,36	Muskat, gemahlen	32,2
Leber	0,05	Salz-Dill-Gurken	6,14	Feigen, roh	0,18	Nelken, ganz	5,74
Niere	(0)	Kartoffel, roh, mit Schale	0,12	– getrocknet	0,64	Paprikapulver, scharf	203
		ohne Schale	(0)	Grapefruit, roh	0,68	– mild	5,7
Fisch		Kohlrübe, roh	0,16	Grapefruit, Saft	0,42	Petersilie, Blatt, roh	0,08
Lachs in Dosen	(0)	Kopfsalat, roh	(0)	Heidelbeeren, in Dosen	2,76	Pfeffer, schwarz, gemahlen	6,2
Thunfisch in Dosen	(0)	Kürbis, roh	0,12	Himbeeren, roh	5,14	– weiß, gemahlen	1,1
		Linsen[a]	(0)	– gefroren	3,88	Rosmarin, gemahlen	68
Getreide		Möhren (Karotten), roh	0,23	Johannisbeeren, rot, gefroren	5,06	Salbei	21,7
Buchweizen, Gerste, Korn	(0)	Paprikafrüchte, grün, roh	1,20	– schwarz, gefroren	3,06	Schnittlauch	0,03
Hafer, Mehl	(0)	Porree (Lauch), roh	0,08	Kaki, roh	0,18	Thymian	183
Hirse, Korn	(0)	Radieschen, roh	1,24	Kirschen, süß, roh	0,85	Zimt, gemahlen	15,2
Mais, Mehl	0,43	Rosenkohl, roh	0,07	Kiwi, roh	0,32		
Reis, ungeschält; geschält	(0)	Rote Rübe (Bete), roh	0,18	Mandarinen, roh	0,56	**Alkoholfreie Getränke**	
Roggenflocken	(0)	Rotkohl, roh	0,08	Mango, roh	0,11	Colagetränke	0,25
Weizen, Korn	(0)	Spargel, roh	0,14	Maulbeeren, roh	0,76	Kaffee[b], Instantpulver	0,38
		Spinat, roh	0,58	Nektarine, roh	0,49	Kräutertee[c]	
Samen und Nüsse		Tomaten, roh	0,13	Papaya, roh	0,08	– Kamillentee (Beutel)	0,06
Cashewnüsse	0,07	Zucchini, roh	1,04	Passionsfrucht, roh	0,14	– Früchtetee (Beutel)	0,36
Erdnuss, ungeschält	1,12	Zuckermais, roh	0,13	Pfirsich, roh	0,58	– Pfefferminztee (Beutel)	1,10
Haselnuss	0,14	Zwiebel, roh	0,16	– in Dosen	0,68	Schwarzer Tee[c]	3,68
Kokosnuss[a]	0,26			– Nektar	0,10		
Mandel	3,0	**Obst**		Pflaumen, roh,	0,14	**Alkoholische Getränke**	
Mohn	(0)	Ananas, roh	2,10	Rhabarber, roh	0,13	Apfelwein	0,17
Paranuss	0,46	– in Dosen	1,36	Rosinen, im Durchschnitt	6,74	Portwein	bis 4,2
Pinienkerne	0,51	– Saft	0,16	Wassermelone, roh	0,48	Sherry	0,50
Pistazie	0,55	Äpfel		Weintrauben, roh	1,41	Wein, Weißwein (Riesling)	0,81
Sesamsamen	0,23	– Golden Delicious	0,08	Zitrone, roh	0,18	– Roséwein	0,37
Sonnenblumenkerne	0,12	– Red Delicious	0,19			Wermut	0,46
Walnuss	0,30	– Granny Smith	0,59	**Gewürze, Gewürzkräuter[a]**			
		– Jonathan	0,38	Anis, gemahlen	22,8		
Gemüse und Hülsenfrüchte		– Saft	0,19	Basilikum, gemahlen	3,4		
Alfalfa, roh	0,70	Apfelsine, roh	2,39	Cayennepfeffer	17,7		

(0) = praktisch null a = getrocknet, soweit nicht anders angegeben b= mg Salicylsäure je 100 ml aus 2 g Pulver je 100 ml Wasser
c = mg Salicylsäure je 100 ml Auszug mit 4 g getrockneten Blättern

Grundlagen der Diätetik

In diesem Kapitel werden die Grundlagen wichtiger und häufig gebrauchter Kost- und Diätformen dargestellt, die der Vorbeugung, Besserung oder Heilung ernährungsbedingter Erkrankungen dienen. Die Empfehlungen sind wissenschaftlich gesichert. Sie wurden auf der Grundlage des »Rationalisierungsschemas für die Ernährung und Diätetik in Klinik und Praxis« der Deutschen Gesellschaft für Ernährungsmedizin (DGEM) und anderen wissenschaftlichen Institutionen ausgearbeitet. Trotzdem sollte aber jeder das Einhalten einer Diät oder die Umstellung der Ernährung grundsätzlich mit seinem behandelnden Arzt besprechen.

Basis jeder Diätform ist die »**Vollwertige Ernährung**«, der folgende Definition zu Grunde liegt:
Vollwertige Ernährung ist eine Kost, die
- den Bedarf an essentiellen Nährstoffen deckt (vgl. Tabelle S. 78 bis 80),
- den Energiebedarf berücksichtigt,
- Erkenntnisse der Ernährungsmedizin zur Vorbeugung bestimmter Erkrankungen einbezieht,
- in ihrer Zusammensetzung den üblichen Ernährungsgewohnheiten angepasst ist, soweit die ersten drei Punkte nicht berührt werden,
- maximal 2 bis 3 mal pro Woche eine Fleisch- oder Wurstmahlzeit und 1 bis 2 mal pro Woche eine Seefischmahlzeit enthält. Vegetarische Kost ist zu bevorzugen. Fünf Portionen Obst und Gemüse am Tag werden empfohlen.

1. Leichte Vollkost

– Basisdiät bei Erkrankungen des Verdauungstraktes

Klinische Grundlage

Die leichte Vollkost wird verordnet bei zahlreichen Erkrankungen von Magen, Darm, Leber und Galle sowie bei unspezifischen Unverträglichkeiten im Bereich des Verdauungstraktes.
Die leichte Vollkost hat keine Wirkung auf den Krankheitsverlauf, beugt aber subjektiven Beschwerden wie Druck, Völlegefühl, Schmerzen, Übelkeit, Blähungen und Neigung zu Durchfällen vor.

Prinzip der Ernährung

Die leichte Vollkost ist eine vollwertige Ernährung. Lebensmittel und Speisen, die erfahrungsgemäß Unverträglichkeiten auslösen, sind zu meiden (vgl. Tabelle unten). Darüber hinaus gilt:
Jeder muss selbst ausprobieren, was er verträgt!

1. Energiezufuhr:
   dem Bedarf angepasst (vgl. die Tabelle auf Seite 78)

2. Empfehlungen für die Zusammensetzung der Kost:
   Nährstoffrelation:
   Für die Verteilung der Nährstoffe werden folgende Anteile empfohlen:

Eiweiß	10–15 Kalorien-Prozent
Fett	30–35 Kalorien-Prozent
Kohlenhydrate	50–55 Kalorien-Prozent

Nährstoffzufuhr:
Die wünschenswerte Höhe der täglichen Nährstoffzufuhr bei unterschiedlichem Energiegehalt:

Energie	1800 kcal	2000 kcal	2200 kcal
Eiweiß	45–65 g	50–75 g	55–85 g
Gesamtfett	60–70 g	65–75 g	75–85 g
Kohlenhydrate	225–250 g	250–275 g	275–300 g

3. Lebensmittelauswahl:

In der leichten Vollkost werden gemieden:

- (sehr) fette Speisen,
- grobe und frische Brotsorten,
- blähende Gemüsearten, scharfe Gewürze,
- stark zucker- und salzhaltige Speisen,
- kohlensäurehaltige Getränke und Alkohol.

Lebensmittel, Speisen und Getränke, die erfahrungsgemäß Unverträglichkeiten auslösen.

Lebensmittelintoleranzen (in % der Betroffenen)		Lebensmittelintoleranzen (in % der Betroffenen)	
Hülsenfrüchte	30,1	Mayonnaise	11,8
Gurkensalat	28,6	Kartoffelsalat	11,4
frittierte Speisen	22,4	Geräuchertes	10,7
Weißkohl	20,2	Eisbein	9,0
CO_2-haltige Getränke	18,1	zu stark gewürzte Speisen	7,7
Grünkohl	18,1	zu heiße und zu kalte Süßspeisen	7,6
fette Speisen	17,2	Süßigkeiten	7,6
Paprikagemüse	16,8	Weißwein	7,6
Sauerkraut	15,8	rohes Stein- und Kernobst	7,3
Rotkraut	15,8	Nüsse	7,1
süße und fette Backwaren	15,8	Sahne	6,8
Zwiebeln	15,8	paniert Gebratenes	6,8
Wirsing	15,6	Pilze	6,1
Pommes frites	15,3	Rotwein	6,1
hart gekochte Eier	14,7	Lauch	5,9
frisches Brot	13,6	Spirituosen	5,8
Bohnenkaffee	12,5	Birnen	5,6
Kohlsalat	12,1	Vollkornbrot	4,8

(Quelle: Studie der Arbeitsgemeinschaft für klinische Diätetik.)

4. Zubereitungstechniken:
   - Bevorzugt werden fettarme Zubereitungsverfahren wie Dünsten, Dämpfen, Grillen, Garen in der Folie oder im Mikrowellengerät.
   - Gemüse für Frischkostsalate sehr fein raffeln.

5. Mahlzeitenfrequenz:
   - Häufige kleine Mahlzeiten
   - in Ruhe eingenommen und
   - gründlich gekaut
   - verbessern die Verträglichkeit der Speisen.

2. Reduktionskost

Klinische Grundlage:
Die Reduktionskost wird verordnet bei
- Übergewicht und Adipositas zur Gewichtsreduzierung und zur
- Prävention von Diabetes, Fettstoffwechselstörungen, Bluthochdruck und Gicht.

Ziel der Reduktionskost ist, das Gewicht durch eine unter dem Bedarf liegende Kalorienzufuhr kontinuierlich zu reduzieren. Ein halbes bis ein Kilo Gewichtsabnahme pro Woche sind anzustreben. Ist das Wunschgewicht erreicht, muss die Energiezufuhr auf Dauer dem Bedarf angepasst werden. Häufig durchgeführte »Crash-Kuren« ohne Ernährungsumstellung haben rasche Gewichtszunahme zur Folge, man spricht vom »Jo-Jo-Effekt«.

Prinzip der Ernährung:
Die optimale Reduktionskost:
- ist reduziert in ihrem Energiegehalt, relativ reich an komplexen Kohlenhydraten und extrem fettarm.
- ist reich an Vitaminen, Mineralstoffen, Spurenelementen und Ballaststoffen,
- liefert hohe Trinkmenge (2–3 Liter täglich),
- sorgt für eine ausreichende Sättigung,
- und kann über eine längere Dauer eingehalten werden.

1. Energiezufuhr:
   500–1000 kcal weniger als der Bedarf, mindestens aber 1000 kcal/Tag.
   Empfehlenswert ist, die Energiezufuhr etwa im Bereich des Grundumsatzes zu halten.

2. Empfehlungen für die Zusammensetzung der Kost:
   Nährstoffrelation:
   Für die Verteilung der Nährstoffe werden folgende Anteile empfohlen:

Eiweiß	15–20	Kalorien-Prozent
Fett	25–30	Kalorien-Prozent
Kohlenhydrate	50–55	Kalorien-Prozent

   Nährstoffzufuhr:
   Die wünschenswerte Höhe der täglichen Nährstoffzufuhr beträgt bei unterschiedlichem Energiegehalt:

Energie	1000 kcal	1200 kcal	1500 kcal
Eiweiß	60–65 g	45–55 g	45–50 g
Gesamtfett	35 g	35–40 g	55–75 g
Kohlenhydrate	105–125 g	150–165 g	190–205 g
Ballaststoffe	> 30 g	> 30 g	> 30 g
Cholesterin	< 300 mg	< 300 mg	< 300 mg
Trinkmenge	2–3 l	2–3 l	2–3 l

3. Lebensmittelauswahl:
   Lebensmittel mit hoher Dichte an Vitaminen, Mineral- und Ballaststoffen stehen im Mittelpunkt. Nebenstehendes Schema kann dabei helfen (s. rechts).

4. Zubereitungstechniken:
   Bevorzugt werden
   - Zubereitungsverfahren, die ein Garen ohne Fett ermöglichen, wie Backen, Dämpfen, Dünsten, Grillen, Kochen, Garen in der Folie oder im Mikrowellengerät.
   - Gemüse, in Form von Frischkost bereitet.

5. Mahlzeitenfrequenz:
   Häufige kleine Mahlzeiten (5–6 pro Tag)
   - fördern die Sättigung
   - unterstützen die Gewichtsabnahme.

Grundlage der Kost bilden:
- Vollkornprodukte und Kartoffeln,
- frisches Gemüse und Obst
- fettarme Milch und Milchprodukte
- Wasser, Früchte- und Kräutertee

Als Ergänzung dürfen in reduzierten Mengen gegessen werden:
- fettarme Fleisch- und Fischsorten,
- hochwertige Koch- und Streichfette.

Überflüssig und weitgehend zu streichen sind:
- Zucker, Süßigkeiten, zuckerhaltige Speisen und Getränke
- alkoholische Getränke
- größere Mengen an Kochsalz und salzhaltige Gerichte

3. Diät bei Diabetes mellitus

Der Diabetes mellitus ist eine Störung des Kohlenhydrat-Stoffwechsels, die häufig in Verbindung mit einer Störung des Fettstoffwechsels einhergeht. Bedingt durch fehlende oder verminderte Insulinproduktion der Bauchspeicheldrüse kommt es nach Verzehr kohlenhydrathaltiger Nahrung zur Erhöhung des Blutzuckers.

Man unterscheidet Diabetes

Typ 1, charakterisiert durch absoluten Insulinmangel. Der Patient ist von regelmäßigen Insulingaben abhängig. Diät- und Insulinbehandlung müssen aufeinander abgestimmt sein.

Typ 2, charakterisiert durch relativen Insulinmangel und, in 90% der Fälle, durch langjährige Adipositas. Einhaltung der Diabetes-Diät und Reduzierung des Körpergewichtes führen meist zur Normalisierung des Blutzuckers.

Prinzip der Ernährung
Die Diabetes-Diät muss individuell vom Arzt verordnet werden. Die folgenden Angaben stellen einen allgemein gültigen Überblick dar.

Da der Diabetes häufig mit einer Störung des Fettstoffwechsels verbunden ist, gelten im Wesentlichen die gleichen Regeln wie für die Ernährung bei Hyperlipidämie.
Die Diabetes-Diät ist
- reich an komplexen Kohlenhydraten und Ballaststoffen
- reich an ungesättigten Fettsäuren
- arm an schnell verfügbaren Kohlenhydraten
- arm an Fetten und gesättigten Fettsäuren (vgl. Tabelle auf Seite 112 bis 115)

1. Energiezufuhr:
   bedarfsangepasst, unter Berücksichtigung des Ernährungszustandes und der körperlichen Tätigkeit
   bei Übergewicht Reduktionskost 1200–1500 kcal
   zur Erhaltung des Normalgewichtes 1800–2200 kcal

2. Empfehlungen für die Zusammensetzung der Diät:
   Nährstoffrelation:
   folgende Anteile werden empfohlen:

Eiweiß	15 Kalorien-Prozent
Fett	30–35 Kalorien-Prozent
Kohlenhydrate	50–55 Kalorien-Prozent

Nährstoffzufuhr:
wünschenswerte Höhe der täglichen Nährstoffzufuhr bei ausgewähltem Energiegehalt:

Energie	1800 kcal	2000 kcal	2200 kcal
Eiweiß	70 g	75 g	85 g
Gesamtfett *	60–70 g	65–80 g	75–85 g
Kohlenhydrate**	225–250 g	250–275 g	275–300 g
Cholesterin	<300 mg	<300 mg	<300 mg
Ballaststoffe	35 g	35 g	35 g

* je ein Drittel der Fettzufuhr als einfach ungesättigte und als mehrfach ungesättigte Fettsäuren

** Die Berechnung der Kohlenhydrate erfolgt auch in Kohlenhydrat-Austauscheinheiten: Die Kohlenhydrateinheit (KE) ist eine Schätzhilfe. In der Tabelle Seite 106–110 entspricht 1 KE 10–12 g verfügbarer Kohlenhydrate. Die Tabelle ist damit auch für herkömmliche BE-Berechnungen (1 BE = 12 g Kohlenhydrate) geeignet.

3. Lebensmittelauswahl:

Bevorzugen von
- ballaststoffreichen Vollkornprodukten
- frischem Gemüse, Obst und Kartoffeln
- fettarmen Fleisch-, Fisch- und Milchprodukten

Einschränken bzw. Meiden von
- fettreichen Fleisch-, Fisch- und Milchprodukten
- weißmehl- und zuckerhaltigen Erzeugnissen
- alkoholhaltigen Getränken

4. Zubereitungstechniken:
   Alle Zubereitungsarten sind erlaubt, die fettfreien Techniken sollten bevorzugt werden.

5. Mahlzeitenfrequenz:
   häufige kleine Mahlzeiten. Verteilung der Kohlenhydrate auf 5–6 Mahlzeiten sind bei medikamentösen Therapien (Sulfonylharnstoffen, CT) notwendig.

Glykämischer Index (GLYX)

Der Anstieg des Blutzuckerspiegels ist abhängig von der Verdaulichkeit und Resorptionsgeschwindigkeit der Kohlenhydrate in der Nahrung. Die blutzuckersteigernde Wirkung kohlenhydrathaltiger Lebensmittel (Konzentrationsverlauf der Blutzuckerkurve über zwei Stunden) wird als Glykämischer Index bezeichnet. Der Glykämische Index wird stärker durch die Zusammensetzung unserer Nahrung beeinflusst als von der Art der Kohlenhydrate. Dieser Index ist am höchsten für Glucose. Der Wert für Glucose wird gleich 100 gesetzt, derjenige aller anderen Lebensmittel wird relativ zu Glucose ermittelt. Ein hoher Glykämischer Index bedeutet einen schnellen Anstieg des Blutzuckerspiegels. Bei einem niedrigen Index gehen die Kohlenhydrate langsamer ins Blut über, was vor allem für Diabetiker wichtig ist. Auch hält bei Lebensmitteln mit niedrigem Glykämischem Index das Sättigungsgefühl länger an. In der Tabelle finden Sie Lebensmittel nach abnehmendem Glykämischen Index innerhalb einer Lebensmittelgruppe geordnet (Seite 110).

KOHLENHYDRAT-AUSTAUSCHTABELLE

Lebensmittel	Diese Menge entspricht jeweils 1 KE = 10–12 g Kohlenhydrate (Werte gerundet)
GETREIDE – KARTOFFELN	
Brote – Brötchen	
Knäckebrot	15 g
Laugenbrötchen, Brezeln	20 g
Mehrkornbrot	25 g
Pumpernickel	25 g
Roggenbrot	20 g
Roggenmischbrot	25 g
Roggenschrotbrot	25 g
Roggenvollkornbrot	25 g
Vollkornbrot mit Sonnenblumenkernen	25 g
Weißbrot	20 g
Weizen-Baguette	20 g
Weizenbrötchen	20 g
Weizenmischbrot	20 g
Weizenschrotbrot	25 g
Weizentoastbrot	20 g
Weizenvollkornbrot	25 g
Frühstückscerealien	
Cornflakes	15 g
Früchtemüsli, ohne Zucker im Durchschnitt	15 g
Getreidesprossen, frisch, im Durchschnitt	75 g
Haferflocken, Instant	15 g
Haferflocken, Vollkorn	15 g
Kleieflocken, gezuckert	25 g
Müslimischung, im Durchschnitt	15 g
Roggenflocken	15 g
Roggen-Keime, getrocknet	30 g
Roggen-Speisekleie	60 g
Schoko-Müsli, im Durchschnitt	15 g
Weizen-Keime, getrocknet	35 g
Weizen-Speisekleie	55 g

KOHLENHYDRAT-AUSTAUSCHTABELLE

Lebensmittel	Diese Menge entspricht jeweils 1 KE = 10–12 g Kohlenhydrate (Werte gerundet)
Kartoffeln – Nudeln – Reis	
KARTOFFELN	
Kartoffeln, roh	70 g
gekocht (in der Schale)	70 g
geröstet	40 g
Kartoffelherzen,TK-Produkt	35 g
Kartoffelklöße/Knödel	40 g
Kartoffelklöße, halb und halb	50 g
Kartoffelklöße, roh	45 g
Kartoffelpuffer, TK-Produkt	40 g
Kartoffelpüree	75 g
Kroketten	35 g
Pommes frites, verzehrfertig	30 g
Rösti	50 g
Rösti, TK-Produkt	80 g
Zwetschgenknödel	30 g
NUDELN	
Nudeln, Eierteigwaren, roh	15 g
eifrei, roh	15 g
Vollkornnudeln, roh	15 g
REIS	
Reis, Korn, Naturreis	15 g
Reis, poliert	15 g
Reis, poliert, parboiled, roh	15 g
Getreide – Getreideprodukte	
GETREIDE	
Amaranth	20 g
Buchweizen, Korn, geschält	15 g
Gerste, Korn	15 g
Grünkern (Dinkel), Korn	15 g
Hafer, Korn	20 g
Hirse, Korn	15 g
Mais, Korn	15 g
Quinoa	15 g
Roggen, Korn	15 g
Weizen, Korn	15 g
GETREIDEPRODUKTE	
Buchweizen-Grütze	15 g
Germknödel, TK-Produkt	20 g
Gersten-Graupen	15 g
Hafer-Grütze	15 g
Mais-Grieß	15 g
Popcorn	15 g
Semmelknödel, Kochbeutel	45 g
Weizen-Grieß	15 g
Mehle – Stärkemehle	
MEHLE	
Mehl, alle Sorten	15 g
STÄRKEMEHLE	
Kartoffel-Stärke	10 g
Mais-Stärke	10 g
Reis-Stärke	10 g
Soßenbinder, dunkel	10 g
Soßenbinder, hell	15 g
Weizen-Stärke	10 g
OBST – OBSTSÄFTE – TROCKENFRÜCHTE	
Obst	
Acerola, roh	390 g
Ananas, roh	80 g
Apfel, ungeschält, roh	90 g
Apfelmus	50 g
Apfelsine, roh	120 g
Aprikosen, roh	120 g
Banane, roh	50 g
Birne, roh	80 g
Brombeere, roh	160 g
Ebereschenfrucht, süß, roh	60 g
Erdbeere, roh	180 g
tiefgefroren	150 g
Feige, roh	80 g
Grapefruit, roh	110 g
Hagebutten, roh	60 g
Fleisch und Schale	50 g
Heidelbeeren, roh	160 g
in Dosen, ungesüßt, Gesamtinhalt	260 g
Kulturheidelbeeren	50 g
tiefgefroren, ungesüßt	50 g
Himbeeren, roh	210 g
in Dosen, ungesüßt	180 g
Holunderbeeren, schwarz, roh	150 g
Honigmelone, roh – Fruchtfleisch	80 g
Johannisbeeren, rot, roh	200 g
schwarz, roh	160 g
weiß, roh	150 g
Kaki, roh	60 g
Kaktusfeigen, roh	140 g
Kirschen, süß, roh	80 g
sauer, roh	100 g
Kiwi, roh	110 g
Litschi, roh	60 g
Mandarinen, roh	100 g
Mango, roh	80 g
Maulbeere, roh, ganze Frucht	120 g
Melone, grün, rund, roh	190 g
Mirabellen, roh	70 g
Mispel, roh – Fruchtfleisch	90 g
Moosbeeren, roh	260 g
Nektarine, roh, ohne Stein	80 g
Papaya, roh	420 g

KOHLENHYDRAT-AUSTAUSCHTABELLE

Lebensmittel	Diese Menge entspricht jeweils 1 KE = 10–12 g Kohlenhydrate (Werte gerundet)
Pfirsich, roh	110 g
Pflaumen, roh	100 g
Preiselbeeren, roh	160 g
in Dosen, ungesüßt	150 g
Quitten, roh	140 g
Reineclaude, roh	80 g
Stachelbeeren, roh	140 g
Wassermelone, roh	120 g
Weintrauben, roh	70 g
Zitrone, roh, geschält	310 g
Obstsäfte	
Acerola-Saft	220 g
Ananas-Saft	80 g
Apfel-Saft	90 g
Apfelsinen-Saft, frisch gepresst	110 g
ungesüßte Handelsware	110 g
Brombeer-Saft	130 g
Grapefruit-Saft, ungesüßt	100 g
Himbeer-Saft, frisch gepreßt	180 g
Holunderbeeren-Saft	150 g
Mandarinen-Saft	100 g
Sanddornbeeren-Saft	830 g
Trauben-Saft	60 g
Zitronen-Saft	420 g
Trockenfrüchte	
Apfel, getrocknet (geschwefelt)	20 g
Aprikose, getrocknet	20 g
Banane, getrocknet	15 g
Birne, getrocknet	20 g
Dattel, getrocknet	15 g
Feige, getrocknet	20 g

Lebensmittel	Diese Menge entspricht jeweils 1 KE = 10–12 g Kohlenhydrate (Werte gerundet)
Korinthen, schwarz und rot, getrocknet	20 g
Pfirsich, getrocknet	20 g
Pflaumen, getrocknet	20 g
Rosinen, getrocknet, ohne Kerne	15 g
Sultaninen, getrocknet, ganze Frucht	15 g
Weinbeeren, getrocknet	15 g
GEMÜSE	
Nur Sorten, die mit 200 g und weniger als 200 g bereits 1 KE liefern	
Bohnen, grün, roh	195 g
Erbsen, grün, roh	95 g
Kohlrübe, roh	145 g
Kürbis, roh	200 g
Rote Rübe (Bete), roh	120 g
Süßkartoffel (Batate), roh	40 g
Zuckermais, roh	65 g
in Dosen	50 g
MILCH, MILCHPRODUKTE	
Milch	
Kuhmilch, 3,5% Fett	200 g
Kuhmilch, 1,5% Fett	200 g
Kuhmilch, Magermilch	200 g
Schafmilch	200 g
Stutenmilch	160 g
Ziegenmilch	200 g
Sauermilchprodukte	
Buttermilch	250 g
Dickmilch, 3,5% Fett	250 g
Dickmilch, entrahmt	250 g
Joghurt, 3,5% Fett	250 g

Lebensmittel	Diese Menge entspricht jeweils 1 KE = 10–12 g Kohlenhydrate (Werte gerundet)
Joghurt,1,5% Fett (fettarm)	250 g
Joghurt, Magermilchjoghurt	250 g
Kefir, 3,5% Fett	250 g
Molke	220 g
HÜLSENFRÜCHTE	
Bohnen, weiß	30 g
Erbsen	25 g
Kichererbsen	25 g
Kichererbsen, Sprossen, frisch	40 g
Limabohnen	20 g
Linsen	25 g
Saubohnen	20 g
Sojabohnen	160 g
Sojafleisch, trocken i. D.	75 g
SAMEN, NÜSSE	
Cashewnuss	35 g
Haselnuss	90 g
Kastanien	25 g
Pinienkerne	50 g
Pistazienkerne	55 g
Sonnenblumenkerne, geschält	80 g
Walnuss	80 g
»EXTRAS«	
Backwaren	
FEIN- UND DAUERBACKWAREN	
Biskuit (Löffel-)	10 g
Butterkeks	15 g
Kräcker	15 g
Müslikeks	15 g
Russisch Brot	10 g

KOHLENHYDRAT-AUSTAUSCHTABELLE

Lebensmittel	Diese Menge entspricht jeweils 1 KE = 10–12 g Kohlenhydrate (Werte gerundet)
Salzstangen, Salzbrezeln	15 g
Vollkornkeks,	
im Durchschnitt	20 g
Vollkornzwieback	20 g
Zwieback, eifrei	15 g
SÜSSE BACKWAREN	
Apfelkuchen, aus Hefeteig	45 g
aus Rührteig	30 g
Aprikosentorte,	
aus Rührteig	35 g
Dampfnudeln	20 g
Donauwellen	30 g
Käsekuchen,	
im Durchschnitt	35 g
Mohnstreuselkuchen,	
aus Hefeteig	25 g
Nusstorte	25 g
Obstkuchen,	
aus Quark-Öl-Teig	30 g
Pflaumenkuchen,	
aus Hefeteig	30 g
Quark-Obst-Torte	50 g
Sachertorte	20 g
HERZHAFTE BACKWAREN	
Quiche Lorraine	145 g
Zwiebelkuchen,	
aus Hefeteig	45 g
KLEINGEBÄCK	
Amerikaner	30 g
Doughnuts	
(Schmalzkrapfen)	15 g
Mutzen	20 g
Nussecke	20 g
Schweinsöhrchen	25 g
Waffeln, frisch	30 g

Lebensmittel	Diese Menge entspricht jeweils 1 KE = 10–12 g Kohlenhydrate (Werte gerundet)
Wespennester (Baiser)	15 g
Windbeutel	70 g
WEIHNACHTSGEBÄCK	
Aachener Printen	15 g
Anisplätzchen	15 g
Dresdner Stollen	20 g
Marzipanstollen	20 g
Mohnstollen	30 g
Quarkstollen	20 g
Spekulatius	20 g
Süße Brotaufstriche	
Apfel- oder Birnendicksaft	15 g
Bienenhonig	10 g
Gelee, in Durchschnitt	15 g
Nuss-(Nougat)creme	15 g
Konfitüre, im Durchschnitt	15 g
Rübenkraut	15 g
Zucker	
Zucker, alle Sorten	10 g
Süßwaren	
Balisto	20 g
Banjo	20 g
Bonbons	10 g
Choco Crossies	20 g
Duplo, 1 Riegel, 18 g	18 g
Erfrischungsstäbchen	15 g
Fanfare	15 g
Gummibärchen (6 Gummi-	
bärchen à 2 g)	15 g
Hanuta, 1 Stück, 22,5 g	22,5 g
KitKat, 1 mini, 17 g	17 g
Kokosflocken, 1Stück,	
15 g	15 g
Lakritze	15 g

Lebensmittel	Diese Menge entspricht jeweils 1 KE = 10–12 g Kohlenhydrate (Werte gerundet)
Lakritz-Konfekt	15 g
Lila Pause, 1/2 Riegel	19 g
Marzipan	15 g
Milky Way, 1/2 Riegel	15 g
Nappo	10 g
Nougat	15 g
Nussini, 1/2 Riegel	19 g
Osterei »Nougat«, 1 Ei	20 g
Twix, 1/2 Riegel	15 g
Schokolade, milchfrei	20 g
Vollmilchschokolade	20 g
Vollmilch-Haselnuss	20 g
Snickers, 1/3 Riegel	20 g
Treets-Kugeln	25 g
SPEISEEIS	
Eiscreme	
(Einfacheiscreme)	65 g
mit Früchten	50 g
Fruchteis	50 g
Milchspeiseeis	50 g
Sahneeis	65 g
Softeis	55 g
Alkoholische Getränke	
(nur in Absprache	
mit dem Arzt!)	
BIERE	
Altbier	0,25 l
Diätbier	1,25 l
Export	0,25 l
Weizenbier	0,25 l
LIKÖRE UND ÄHNLICHES	
Campari	4 cl
Cointreau	4 cl
Curaçao	4 cl
Eierlikör	4 cl

KOHLENHYDRAT-AUSTAUSCHTABELLE

Lebensmittel	Diese Menge entspricht jeweils 1 KE = 10–12 g Kohlenhydrate (Werte gerundet)
Liköre, im Durchschnitt	4 cl
Likörwein	25 cl
Malaga	5 cl
Marsala	25 cl
Portwein	15 cl
Sherry, süß	15 cl
Sherry, trocken	25 cl
Underberg, 1 kl. Flasche	2,5 cl
WEINGETRÄNKE	
Apfelwein	0,4 l
Erdbeerbowle	0,2 l
Sekt, halbtrocken	0,2 l
Sekt, trocken	1,0 l
Wein, trocken	0,4 l
Alkoholfreie Getränke	
BIERE	
Alkoholfreies Bier	0,2 l
Malzbier	0,1 l
Fertiggerichte	
FERTIGSOSSEN	
Barbecue-Soße	35 g
Curry-Ketchup	35 g
Mango-Soße	25 g
Schaschlik-Soße	40 g
Tomaten-Ketchup	35 g

DURCHSCHNITTLICHE WERTE FÜR DEN GLYKÄMISCHEN INDEX AUSGEWÄHLTER LEBENSMITTEL

Lebensmittel	Glykämischer Index relativ zu Glucose (= 100 %) ermittelt
Getreide, Brot	
Weißbrot	70
Weizenvollkornbrot	69
Maismehl	68
Reis, poliert	56
Reis, natur	55
Mehrkornbrot	45
Spaghetti, weiß	41
Spaghetti, Vollkorn	37
Roggen	34
Gerste	25
Frühstückscerealien	
Cornflakes	84
Reiscrispies	82
Weizenschrot	69
Hafermehl	61
Müsli	52
Obst	
Wassermelonen	72
Ananas	66
Rosinen	64
Bananen	53
Weintrauben	52
Orangen	43
Birnen	36
Äpfel	36
Gemüse, Hülsenfrüchte	
Kartoffeln, gebacken, geröstet	83
Kartoffelbrei	73
Karotten	71
Batate	54
Erbsen, grün	48
Bohnen, grün, gekocht	48
Kichererbsen	33
Bohnen, weiß	31
Linsen	29
Kidneybohnen	27
Milchprodukte	
Milchreis	61
Joghurt, fettarm, gezuckert	33
Magermilch	32
Milch, vollfett	27
Snacks	
Mais-Chips	73
Weizen-Cracker	67
Popcorn	55
Kartoffel-Chips	54
Schokolade	49
Erdnüsse	14
Zucker, Honig	
Glucose	100
Honig	73
Saccharose	65
Lactose	46
Fructose	23
Getränke	
Sportgetränke	95
Erfrischungsgetränke, alkoholfrei	68
Orangensaft	57
Apfelsaft	41

4. Diät bei Hyperlipidämie

Klinische Grundlage
Diät bei Hyperlipidämie, so der medizinische Fachbegriff für erhöhte Blutfettwerte, wird bei Störungen des Fettstoffwechsels, erhöhten Lipid-, Triglycerid- und Cholesterinwerten sowie nach Herzinfarkt verordnet.
Hyperlipidämie stellt einen wesentlichen Risikofaktor für die Entstehung von Arteriosklerose und koronaren Herzkrankheiten dar. Die Konzentration der Lipide und Lipoproteine im Blutserum ist in hohem Maße von der Ernährung und von dem Ausmaß des Übergewichtes abhängig.

Prinzip der Diät
Für die Diät zur Senkung der Lipid- und Lipoproteinkonzentration gelten folgende Grundsätze:
- Gewichtsnormalisierung bei Übergewicht
- ausreichende Zufuhr an Linolsäure
- ausreichende Zufuhr an Vitamin A, C und E
- reich an sekundären Pflanzenstoffen
- reich an komplexen Kohlenhydraten und Ballaststoffen
- Einschränkung cholesterinreicher Lebensmittel
- Einschränkung schnell verfügbarer Kohlenhydrate
- weitgehende Einschränkung von Alkohol

1. Energiezufuhr:

bei Übergewicht Reduktionskost	1200–1500 kcal
Erhaltung des Normalgewichtes	1800–2200 kcal

2. Empfehlungen für die Zusammensetzung der Diät:
   Nährstoffrelation:
   für die Verteilung der Nährstoffe werden folgende Anteile empfohlen:

Eiweiß	15 Kalorien-Prozent
Fett	30 Kalorien-Prozent
Kohlenhydrate	55 Kalorien-Prozent

   Nährstoffzufuhr:
   die wünschenswerte Höhe der Nährstoffzufuhr beträgt bei ausgewähltem Energiegehalt:

Energie	1500 kcal	2000 kcal	2200 kcal
Eiweiß *	60 g	75 g	85 g
Gesamtfett **	50 g	65 g	75 g
Kohlenhydrate	250 g	275 g	305 g
Cholesterin	<300 mg	<300 mg	<300 mg
Ballaststoffe	35 g	35 g	35 g

* 50% der Eiweißzufuhr pflanzlicher Herkunft
** ein Drittel der Fettzufuhr als einfach ungesättigte und ein Drittel als mehrfach ungesättigte Fettsäuren

3. Lebensmittelauswahl:
   Die Prinzipien der Diät lassen sich in der täglichen Ernährung verwirklichen durch

Bevorzugen von
- frischem Obst, Gemüse und Kartoffeln
- Vollkornprodukten
- Fisch wie Makrele, Lachs und Hering
- Fetten, die reich sind an ungesättigten Fettsäuren und Vitamin E, wie Weizenkeim-, Sonnenblumen-, Baumwollsamenöl und »Diät-Margarine«

Einschränken bzw. Meiden von fettreichen Back- und Süßwaren
- Weißmehl und zuckerhaltigen Erzeugnissen
- fettreichen Fleisch-, Fisch- und Milchprodukten
- alkoholischen Getränken

4. Zubereitungstechniken:
   Alle Zubereitungsarten sind erlaubt, doch sollten die fettfreien Techniken bevorzugt werden.

Therapie erhöhter Cholesterinwerte mit Diät und Arzneimitteln

Gesamtcholesterin (mg/dl)	175	200	225	250	275	300
LDL-Cholesterin (mg/dl)		140		190		240
Therapie	nicht notwendig	Diät*		Diät + Arzneimittel*		Diät + Arzneimittel

* abhängig von Gewicht, sportlicher Aktivität, Blutdruck, Konsum von Alkohol und Nikotin

GEHALT AN FETTSÄUREN

Gehalt an gesättigten (GFS), einfach (EUFS) und mehrfach ungesättigten (MUFS) Fettsäuren in ausgewählten Lebensmitteln
(angegeben in g/100 g Lebensmittel)

Ausgewählte Lebensmittel (je 100 g verzehrbarer Anteil)	GFS	EUFS	MUFS
MILCH, MILCHPRODUKTE UND EIER			
Milch			
Muttermilch	1,2	1,4	0,4
Rohmilch, Vorzugsmilch	2,4	1,0	0,1
Trinkmilch, 3,5% Fett	2,0	1,0	0,1
Trinkmilch, fettarm, 1,5% Fett	0,9	0,4	+
Trinkmilch, entrahmt	0,04	0,02	+
Schafmilch	4,0	1,4	0,3
Ziegenmilch	2,6	0,8	0,1
Sauermilchprodukte			
Buttermilch	+	+	+
Joghurt, 3,5% Fett	2,2	1,0	0,2
Joghurt (fettarm), 1,5% Fett	0,9	0,4	0,1
Joghurt, Magermilchjoghurt	0,06	0,03	+
Kondensmilch, 7,5% Fett	4,2	2,0	0,2
Molke, süß	+	+	+
Sahne, 10% Fett (Kaffeerahm)	6,4	2,9	0,3
Sahne, 30% Fett (Schlagsahne)	17,7	8,6	0,8
Saure Sahne (Rahm)	10,6	4,7	0,5
Trockenmilchpulver aus Vollmilch	15,8	8,4	0,7
Käse			
FRISCHKÄSE – SPEISEQUARK			
Doppelrahmfrischkäse	18,9	8,4	1,0
Feta, 45% Fett i.Tr.	11,4	3,8	0,7
Mozzarella	10,0	4,5	0,5
Speisequark, 40% Fett i.Tr.	6,6	3,0	0,3
Speisequark, 20% Fett i.Tr.	2,9	1,3	0,1
HARTKÄSE – SCHNITTKÄSE – WEICHKÄSE – SCHMELZKÄSE			
Bel Paese	18,9	8,6	0,3
Camembert, 60% Fett i.Tr.	19,6	9,0	0,8
Camembert, 45% Fett i.Tr.	12,9	5,9	0,5
Camembert, 30% Fett i.Tr.	7,8	3,6	0,3
Chester, 50% Fett i.Tr.	19,6	7,4	0,7
Edamer, 45% Fett i.Tr	17,4	6,7	0,6
Edamer, 30% Fett i.Tr.	10,0	3,8	0,3
Edelpilzkäse, 50% Fett i.Tr.	17,6	7,3	0,8
Emmentaler, 45% Fett i.Tr.	18,2	6,3	0,8
Gouda, 45% Fett i.Tr.	18,8	6,3	0,6
Gruyère, 45% Fett i.Tr.	17,1	9,3	1,7
Limburger, 40% Fett i.Tr.	11,8	5,1	0,4
Parmesan, 37% Fett i.Tr.	15,8	6,3	0,6
Provolone	17,7	7,7	0,9
Roquefort	18,9	6,5	1,2
Tilsiter, 45% Fett i.Tr.	17,1	6,8	0,7
Tilsiter, 30% Fett i.Tr.	10,6	4,2	0,4
Eier			
Hühnerei, Gesamtinhalt	3,2	4,7	1,8
Hühnereigelb	9,5	12,9	5,5
Hühnereiklar	+	+	+
Hühnerei, St. 58 g (Gew.-Kl. M)	1,6	2,0	0,8
Eidotter, mittelgroß (19 g)	1,8	2,4	1,0
Eiklar, mittelgroß (33 g)	+	+	+
Hühnervollei, getrocknet	11,6	17,5	5,6
Hühnereigelb, getrocknet	17,2	24,8	8,3
Hühnereiklar, getrocknet	+	+	+
FETTE, ÖLE, NÜSSE, SAMEN			
Pflanzliche und tierische Streichfette			
Butter	53,2	21,5	1,8
Margarine, Standardware	23,8	32,5	19,5
Pflanzenmargarine	29,8	26,9	20,2
Diätmargarine	24,2	16,8	34,9
Halbfettmargarine	11,3	12,8	13,8
Schmalz, Gänseschmalz	27,3	57,7	10,5
Schweineschmalz	38,9	44,1	11,8
Tierische Fette			
Butterschmalz	62,7	25,4	2,3

+ = in Spuren

Gehalt an gesättigten (GFS), einfach (EUFS) und mehrfach ungesättigten (MUFS) Fettsäuren in ausgewählten Lebensmitteln
(angegeben in g/100 g Lebensmittel)

Ausgewählte Lebensmittel (je 100 g verzehrbarer Anteil)	GFS	EUFS	MUFS
Hammeltalg	42,8	32,3	3,3
Rindertalg	48,7	39,6	3,2
Pflanzliche Fette und Öle			
Baumwollsamenöl	26,8	18,7	49,5
Erdnussöl	19,8	55,6	22,2
Kokosfett	86,7	6,7	1,7
Leinöl	9,6	18,2	68,1
Maiskeimöl	13,2	26,3	56,2
Olivenöl	14,0	70,6	8,9
Rapsöl	7,7	58,2	31,5
Safloröl (Distelöl)	9,2	10,9	75,6
Sesamöl	12,9	40,3	43,7
Sojaöl	14,5	19,4	60,8
Sonnenblumenöl	11,0	20,4	63,5
Walnussöl	9,2	18,4	68,0
Nüsse und Samen			
Cashewnuss	8,8	24,6	7,3
Erdnuss	7,0	22,1	14,4
geröstet	7,2	22,7	14,8
Haselnuss	4,1	46,0	8,6
Kokosnuss	31,8	2,2	0,7
Macadamianuss	10,4	57,8	1,7
Mandel, süß	4,1	33,1	12,9
Paranuss	15,4	19,8	28,1
Pekannuss	5,8	45,3	16,6
Pistazienkerne	6,1	34,8	7,6
Sesamsamen	7,6	19,9	19,4
Sonnenblumenkerne, geschält	5,4	13,5	28,0
Walnuss	6,8	10,9	41,7
FISCHE UND MEERESTIERE			
Seefische			
Heilbutt (Weißer Heilbutt)	0,3	0,4	0,7
Hering (Atlantikhering)	3,3	8,8	4,2

Gehalt an gesättigten (GFS), einfach (EUFS) und mehrfach ungesättigten (MUFS) Fettsäuren in ausgewählten Lebensmitteln
(angegeben in g/100 g Lebensmittel)

Ausgewählte Lebensmittel (je 100 g verzehrbarer Anteil)	GFS	EUFS	MUFS
Kabeljau (Dorsch)	0,1	0,1	0,3
Makrele	3,4	4,7	2,6
Ostseehering	2,5	2,3	2,6
Rotbarsch (Goldbarsch)	0,7	1,8	0,9
Sardine	1,2	1,1	1,6
Schellfisch	0,1	0,1	0,3
Seehecht	0,6	0,6	0,9
Seelachs (Köhler)	0,2	0,2	0,5
Seezunge	0,4	0,4	0,3
Thunfisch	4,1	4,2	4,7
Sonstige Meerestiere			
Austern	0,4	0,2	0,3
Languste	0,1	0,1	0,6
Miesmuschel (Blau- oder Pfahlmuschel)	0,6	0,5	0,5
Süßwasserfische			
Aal, Flussaal	5,7	11,5	3,2
Barsch (Flussbarsch)	0,1	0,1	0,2
Brassen	1,6	1,2	1,6
Felchen (Renke)	0,7	1,4	1,0
Forellen (Bachforelle)	0,6	0,8	1,0
Hecht	0,1	0,2	0,4
Karpfen	1,0	2,3	1,1
Lachs (Salm)	2,9	6,1	4,2
Zander	0,2	0,2	0,3
Fischdauerwaren			
Aal, geräuchert	6,6	16,0	2,9
Bückling	2,8	7,6	4,7
Ölsardinen in Dosen	2,2	5,8	3,2
Schillerlocken	5,4	10,0	6,8
FLEISCH UND GEFLÜGEL			
Geflügel			
Huhn, Brathuhn	2,6	3,2	2,3

GEHALT AN FETTSÄUREN

Gehalt an gesättigten (GFS), einfach (EUFS) und mehrfach ungesättigten (MUFS) Fettsäuren in ausgewählten Lebensmitteln
(angegeben in g/100 g Lebensmittel)

Ausgewählte Lebensmittel (je 100 g verzehrbarer Anteil)	GFS	EUFS	MUFS
Huhn, Brust, mit Haut	1,9	2,0	1,5
Keule (Schlegel), mit Haut	3,7	3,2	2,6
Suppenhuhn	6,5	6,6	5,6
Puter (Truthahn), ausgewachsene Tiere	2,2	3,0	2,4
Brust, ohne Haut	0,4	0,2	0,2
Keule, ohne Haut	1,4	0,8	1,0
Jungtiere (Babyputer)	1,7	2,4	1,7
Hammel – Lamm			
Muskelfleisch (ohne Fett)	1,6	2,2	0,1
Lende	6,0	5,2	0,5
Keule (Schlegel)	8,2	7,1	0,6
Kotelett	14,6	12,6	1,1
Herz	0,0	4,2	0,4
Kalbfleisch			
Muskelfleisch (ohne Fett)	0,3	0,2	0,3
Herz	0,0	0,0	0,3
Niere	2,9	3,0	0,1
Rindfleisch			
Muskelfleisch (ohne Fett)	0,8	0,8	0,2
Filet	1,8	1,7	0,3
Hochrippe (dicke Rippe, Rostbraten)	3,6	3,7	0,3
Kamm (Hals)	3,6	3,7	0,3
Lende (Roastbeef)	1,9	2,0	0,2
Corned beef	2,5	2,7	0,3
Niere	2,5	1,5	0,1
Schweinefleisch			
Muskelfleisch (ohne Fett)	0,6	0,8	0,3
Bauch	9,1	9,8	1,0
Bug (Schulter) mit Schwarte	7,0	7,8	1,2
Eisbein (Hinterhaxe)	5,1	5,6	0,9
Filet	0,8	0,9	0,1
Kamm	5,8	6,4	1,0

∗ = keine Daten + = in Spuren

Gehalt an gesättigten (GFS), einfach (EUFS) und mehrfach ungesättigten (MUFS) Fettsäuren in ausgewählten Lebensmitteln
(angegeben in g/100 g Lebensmittel)

Ausgewählte Lebensmittel (je 100 g verzehrbarer Anteil)	GFS	EUFS	MUFS
Kotelett mit Knochen	1,9	2,5	0,4
Schnitzel (Oberschale)	0,7	0,9	0,1
Kasseler	3,1	3,5	0,6
Mett	9,7	10,2	1,1
Leber	1,7	0,6	1,4
Niere	1,2	0,6	1,1
Pferdefleisch	1,0	1,1	0,6
Fleischwaren – Wurstwaren			
Leberwurst, grob	11,4	14,6	1,9
Schinken, gesalzen und gekocht	1,3	1,7	0,3
Speck, durchwachsen	27,9	29,3	3,4
GETREIDE UND GETREIDEPRODUKTE			
Getreide, Mehle, Mehlprodukte			
Amaranth	2,1	2,1	4,1
Buchweizen, Korn, geschält	0,4	0,6	0,6
Gerste, Korn	0,5	0,3	1,3
Hafer, Korn	1,4	2,5	2,9
Flocken (Vollkorn)	1,3	2,7	2,6
Grütze	1,2	2,1	2,4
Hirse, Korn	1,0	0,9	1,9
Mais, Korn	0,6	1,1	1,7
Vollmehl	0,4	0,9	1,4
Quinoa	0,5	1,3	2,6
Reis, Korn, Naturreis	0,6	0,6	0,8
poliert	0,1	0,2	0,2
Roggen, Korn	0,3	0,5	0,8
Weizen, Korn	0,3	0,2	0,8
Keime	1,3	1,2	4,0
Speisekleie	0,8	0,8	2,3
Brote			
Grahambrot	0,2	0,2	0,6

Gehalt an gesättigten (GFS), einfach (EUFS) und mehrfach ungesättigten (MUFS) Fettsäuren in ausgewählten Lebensmitteln
(angegeben in g/100 g Lebensmittel)

Ausgewählte Lebensmittel (je 100 g verzehrbarer Anteil)	GFS	EUFS	MUFS
Teigwaren			
Eier-Teigwaren (Nudeln), roh	*	*	0,9
HÜLSENFRÜCHTE			
Erbsen	0,3	0,1	0,8
Limabohnen	0,4	0,1	0,8
Sojabohnen	2,6	4,1	10,7
Sojamehl, vollfett	2,9	3,4	12,1
GEMÜSE UND PILZE			
Gemüse			
Bambussprossen, roh	0,06	0,01	0,17
Blumenkohl, roh	0,04	0,01	0,14
Bohnen, grün, roh	0,07	0,01	0,12
Chicorée, roh	0,03	0,01	0,10
Erbsen, grün, Schote und Samen, roh	0,10	0,04	0,30
Gartenkresse, roh	0,09	0,01	0,39
Grünkohl (Braunkohl), roh	0,11	0,02	0,48
Gurken, roh	0,07	0,01	0,09
Kartoffeln, roh	0,03	+	0,05
Knoblauch, roh	0,02	+	0,07
Knollensellerie, roh	0,07	0,01	0,17
Kohlrabi, roh	0,03	0,01	0,07
Kohlrübe, roh	0,02	+	0,10
Kopfsalat, roh	0,04	0,01	0,12
Kürbis, roh	0,03	+	0,06
Meerrettich, roh	0,05	0,03	0,17
Möhren (Karotten), roh	0,04	+	0,12
Paprikafrüchte, roh	0,05	0,01	0,13
Pastinake, roh	0,06	0,02	0,25
Petersilienblatt, roh	0,04	0,01	0,19
Petersilienwurzel, roh	0,08	0,03	0,25
Porree (Lauch), roh	0,08	0,01	0,18
Radieschen, roh	0,03	0,02	0,06
Rettich, roh	0,03	0,02	0,07

GEHALT AN FETTSÄUREN

Gehalt an gesättigten (GFS), einfach (EUFS) und mehrfach ungesättigten (MUFS) Fettsäuren in ausgewählten Lebensmitteln
(angegeben in g/100 g Lebensmittel)

Ausgewählte Lebensmittel (je 100 g verzehrbarer Anteil)	GFS	EUFS	MUFS
Rhabarber, roh	0,03	0,01	0,07
Rosenkohl, roh	0,05	0,01	0,19
Rote Rübe (Bete), roh	0,02	0,01	0,05
Rotkohl, roh	0,03	0,01	0,10
Schnittlauch, roh	0,09	0,02	0,42
Spargel, roh	0,03	+	0,08
Spinat, roh	0,03	0,02	0,16
Tomaten, roh	0,04	0,03	0,10
Topinambur	0,10	0,01	0,21
Weißkohl, roh	0,03	0,01	0,11
Zwiebel, roh	0,09	*	0,11
Pilze			
Austernpilz	0,03	0,02	0,10
Champignon (Zucht-)	0,04	*	0,15
OBST			
Apfel, ungeschält, roh	0,21	0,02	0,25
Apfelsine, roh	0,03	0,06	0,08
Avocado, roh	1,89	15,48	1,82
Banane, roh	0,06	0,02	0,06
Birne, roh	0,04	0,07	0,13
Erdbeere, roh	0,03	0,06	0,24
Grapefruit, roh	0,03	0,03	0,06
Honigmelone, roh, Fruchtfleisch	0,03	0,01	0,02
Johannisbeere,			
rot	0,04	0,03	0,07
schwarz	0,03	0,02	0,11
Kaki, roh	0,05	0,09	0,06
Kirsche, süß, roh	0,07	0,08	0,09
Mango, roh	0,10	0,18	0,08
Olive, grün, mariniert	1,83	10,21	1,25
Pflaume, roh	0,02	0,05	0,08
Stachelbeere, roh	0,01	0,02	0,08
Wassermelone, roh	0,05	0,03	0,07
Weintrauben, roh	0,07	0,01	0,14

5. Diät bei Bluthochdruck (Hypertonie)

Klinische Grundlage:
Die Diät bei Bluthochdruck wird verordnet bei primärer (essentieller) Hypertonie, für die sich keine organische Ursache nachweisen lässt. Tritt die Hypertonie zusammen mit einer anderen Erkrankung, z. B. dem Diabetes, auf, so sind auch die Grundprinzipien etwaiger anderer Diäten einzuhalten.

Das Ausmaß der Blutdrucksteigerung wird bestimmmt von einer erblichen Veranlagung, vom Alter und von verschiedenen Ernährungsfaktoren. Hierbei stehen Übergewicht und hohe Natrium- bzw. Kochsalzzufuhr an erster Stelle. Nach epidemiologischen Untersuchungen wird bei etwa 70 % der Adipösen auch eine Hypertonie festgestellt.
Die Fähigkeit, Natrium durch die Niere auszuscheiden, ist bei Bluthochdruck vermindert. Der Wasserhaushalt ist gestört, Natrium und Wasser sammeln sich im Körpergewebe an.
Nur ein Teil der Bluthochdruckkranken spricht auf eine natriumarme Diät an. Eine Blutdrucksenkung durch Kalium wird deshalb zusätzlich diskutiert.

Prinzip der Diät:
Die Diät bei Bluthochdruck verfolgt folgende Ziele:
- leicht energiereduziert, Gewichtsreduktion bei Übergewicht,
- Verringerung der Natrium- bzw. Kochsalzzufuhr
- Erhöhung der Kaliumzufuhr

1. Energiezufuhr:

Erhaltung des Normalgewichtes	1800 – 2200 kcal
Gewichtsreduktion	1200 – 1500 kcal

2. Empfehlungen für die Zusammensetzung der Diät:
Nährstoffrelation:
für die Nährstoffe werden diese Anteile empfohlen:

Eiweiß	15 Kalorien-Prozent
Fett	30 Kalorien-Prozent
Kohlenhydrate	55 Kalorien-Prozent

Nährstoffzufuhr:
die wünschenswerte Höhe der täglichen Nährstoffzufuhr beträgt bei unterschiedlichem Energiegehalt

Energie	1800 kcal	2000 kcal	2200 kcal
Eiweiß	70 g	75 g	80 g
Gesamtfett	60 g	65 g	70 g
Kohlenhydrate	250 g	275 g	305 g

Natriumzufuhr, nach Verordnung des Arztes
»streng natriumarm«
450 mg Natrium= 1 g Kochsalz
»natriumarm«
1200 mg Natrium = 3 g Kochsalz
»erweitert natriumarm«
2400 mg Natrium = 6 g Kochsalz

Kaliumzufuhr, nach Verordnung des Arztes
»Kaliumreich« = mehr als 2000 mg

3. Lebensmittelauswahl:
ein optimales »Natrium-Kalium-Verhältnis« wird erreicht durch:

Bevorzugen von nicht verarbeiteten Grundnahrungsmitteln wie
- frisches Obst, Gemüse und Kartoffeln,
- Vollkornprodukte,
- Quark und Schichtkäse,
- Obstsäfte, Tee, Mineral- und Heilwässer (vgl. Tabelle S. 93 und 94)
- frische Kräuter und Gewürze

Einschränken bzw. Meiden von
- Käse, Wurst-, Räucher und Pökelwaren,
- Fischkonserven,
- Fertiggerichten, in der Dose und tiefgefroren
- Soßen, Suppen und Fertigsalaten
- Alkohol

Ausführliche Daten über den Gehalt an Natrium und Kalium in Lebensmitteln sind in der Haupttabelle auf den Seiten 6 bis 57 aufgeführt.

4. Zubereitungstechniken:
   - Alle Zubereitungsarten sind erlaubt.
   - Braten, Backen, Dünsten, Grillen, Rösten und Garen in der Folie oder im Römertopf steigern den Geschmack.
   - Würzen der Speisen erfolgt mit frischen und getrockneten Kräutern und Gewürzen.
   - Marinieren von Fleisch und Fisch in Kräutern und Gewürzen, Zwiebeln und Knoblauch, Essig und Öl, Rot- oder Weißwein verbessert den Geschmack.

Lebensmittel mit niedrigem Gehalt an Natrium und Kochsalz

Lebensmittel 100 g verzehrbarer Anteil	Natrium mg	Kochsalz g
Brathuhn	83	0,2
Hackfleisch halb und halb	35	+
Kalbfleisch	105	0,3
Rindfleisch	82	0,2
Schweinefleisch	74	0,2
Wild	48	0,1
Fische, Salzwasser	115	0,3
Fische, Süßwasser	75	0,2
Trinkmilch	48	0,1
Joghurt	48	0,1
Quark, mager	20	+
Hühnerei, 1 Stck., 58 g	66	0,2
Eier-Teigwaren	17	+
Grieß, Mehl, Reis	13	+
Grünkern	3	+
Haferflocken	5	+
Roggenkorn	40	+
Weizenkorn	8	+
Kartoffeln	3	+
Gemüse	10	+
Frischobst	3	+
Nüsse im Durchschnitt	10	+

+ = in Spuren

Lebensmittel mit hohem Gehalt an Natrium und Kochsalz

Lebensmittel 100 g verzehrbarer Anteil	Natrium mg	Kochsalz g
Cervelatwurst, Salami	1260	3,2
Dosenwürstchen	711	1,8
Schinken, gekocht	965	2,4
Schinken, roh	1770	4,4
Streichwurst	950	2,4
Dosenfisch	526	1,4
Matjeshering	2500	6,4
Räucherfisch	499	1,3
Hartkäse, 45% F. i.Tr.	500	1,2
Schnittkäse, 45% F. i.Tr.	716	1,8
Schmelzkäse, 45% F. i.Tr.	1260	3,2
Weichkäse, 45% F. i.Tr.	700	1,8
Brötchen	553	1,4
Mischbrot	553	1,4
Vollkornbrot	440	1,1
Salzgebäck	1790	4,7
Nüsse, gesalzen	1466	3,8
Gemüsekonserven, Dose	260	0,7
Sauerkraut	355	0,9
Dill- und Salzgurke	960	2,5
Mixed Pickles	940	2,4

6. Diät bei Gicht und Hyperurikämie

Klinische Grundlage:
Diese Diät wird verordnet bei primärer (angeborener) und sekundärer (erworbener) Hyperurikämie, mit Harnsäurewerten im Blutserum über 7 mg/100 ml, und bei akuter und chronischer Gicht.
Die Hyperurikämie ist eine meist angeborene, seltener auch als Folge anderer Erkrankungen in späteren Lebensjahren auftretende Störung des Harnsäure- und Purinstoffwechsels. Purine werden im Körper aufgebaut und mit der Nahrung zugeführt. Die Harnsäure ist das Endprodukt des Purinstoffwechsels und wird durch die Nieren ausgeschieden. Zur krankhaften Erhöhung der Harnsäurewerte kommt es durch gesteigerten Aufbau, erhöhte Zufuhr oder verminderte Ausscheidung.
Übergewicht begünstigt die Entstehung der Hyperurikämie. Alkohol erhöht den Aufbau der Harnsäure und reduziert die Ausscheidung durch die Niere. Gicht entsteht durch auskristallisierende Harnsäure, die sich in Gelenkkapseln und im Knorpel ablagert. Da häufig gleichzeitig ein Diabetes mellitus oder eine Hyperlipoproteinämie vorliegt, sollten zugleich auch diese Diätregeln beachtet werden (Seite 106/111).

Prinzip der Diät:
Die Diät bei Hyperurikämie und Gicht ist
- leicht energiereduziert, empfohlen wird außerdem eine Gewichtsreduktion bei Übergewicht, aber keine Fastenkuren!
- arm an Purinen / Harnsäure
- arm an Alkohol
- reich an Flüssigkeit

1. Energiezufuhr:

Erhaltung des Normalgewichtes	1800 – 2200 kcal
Gewichtsreduktion	1200 – 1500 kcal

2. Empfehlungen für die Zusammensetzung der Diät:
Purin- bzw. Harnsäurezufuhr:
»purinarm«: maximal 500 mg Harnsäure/Tag oder 3000 mg Harnsäure/Woche
»streng purinarm«: maximal 300 mg Harnsäure/Tag oder 2000 mg Harnsäure/Woche in den Nährwerttabellen ist der Puringehalt als mg Harnsäure-Äquivalent angegeben. Dies entspricht der Harnsäuremenge, die im Körper bei der jeweiligen Purinaufnahme gebildet wird.

Nährstoffrelation:
für die Nährstoffe werden diese Anteile empfohlen:

Eiweiß	15 Kalorien-Prozent
Fett	25 – 30 Kalorien-Prozent
Kohlenhydrate	55 – 60 Kalorien-Prozent

Nährstoffzufuhr:
die wünschenswerte Höhe der täglichen Nährstoffzufuhr beträgt bei unterschiedlichem Energiegehalt

Energie	1800 kcal	2000 kcal	2200 kcal
Eiweiß	70 g	75 g	85 g
Gesamfett	50 – 60 g	55 – 65 g	60 –75 g
Kohlenhydrate	225 –270 g	250 - 300 g	275 – 330 g

Alkohol maximal 1 Glas Wein/Tag,
Flüssigkeitszufuhr: 1,5 –2 Liter/Tag

3. Lebensmittelauswahl:

Bevorzugen von
- Gemüse, Obst, Salaten mit einem Harnsäuregehalt bis 50 mg/100 g Lebensmittel
- Milch, Milchprodukten und Eiern
- Getreideprodukten, Backwaren und Wurstwaren mit einem Harnsäuregehalt bis 100 mg/100 g

Reduzieren von, bzw. maximal 1 Mahlzeit am Tag
- Fleisch, Wurstwaren, Fisch und Fischkonserven mit einem Harnsäuregehalt bis zu 150 mg/100 g
- Hülsenfrüchten und Sonstigem mit einem Harnsäuregehalt bis zu 200 mg/100 g

Meiden von
- allen Lebensmitteln mit einem Harnsäuregehalt über 250 mg/100 g
  - Innereien, Fleischextrakt,
  - Anchovis, Hering, Makrele, Ölsardinen, Sprotten,
- Bier, u. a. Weizenbier, und Spirituosen,
- fettreichen Lebensmitteln,
- Lebensmitteln mit hohem Anteil schnell resorbierbarer Kohlenhydrate wie Saccharose (Haushaltszucker).

4. Zubereitungstechniken:
   - Alle Zubereitungsarten sind erlaubt.
   - Die Haut vom Geflügel und Fisch entfernen.
   - Bei »streng purinarmer Diät« das Fleisch kochen, die Fleischbrühe nicht verwenden.

Harnsäuregehalt in Lebensmitteln

Lebensmittel, essbarer Anteil in 100 g	gebildete Harnsäure in mg
Lebensmittel mit niederem Gehalt an Harnsäure	
Gemüse und Salate	
Auberginen	20
Bohnen, grün	42
Blumenkohl	45
Broccoli	50
Champignon	60
Chicorée	15
Chinakohl	25
Endivien	11
Feldsalat	24
Fenchel	16
Gewürzgurke	15
Karotte	10
Kartoffel	15
Kohlrabi	30
Kopfsalat	10
Lauch (Porree)	40
Paprika	10
Radieschen, Rettich	10
Rotkohl	40
Salatgurke	6
Sellerieknolle	30
Sojasprossen	15
Spargel	25
Spinat	50
Tomaten	10
Weißkraut	20
Wirsing	40
Zucchini	20
Zwiebeln	15

Lebensmittel, essbarer Anteil in 100 g	gebildete Harnsäure in mg
Obst	
Ananas	20
Apfel	15
Apfelsine	20
Aprikose	20
Banane	25
Birne	15
Erdbeeren	25
Grapefruit	15
Himbeeren	18
Honigmelone	25
Johannisbeeren	15
Kirschen, süß	15
Kiwi	19
Pfirsich	18
Pflaumen	20
Rhabarber	5
Wassermelone	20
Weintrauben	20
Getreide, Getreideprodukte und Backwaren	
Brötchen	40
Cornflakes	80
Haferflocken	100
Hirse	85
Knäckebrot	100
Mischbrot	45
Reis, natur (gekocht)	35
Teigwaren, Eier	60
Teigwaren, Vollkorn	80
Weißbrot	40
Weizenmehl, Type 405	40
Weizengrieß	80
Vollkornbrot	60
Zwieback	60

Lebensmittel, essbarer Anteil in 100 g	gebildete Harnsäure in mg
Milch, Milchprodukte, Ei	
Vollmilch	0
Quark	0
Camembert	30
Emmentaler	10
Gouda	16
Harzer-/Mainzer-Käse	20
Schafskäse	30
Schmelzkäse, 40% F	20
Hühnerei	5
Fette	
Butter	0
Margarine	0
Speck fett	10
Wurstwaren	
Corned beef	60
Frankfurter Würstchen	70
Mettwurst	70
Weißwurst	70
Wiener Würstchen	80
Verschiedenes	
Bonbons, Zucker	0
Eiscreme	10
Erdnüsse, geröstet	70
Haselnüsse	40
Honig, Marmelade	0
Marzipan	50
Schokolade, halbbitter	70
Schokolade, Vollmilch	60
Tofu (Sojakäse)	68
Walnüsse	25

Harnsäuregehalt in Lebensmitteln

Lebensmittel, essbarer Anteil in 100 g	gebildete Harnsäure in mg
Lebensmittel mit mittlerem Gehalt an Harnsäure	
Fleisch, Geflügel, Wurstwaren	
Lammfleisch	120
Kalbfleisch	150
Rindfleisch	140
Schweinefleisch	150
Hase	170
Hirsch	160
Reh	150
Brathuhn, roh	160
– Haut, gegrillt	300
Ente	180
Putenschnitzel	160
Bockwurst	110
Bratwurst	100
Knackwurst	110
Lachsschinken	180
Leberwurst	120
Mortadella	120
Putenbrust	130
Salami	100
Schinken, gekocht	130
Schinken, geräuchert	160
Hülsenfrüchte	
Erbsen, grün, frisch	150
Bohnen, weiß, getrocknet	80
Kichererbsen, getrocknet	130
Linsen, getrocknet	200
Sojabohne	220

Lebensmittel, essbarer Anteil in 100 g	gebildete Harnsäure in mg
Lebensmittel mit hohem und sehr hohem Gehalt an Harnsäure	
Fleisch, Innereien	
Kalbsherz	180
Kalbsleber	260
Kalbsniere	210
Rinderleber	360
Rinderzunge	160
Schweineleber	300
Schweinemilz	380
Schweinezunge	140
Fische und Fischdauerwaren	
Forelle mit Haut	200
Hering mit Haut	320
Kabeljau mit Haut	110
Karpfen mit Haut	150
Rotbarschfilet	130
Schellfischfilet	140
Räucherfisch	
Bückling	145
Forelle	180
Lachs	170
Makrele	170
Sprotten	500

Lebensmittel, essbarer Anteil in 100 g	gebildete Harnsäure in mg
Fischkonserven	
Anchovis	260
Bismarckhering	180
Krabben	165
Matjesfilet	210
Ölsardinen mit Haut	350
Sardellen	260
Thunfisch in Öl	180
Diverses	
Bäckerhefe	450

Quelle: Prof. Dr. G. Wolfram, TU München. Die Werte wurden mittels enzymatischer Methode ermittelt.

Literatur

BE-Austauschtabelle für Diabetiker: Schulungszentrum der klinischen Abteilung des Diabetes-Forschungsinstitut an der Universität Düsseldorf. 13. Aufl., Kirchheim-Verlag, Mainz (1992)
Biesalski, Fürst, Kasper, Kluthe und andere: Ernährungsmedizin. Thieme, Stuttgart (2004)
Bognár, A.: Nährstoffverluste bei der haushaltsmäßigen Zubereitung von Lebensmitteln. AID-Verbraucherdienst, Sonderdruck (1984)
Bundesinstitut für gesundheitlichen Verbraucherschutz und Veterinärmedizin (BGVV): Bundeslebensmittelschlüssel, BLS Version II.3. Berlin (2001)
Deutsche Gesellschaft für Ernährung: Referenzwerte für die Nährstoffzufuhr. Umschau/Braus, Frankfurt/Main (2000)
Deutsche Gesellschaft für Ernährungsmedizin: Rationalisierungsschema 2004. Aktuelle Ernährungsmedizin 29 (2004) 245–253
Elmadfa, I.; Leitzmann, C.: Ernährung des Menschen. Ulmer Verlag, Stuttgart (2004)
Elmadfa, I.; Fritzsche, D.: Die große GU Vitamin- und Mineralstoff-Tabelle. Gräfe und Unzer Verlag, München (2000)
Elmadfa, I.; Bosse, W.: Vitamin E. Wissenschaftliche Verlagsges. mbH, Stuttgart (1985)
Ernährungsbericht 2004, Hrsg.: Deutsche Gesellschaft für Ernährung (DGE) e. V., Frankfurt/Main
Fritzsche, D.: GU Kompass Diabetes. Gräfe und Unzer Verlag, München (1996)
Gordon, L.; Robertson; Kermode, W. J.: J. Sci Food Agric., 32, 833–836 (1981)
Gröbner, W.: Ernährungstherapie der Hyperurikämie. Ern. Umsch. 32, 391–393 (1985)
Grüne Liste, Hrsg.: Diätverband e.V. Editio Cantor Verlag, Aulendorf (1992)
Herrmann, K.: Exotische Lebensmittel. Berlin–Heidelberg–New York, Springer (1987)
Jakob, E.; Elmadfa, I.: Application of a simplified HPLC assay for the determination of phylloquinone (Vitamin K_1) in animal and plant food items. Food chemistry 56, 87–91 (1996)
Kaspar, H.: Ernährungsmedizin und Diätetik. Urban & Fischer, München (2004)
Kluthe, R.: Ernährungsmedizin in der Praxis. Spitta und Demeter, Balingen (2000)
Kölling, I.; Montag, A.: Puringehalte in Bieren. Aktuelle Ernährungsmedizin 16, 14-17 (1991)
Lagemann, M.; Graef, V.; Anders, D.: Deutsche Lebensmittel-Rundschau 81, 140–141 (1985)
Majchrzak, D.; Elmadfa, I.: Carotinoide und Vitamin A-Aktivität in Hühnereiern. Fett/Lipid 99 (1997)
Montag, A.: Zur Kenntnis des Purinbasengehaltes in Lebensmitteln. Aktuelle Ernährungsmedizin 14, 243–247 (1989)
Montag, A.; Grote, B.: Untersuchungen zur Jod-Brom-Relation in Lebensmitteln. Z. Lebensm. Unters. Forsch. 172, 123–128 (1981)
Müller, H.: Neubestimmung und Bewertung der Folsäuregehalte von ausgewählten Lebensmitteln pflanzlicher und tierischer Herkunft, Ernährungs-Umschau 42, Heft 5 (1995)
Rauter, W.; Wolkerstorfer, W.: Z. Lebensm. Unters. Forsch. 175, 122-124 (1982)
Renner, E.; Renz-Schauen, A.; Drathen, M.: Nährwerttabellen für Milch und Milchprodukte. Verlag M. Drathen, Gießen (1996)
Schulz, J. M.; Herrmann, K.: Z. Lebensm. Unters. Forsch. 171, 193–199 (1980)
Seher, A.: Fett Wissenschaft Technologie 89, 27–30 (1987)
Souci, S. W.; Fachmann, W.; Kraut, H.: Die Zusammensetzung der Lebensmittel. Nährwert-Tabellen, 6. Auflage, medpharm, Stuttgart (2000)
Swain, A. R.; Dutton, S. P.; Truswell, A. S.: J. Am. Diet. Assoc., 85: 8 (1985)
Tabkhia, M. M.: Total and free Oxalates Calcium, Magnesium and Iron contents of some fresh vegetables. Deutsche Lebensmittel-Rundschau 76, 280–282 (1980)
Vojir, F.; Petuely, F.: Lebensmittelchemie und Gerichtliche Chemie 36, 73–79 (1982)
Wirths, W.: Kleine Nährwerttabelle, 32. Auflage. Umschau Verlag, Frankfurt (1994)
Wolfram, G.: Aktuelle Ernährungsmedizin 1, 11–19 (1978) und 17, 24–32 (1992)
Wolfram, G.: Differenzierte Angaben zum Puringehalt in Lebensmitteln. Henning Berlin (1996)
Zacharias, R.; Dürr, R.: Lebensmittelverarbeitung im Haushalt. Stuttgart (1992)
Zimmermann, S.; Elmadfa, I.: Bestimmung des unverwertbaren Anteils in ausgewählten Speiseölen und Phytosterin-Untersuchung mittels HPLC- und UV-Detektoren. Ernährung/Nutrition 21, 205–207 (1997)

Lebensmittelregister

Halbfett gesetzte Seitenzahlen verweisen auf die Haupttabelle im ersten Kapitel

A

B

I

J

K

L

Elmadfa, Ibrahim; Aign, Waltraute; Muskat, Erich; Fritzsche, Doris:
Die große GU
Nährwert Kalorien Tabelle

Überarbeitete und erweiterte Neuausgabe der großen GU-Nährwert-Tabelle
GRÄFE UND UNZER VERLAG GmbH 1991, ISBN 3-7742-1355-0

Redaktion: Friedrich Bohlmann, Silvia Herzog, Lea Hoy
Lektorat: Maria Airainer
Produktion: Susanne Mühldorfer
Einbandgestaltung: independent Medien-Design
Fotos: Studio Reiner Schmitz
Illustrationen: Reinhard Wendlinger (S. 69, 70)

Satz: Filmsatz Schröter, München
Druck und Bindung: Ludwig Auer GmbH, Donauwörth

ISBN 3-7742-7107-0

Auflage	4.	3.	2.	1.
Jahr	2008	07	06	05

GRÄFE UND UNZER

Ein Unternehmen der
GANSKE VERLAGSGRUPPE